*Bernhard Ritter*

# Über die Ermittlung von Blut-, Samen- und Exkrementenflecken in Kriminalfällen

*Ein spezieller Beitrag zur gerichtlichen Arzneikunde*

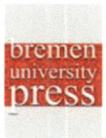

Bernhard Ritter

**Über die Ermittlung von Blut-, Samen- und Exkrementenflecken in Kriminalfällen**

*Ein spezieller Beitrag zur gerichtlichen Arzneikunde*

ISBN/EAN: 9783955623487

Auflage: 1

Erscheinungsjahr: 2013

Erscheinungsort: Bremen, Deutschland

@ Bremen-university-press in Access Verlag GmbH, Fahrenheitstr. 1, 28359 Bremen. Alle Rechte beim Verlag und bei den jeweiligen Lizenzgebern.

bremen
university
press

# UEBER DIE ERMITTELUNG

## VON

# BLUT-, SAMEN- UND EXKREMENTENFLECKEN

## IN

# KRIMINALFÆLLEN.

Ein spezieller Beitrag zur gerichtlichen Arzneikunde.

Von

## BERNHARD RITTER,

Doctor der Medizin und Chirurgie, praktischem Arzte, Wundarzte und Geburtshelfer zu Rottenburg a. N., Inhaber der badischen Medaille für staatsärztliches Verdienst, des würtembergischen ärztlichen Vereins und der Gesellschaft für vaterländische Naturkunde in Würtemberg ordentlichem, des Vereins für Heilkunde in Preussen, der Hufelandischen medizinisch-chirurgischen Gesellschaft in Berlin, des Vereins grossherzoglich badischer Medizinalbeamter zur Förderung der Staatsarzneikunde, der physikalisch-medizinischen Societät zu Erlangen korrespondirendem und des thierärztlichen Vereins für Würtemberg und die angrenzenden Staaten ausserordentlichem Mitgliede.

**Eine gekrönte Preisschrift.**

Mit Abbildungen.

Zweite, durchweg verbesserte Auflage.

WÜRZBURG, 1854.
Verlag der Stahel'schen Buchhandlung.

Dem

## Deutschen Verein für Heilwissenschaft in Berlin

und dem

## Vereine Badischer Aerzte zur Förderung der Staatsarzneikunde

widmet diese Schrift

als geringes Merkmal seiner Hochachtung

**der Verfasser.**

# VORREDE.

Im Jahre 18⁴⁵/₄₆ nahmen zwei deutsche Vereine — der Verein badischer Aerzte zur Förderung der Staatsarzneikunde,[1]) und der deutsche Verein für Heilwissenschaft in Berlin, Veranlassung, je einen Preis für die beste Bearbeitung eines in das öffentliche Wohl tief eingreifenden Gegenstandes auszusetzen. In dieser Richtung überliess nun der badische Verein den Bewerbern die freie Wahl eines Thema's aus dem Gesammtgebiete der Staatsarzneikunde; der deutsche Verein dagegen stellte folgende speziellen Fragen auf:

„Lassen sich, und wie lange lassen sich auf metallenen und hölzernen Werkzeugen, sowie auf Kleidungs- und Wäschstücken Blutflecken nachweisen, und namentlich auf eisernen Instrumenten von Rostflecken unterscheiden? Gibt es Methoden, durch welche in solchen Fällen vor Gericht menschliches von Thierblut unterschieden und überzeugend, oder auch nur mit Wahrscheinlichkeit nachgewiesen werden kann?"[2])

Verfasser hat sich in beide Preisbewerbungen eingelassen und in ersterer Richtung, nach freier Wahl das Thema erlesen: „Die Blut-, Samen- und Exkrementenflecken in gerichtlich-medizinischer Beziehung", und dieser seiner Bearbeitung wurde das zweite Accessit mit besonderem Lob ertheilt;[3]) während er in letzterer Beziehung sich strenge an die Lösung der aufgeworfenen Fragen hielt und das Glück hatte, den ausgeworfenen Preis wirklich zu erhalten.[4])

---

[1]) Schneider's, Schürmayer's und Hergt's Annalen der Staatsarzneikunde. 1845. Heft 3. S. 607.
[2]) A. Henke's Zeitschrift für die Staatsarzneikunde. 1846. Heft 4. S. 477.
[3]) Schneider's etc. Annalen der Staatsarzneikunde. 1847. Bd. II. Heft 2. S. 948.
[4]) Denkschriften des deutschen Vereins für Heilwissenschaft. Berlin 1847. Bd. III. S. 176 und 97.

Die hier in Betracht kommenden Gegenstände sind, so heterogen sie, von dem theoretischen Standpunkte aus betrachtet, auch erscheinen mögen, in der Praxis doch oft auf das Innigste mit einander verbunden, ja in Fällen, wo es sich um Ausmittelung von Nothzucht, Päderastie und Sodomie handelt, bilden sie die Theile eines abgeschlossenen Ganzen. Es dürfte desshalb keiner Entschuldigung bedürfen, dass ich in die anscheinend so verschiedenartigen Materien einen verbindenden Faden zu bringen mich bestrebt habe. Um jedoch jeden dieser Theile seiner konkreten Selbstständigkeit nicht zu berauben, habe ich dieselben in drei verschiedenen Büchern hier in Erörterung gezogen. Das erste Buch hat meine vom deutschen Vereine für Heilwissenschaft in Berlin gekrönte Preisschrift zum Inhalt, mit Einflechtung der seit der Zeit des Verfassens bekannt gewordenen wissenschaftlichen und praktischen Bereicherungen; das zweite und dritte Buch enthält den zweiten und dritten Theil meiner vom badischen Verein mit dem zweiten Accessit mit besonderem Lob gewürdigten Abhandlung, nur in einem erweiterten, dem gegenwärtigen Zustande unseres Wissens mehr entsprechenden Umfange.

Die beigegebenen Abbildungen, welche ich, unter vergleichender Zugrundelegung meiner eigenen Beobachtungen aus dem klassischen Werke von Hassall[1]) und Friedberg[2]) entnommen habe, dürften durch ihre so klaren als naturgemässen Darstellungen als eine nicht unwichtige Bereicherung zu bezeichnen sein.

So übergebe ich nun diese Abhandlung der Oeffentlichkeit, in der Absicht, dieselbe in weitere Kreise zu verbreiten, und dem forensischen Arzte wie dem Richter einen Leitfaden an die Hand zu geben, an dem er aus dem Labyrinthe sehr verwickelter Fragen und subtiler Untersuchungen stets einen sicheren Ausweg zu finden vermag.

---

[1]) Hassall: Mikroskopische Anatomie des menschlichen Körpers im gesunden und kranken Zustande. Aus d. Engl. v. Dr. Otto Kohlschütter. Leipzig 1852. M. 1 Atlas.
[2]) Friedberg: Histologie des Blutes, mit besonderer Rücksicht auf die forensische Diagnostik. Berlin 1852.

*Rottenburg, den 1. März 1854.*

Der Verfasser.

# Systematische Uebersicht des Inhaltes.

## Dedication und Vorrede.

### ERSTES BUCH.
### Ueber die Ermittelung der Blutflecken. Seite 1—178.

#### Einleitung. Seite 1—6.

§ 1. Allgemeine Wichtigkeit der Naturwissenschaften. § 2. Ihre Aufgaben und Hülfsmittel. § 3. Motive, Inhalt und Wichtigkeit der aufgestellten Preisfrage. § 4. Geschichtliche Andeutungen über diesen Gegenstand. § 5. Entwurf und Begründung des Planes zur Beantwortung der aufgestellten Frage. § 6. Spezielle Eintheilung des Inhaltes.

#### I. Allgemeiner Theil. Seite 7—148.

##### Erster Abschnitt.
##### Physiologische Betrachtung des Blutes. Seite 7—79.

§ 7. Umfang und Eintheilung dieses Abschnittes.

###### A. Chemische Untersuchung des Blutes. Seite 8—54.

§ 8. Resultate der Untersuchung von Le Canu. § 9. Gerinnung des Blutes. § 10. Umstände, welche modificirend auf die Gerinnung einwirken. § 11. Produkte der Gerinnung.

####### 1. Blut im flüssigen Zustande. Seite 13—22.

§ 12. Allgemeine physische und chemische Merkmale. § 13. Verhalten gegen Säuren. § 14. Verhalten des Faserstoffs und Kruors gegen Säuren. § 15. Verhalten gegen Alkalien und verschiedene Salze. § 16. Verhalten des Faserstoffs und Kruors gegen Alkalien und Salze. § 17. Verhalten gegen Metallsalze. § 18. Verhalten gegen vegetabilische Stoffe. § 19. Verhalten gegen thierische Stoffe. § 20. Synoptische Darstellung der Reaktion verschiedener Stoffe auf das Blut.

VIII

2. Blut im geronnenen Zustande. Seite 23—45.

§ 21. Allgemeine Bemerkung. § 22. Physische und chemische Merkmale des Blutkuchens. § 23. Physische und chemische Eigenschaften des Faserstoffes. § 24. Verhalten des Faserstoffes gegen Mineralsäuren. § 25. Verhalten des Faserstoffes gegen Salpeter-, Phosphor- und Salzsäure. § 26. Verhalten des Faserstoffes gegen organische Säuren, § 27. Verhalten des Faserstoffes gegen eisenhaltige Blausäure. § 28. Verhalten des Faserstoffs gegen Alkalien. § 29. Verhalten des Faserstoffes gegen Metallsalze und vegetabilische Stoffe. § 30. Farbstoff des Blutes. § 31. Darstellung des Blutfarbstoffes. § 32. Physische und chemische Eigenschaften des Blutrothes. § 33. Verhalten des Blutrothes gegen Chlor, Brom, Jod. § 34. Verhalten des Blutrothes gegen Mineralsäuren. § 35. Verhalten des Blutrothes gegen vegetabilische Säuren. § 36. Verhalten des Blutrothes gegen Basen, Salze und organische Stoffe. § 37. Eisengehalt des Blutrothes. § 38. Aufschliessung des Eisens im Blutroth. § 39. Zustand des Eisens im Blutroth. § 40. Physische und chemische Eigenschaften des Blutserums. § 41. Verhalten des Serums gegen Säuren. § 42. Verhalten des Serums gegen verschiedene Reagentien.

3. Blut im trockenen Zustande. Seite 45—54.

§ 43. Physische und chemische Eigenschaften. § 44. Verhalten gegen verschiedene Stoffe. § 45. Verhalten gegen Schwefelsäure nach Barruel. § 46 u. 47. Gravina's Experimente mit Schwefelsäure. § 48. Turchetti's Prüfung der Blutprobe von Gravina. § 49. Untersuchungsmethode von Verdeil. § 50. Resultate der Untersuchungen nach Verdeil.

B. Mikroskopische Untersuchung des Blutes. Seite 55—79.

§ 51. Allgemeine Wichtigkeit des Mikroskops. § 52. Geschichtliches über Blutkörperchen. § 53. Zahl und Verschiedenheit der Blutkörperchen.

1. Rothe Blutkörperchen. Seite 57—71.

§ 54. Ursachen der Nichtübereinstimmung der Beobachter. § 55. Farbe und Gestalt. § 56. Verschiedenheit der Gestalt bei Menschen und Thieren. §. 57. Gestaltsveränderung unter verschiedenen Einflüssen. § 58. Verschiedene Vehikel zur mikroskopischen Untersuchung. § 59. Verschiedenheit der Grösse. § 60. Erfahrungen über die Verschiedenheit der Grösse. § 61. Grössenverschiedenheit bei einem und demselben Individuum. § 62. Struktur und Bau. § 63. Nähere Beschaffenheit bei Menschen und Säugethieren. § 64. Nähere Beschaffenheit bei anderen Thierklassen. § 65. Unterscheidungsmomente zwischen Blutkörperchen und Luftbläschen. § 66. Verhalten gegen verschiedene Agentien. § 67. Fortsetzung.

2. Farblose Blutkörperchen. Seite 71—74.

§ 68. Geschichtliches. § 69. Grösse, Form und Struktur. § 70. Verhalten gegen verschiedene Agentien.

3. Moleküle des Blutes. Seite 74.

§ 71. Allgemeine Bemerkung.

§ 72. Mikroskopische Untersuchung des Blutserums. § 73 u. 74. Ermittelung der Quelle des ergossenen Blutes: a) aus Geschwüren; b) aus Hirnwunden; c) aus verschiedenen Körperhöhlen.

## Zweiter Abschnitt.

**Pathologische Betrachtung des Blutes.** Seite 80—85.

§ 75. Allgemeine Bestimmung der Mischungsveränderungen. § 76. Gegenseitige Beziehung der Mischungsveränderungen. § 77. Resultate von Le Canu. § 78. Resultate anderer Beobachter. § 79. Einfluss äusserer Verwundungen. § 80. Veränderungen in Folge von Einwirkung verschiedener Arzneimittel. § 81. Veränderungen des Blutgeruches. § 82. Veränderungen der Blutfarbe.

## Dritter Abschnitt.

**Diagnose der Blutflecken von anderen rothen Pigmentflecken.**
Seite 85—107.

§ 83. Allgemeine Bestimmung des Umfangs der Diagnose. § 84. Eintheilung der Farbstoffe.

### A. Extraktive Farbstoffe. Seite 87—96.

§ 85. Allgemeine Charaktere.

#### 1. Flechtenroth. Seite 87.

§ 86. Allgemeine Charaktere. § 87. Spezielle Diagnose zwischen Blutroth und Flechtenroth.

#### 2. Lakmusroth. Seite 89.

§ 88. Allgemeine Charaktere. § 89. Spezielle Diagnose zwischen Blutroth und Lakmusroth.

#### 3. Krapproth. Seite 90.

§ 90. Alizarin und Purpurin. § 91. Allgemeine Charaktere des Alizarins. § 92. Allgemeine Charaktere des Purpurins. § 93. Spezielle Diagnose zwischen Blutroth, Alizarin und Purpurin.

#### 4. Coccusroth. Seite 92.

§ 94. Allgemeine Charaktere. § 95. Specielle Diagnose zwischen Blutroth und Coccusroth.

#### 5. Fernambukroth. Seite 94.

§ 96. Allgemeine Charaktere und diagnostische Andeutungen.

#### 6. Blauholzroth. Seite 94.

§ 97. Allgemeine Charaktere und diagnostische Andeutungen.

§ 98. Diagnose verschiedener Flecken von Pflanzensäften, Tabackflecken und Mistjaucheflecken.

### B. Harzige Farbstoffe. Seite 96—99.

§ 99. Allgemeine Charaktere.

#### 1. Safflorroth. Seite 97.

§ 100. Allgemeine Charaktere und diagnostische Andeutungen.

#### 2. Alkannaroth. Seite 98.

§ 101. Allgemeine Charaktere und diagnostische Andeutungen.

3. Sandelholzroth. Seite 98.

§ 102. Allgemeine Charaktere und diagnostische Andeutungen. § 103. Diagnose zwischen Blutflecken und Flecken von verschiedenen rothen Farbstoffen. § 104. Diagnose zwischen Blut- und Rostflecken. § 105. Diagnose zwischen Blutflecken und der Färbung durch die Purpurmonade. § 106. Spezielle Diagnose zwischen Flecken von Blut und Menstrua, Dejektionen von Flöhen und Wanzen, von Zerdrückung derselben und der Blutegel. § 107. Spezieller Fall von Chevalier. § 108. Spezielle Diagnose zwischen Blut-, Floh- und Wanzenflecken.

### Vierter Abschnitt.

**Verhalten des Blutes zu metallenen und hölzernen Werkzeugen, Kleidungs- und Waschstücken.** Seite 108—114.

§ 109. Analogie zwischen Beflecken mit Blut und dem eigentlichen Färben der Stoffe. § 110. Verschiedene Affinität verschiedener Stoffe zu den Pigmenten. § 111. Veränderung der Natur des Farbstoffs beim Färben eines Gegenstandes. § 112. Affinität des Blutes zu den Metallen. § 113. Einfluss der hygroskopischen Natur der Stoffe auf die Pigmente. § 114. Einfluss des Lichtes auf die Farbstoffe. § 115. Einfluss der Wärme auf die Farbstoffe. § 116. Analogie zwischen künstlichem Färben mit Pigmenten und dem zufälligen Beflecken mit Blut. § 117. Spezielle Anwendung dieser Verhältnisse auf die Blutflecken.

### Fünfter Abschnitt.

**Schlussbemerkungen.** Seite 115—143.

§ 118. Allgemeine Bestimmungen der Wege zur motivirten Beantwortung des ersten Theils der Preisfrage.

#### A. Chemischer Weg. Seite 116—129.

§ 119. Allgemeine Darstellung der wesentlichsten Bestandtheile des Blutes aus einem Blutflecken. § 120. Spezielle Nachweisung des Faserstoffs, Eiweissstoffs und Blutrothes. § 121. Nachweisung des Eiweisses und Eisens bei geringer Blutmenge. § 122. Verschiedenheit der Blutflecken. § 123. Primäre und sekundäre Blutflecken. § 124. Absichtliche und künstliche Umänderung der Blutflecken und die hierauf begründete Modifikation der Beantwortung des ersten Theiles der Preisfrage. § 125. Beantwortung des zweiten Theiles der Preisfrage. § 126. Vorbemerkung zur Beantwortung des dritten Theiles der Preisfrage. § 127 und 128. Spezielle Erfahrungen Chevalier's in dieser Richtung. § 129. Motivirte Beantwortung des dritten Theiles der Preisfrage. § 130. Kritik der Blutgeruchstheorie von Barruel und Gravina. § 131. Erfahrungen von Schmidt in dieser Richtung. § 132. Casanti's Untersuchungsmethode. § 133. Motivirte Beantwortung des vierten Theiles der Preisfrage.

#### B. Mikroskopischer Weg. Seite 129—143.

§ 134. Geschichtliche Bemerkungen. § 135. Bertazzi's Bestimmungsmethode. § 136. Mandl's Verfahrungsweise. § 137—140. Schmidt's Berechnungstheorie. § 141. Kritik der Schmidt'schen Berechnungstheorie. § 142. Hassall's Urtheil über den Werth der mikroskopischen Untersuchung. § 143. Allgemeine Werthbestimmung des mikroskopischen Weges.

## II. Besonderer Theil.

### Erster Abschnitt.

**Geschichtlicher Abriss der bisherigen Leistungen, hinsichtlich der Ausmittelung der Blutflecken, sowohl im Allgemeinen, als im Besondern.** Seite 144—164.

§ 144. Allgemeine Bemerkung. § 145 - 148. Untersuchungen von Orfila von Blutflecken auf Eisen oder Stahl und auf Kleidungsstücken. § 149. Untersuchung nach Berzelius. § 150. Untersuchung in einem speziellen Fall von Siebold und Bunsen. § 151. Untersuchung von Olivier d'Angers. § 152. Untersuchung von Ferrari. § 153. Gemeinschaftliche Untersuchung von Orfila, Barruel und Chevalier. § 154. Untersuchung von Desbrière, Letheby und Hopf. § 155. Untersuchungsmethode von Persot. § 156. Orfila's Prüfung der Persot'schen Methode. § 157. Bertazzi's Untersuchungsmethode. § 158. Kritik der Bertazzi'schen Methode.

### Zweiter Abschnitt.

**Prüfung der im ersten Abschnitte aufgeführten Untersuchungsmethoden durch eigene Untersuchungen.** Seite 164—166.

§. 159. Allgemeine Bemerkung. § 160. Prüfung der Methode von Orfila. § 161. Prüfung der Methode von Le Canu und Venghans. § 162. Prüfung der Methode von Bertazzi, Persot und Barruel.

### Dritter Abschnitt.

**Allgemeine Resultate und Schlussbemerkungen.** Seite 166—178.

§ 163. Würdigung der chemischen und mikroskopischen Untersuchungsmethode. § 164. Fragen, welche der Richter an den forensischen Arzt zu richten berechtigt ist. § 165. Schwierigkeit der Lösung dieser Fragen. § 166—173. Entwurf eines Planes zur forensischen Untersuchung der Blutflecken.

---

## ZWEITES BUCH.
### Ueber die Ermittelung der Samenflecken. Seite 181—237.
### Einleitung. Seite 181—183.

§ 174. Allgemeine Bemerkung. § 175. Entwurf und Begründung des Planes zur Bearbeitung dieser Aufgabe.

### I. Allgemeiner Theil.

#### Erster Abschnitt.

**Physiologische Betrachtung des Samens.** Seite 184—204.

§ 176. Umfang und Eintheilung dieses Abschnittes.

*A. Chemische Untersuchung des Samens.* Seite 185—194.

§. 177. Bestandtheile der Samenflüssigkeit. § 178. Verhalten gegen Ausseneinflüsse.

1. Samen im flüssigen Zustande. Seite 186—191.

§ 179. Allgemeine physische und chemische Charaktere. § 180. Verhalten des Samens gegen das Wasser. § 181. Verhalten gegen Alkohol. § 182. Verhalten gegen Säuren. § 183. Verhalten gegen kaustische Alkalien. § 184. Folgerung aus diesem verschiedenen Verhalten. § 185. Zustände des Spermatins.

2. Samen im trockenen Zustande. Seite 191—194.

§ 186. Allgemeine physische und chemische Charaktere. § 187. Physische und chemische Charaktere der Samenflecken. § 188. Verhalten gegen verschiedene Agentien.

B. Mikroskopische Untersuchung des Samens. Seite 194—204.

§ 189. Eintheilung der Bestandtheile der Samenflüssigkeit.

1. Wesentliche Bestandtheile des Samens. Seite 195—202.

§ 190. Samenthierchen. § 191. Allgemeine Charaktere der Samenthierchen. § 192. Lebenserscheinungen der Samenthierchen. § 193. Verhalten der Samenthierchen gegen verschiedene Agentien. § 194. Fortsetzung. § 195. Erfahrungen von Bayard. § 196. Spermatophoren.

2. Unwesentliche Bestandtheile des Samens. Seite 202.

§ 197. Summarische Betrachtung. § 198. Zusammensetzung der Samenflüssigkeit nach Berres.

Zweiter Abschnitt.

**Pathologische Betrachtung des Samens.** Seite 204—208.

§ 199. Verschiedenheit des Samens bei verschiedenen Lebenszuständen. § 200. Erfahrungen von Berres, Lallemand, Albers u. A. § 201. Folgerung. § 202. Dysspermatismus und Aspermatismus.

Dritter Abschnitt.

**Diagnose der Samenflecken von anderen ähnlichen Flecken.** Seite 208—218.

§ 203. Orfila's Untersuchungsmethode. § 204. Orfila's spätere Untersuchungsmethode. § 205. Devergie's und Bayard's Erfahrungen. § 206. Bayard's Verfahrungsweise. § 207. Schmidt'sches Verfahren. § 208. Spezielle Diagnose der Samenflecken und der Flecken von Vaginalschleim, Urethralblennorrhoen und milchigen Lochien. § 209. Diagnose zwischen Samenflecken und Flecken von Eiter, Speichel, Bronchial- und Nasenschleim und Thränenflüssigkeit. § 210. Spezielle Diagnose zwischen Samenflecken und Flecken von Fett, Gummi, Eiweiss und Stärkemehl.

Vierter Abschnitt.

**Verhalten des Samens zu verschiedenen Stoffen.** Seite 219.

§ 211 u. 212. Allgemeine Andeutungen.

Fünfter Abschnitt.

**Allgemeine Resultate und Schlussbemerkungen.** Seite 220—226.

§ 213. Allgemeine Bemerkung.

### A. Chemischer Weg. S. 221.

§ 214. Behandeln der Samenflecken mit Wasser. § 215. Werth dieser Methode.

### B. Mikroskopischer Weg. Seite 222 – 226.

§ 216. Geschichtliche Bemerkung. § 217. Beschränkung der mikroskopischen Untersuchung. § 218. Motivirte Beantwortung des ersten Theiles der Frage. § 219. Motivirte Beantwortung des zweiten Theiles der Frage. § 220. Motivirte Beantwortung des dritten Theiles der Frage.

## II. Besonderer Theil.

### Erster Abschnitt.
**Geschichtlicher Abriss der bisherigen Leistungen im Allgemeinen und in konkreten Fällen insbesondere.** Seite 227 – 232.

§ 221. Allgemeine Bemerkung. § 222. Chevalier's Untersuchungsweise. § 223. Ein Fall von Prollius untersucht. § 224. Ein Spezialfall von Casper. § 225. Allgemeine Mittheilung.

### Zweiter Abschnitt.
**Prüfung der im ersten Abschnitte aufgeführten Untersuchungsmethoden durch eigene Untersuchungen.** Seite 232 – 235.

§ 226. Allgemeine Bemerkung. § 227. Erfahrungen über das Verhalten der Samenflecken gegen die Wärme. § 228. Resultate der Versuche auf nassem Wege. § 229. Resultate der mikroskopischen Versuche.

### Dritter Abschnitt.
**Allgemeine Ergebnisse und Schlussbemerkungen.** Seite 235 – 237.

§ 230. Umfang unseres Wissens in Betreff der Samenflecken. § 231. Fragen, welche der Richter an den forensischen Arzt zu stellen berechtigt ist. § 232. Plan zu dem Gang der Untersuchung.

## DRITTES BUCH.
### Ueber die Ermittelung der Exkrementenflecken.
#### Einleitung. Seite 241.

§ 233. Anwendung dieser Ermittelung. § 234. Plan für Bearbeitung dieses Gegenstandes.

### I. Allgemeiner Theil.
#### Erster Abschnitt.
**Physiologische Betrachtung der Exkremente.** Seite 243.

§ 235. Bestandtheile der Exkremente. § 236. Wege der Untersuchung.

##### A. Chemische Untersuchung der Exkremente. Seite 244.

§ 237. Analyse der Exkremente. § 238. Verschiedenheit nach den Nahrungsmitteln.

###### 1. Exkremente im frischen Zustande. Seite 246.

§ 239. Physische und chemische Charaktere. § 240. Fortsetzung. § 241. Reaktion auf Gallenbestandtheile. § 242. Verhalten gegen verschiedene Reagentien. § 243. Kindspech.

### 2. Exkremente im trockenen Zustande. Seite 253.
§ 244. Vorgänge beim Vertrocknen. § 245. Vertrocknung des Kindspeches.

**B. Mikroskopische Untersuchung der Exkremente.** Seite 254.

§ 246 u. 247. Die wesentlichsten mikroskopischen Erfunde.

#### Zweiter Abschnitt.
### Pathologische Betrachtung der Exkremente. Seite 256.

§ 248. Verschiedenheit der Exkremente im gesunden und kranken Zustande.
§ 249. Grüne Stühle nach dem Gebrauch des Kalomels und Exkremente bei Typhuskranken.

#### Dritter Abschnitt.
### Diagnose der Exkrementenflecken von anderen ähnlichen Flecken.
Seite 257.

§ 250. Allgemeine Bemerkung. § 251. Diagnose der Exkremente von Kindern und Thieren.

#### Vierter Abschnitt.
### Verhalten der Exkremente gegen verschiedene Stoffe. Seite 259.

§ 252. Allgemeine Bemerkung § 253. Einfluss der hygroskopischen Beschaffenheit der Stoffe.

#### Fünfter Abschnitt.
### Allgemeine Resultate und Schlussbemerkungen. Seite 260—263.

§ 254. Beantwortung des allgemeinen Theiles der Frage.

**A. Chemischer Weg.** Seite 261.

§ 255. Ausmittelung der Bestandtheile der Galle.

**B. Mikroskopischer Weg.** Seite 261.

§ 256. Allgemeine Erscheinungen. § 257. Beantwortung der übrigen Theile der Frage.

## II. Besonderer Theil.

#### Erster Abschnitt.
### Geschichtlicher Abriss der bisherigen Leistungen in der angeregten Richtung. Seite 264.

§ 258. Allgemeine Bemerkung. § 259. Erfahrungen von Chevalier und Wistrand.

#### Zweiter Abschnitt.
### Prüfung der im ersten Abschnitte aufgeführten Untersuchungsmethoden durch eigene Untersuchungen. Seite 266.

§ 260. Allgemeine Ergebnisse.

#### Dritter Abschnitt.
### Allgemeine Ergebnisse und Schlussbemerkungen. Seite 267.

§ 261. Allgemeine Bemerkung. § 262. Von Seiten des Gerichts an den Gerichtsarzt zu stellende Fragen.

# ERSTES BUCH.

„Lassen sich, und wie lange lassen sich auf metallenen und hölzernen Werkzeugen, sowie auf Kleidungs- und Waschstücken Blutflecken nachweisen, und namentlich auf eisernen Instrumenten von Rostflecken unterscheiden? — Gibt es Methoden, durch welche in solchen Fällen vor Gericht menschliches und Thierblut unterschieden, und überzeugend, oder auch nur mit Wahrscheinlichkeit, nachgewiesen werden kann?"

„Multum adhuc restat operis multumque restabit, nec ulli nato post mille saecula praecludetur occasio, aliquid adhuc adjiciendi."

Seneca.

# Einleitung.

## § 1.

Als ein bedeutendes Glied in der raschen Bewegung der Gegenwart erscheinen die Naturwissenschaften, welche sich auf allen Gebieten des Lebens, im Haus und in der Schule, in der Gerichtsstube und auf dem Markte, — ja in dem grossen gegenseitigen Verkehre der Völker mit einander geltend machen und so einer zeitgemässen allgemeinen Reform der bisher bestandenen Verhältnisse der Dinge in die Hände arbeiten. Namentlich ist es aber die Arzneikunde in ihrem gesammten Umfange, welche dadurch einer durchgreifenden Krisis entgegensieht. Wir leben nämlich gegenwärtig in einer Epoche, wo das von Boerhave ernstlich angeregte Bestreben: „alle Gebiete der Naturkunde nutzbar für die Arzneikunde zu machen, und mit den Erfahrungen am Krankenbette und am Secirtische eine physiologische Anschauungsweise zu vereinigen," durch die emsige Bearbeitung der Physiologie, mit vereinten Kräften, seiner längst gewünschten Realisirung immer näher und näher rückt. Indessen bleibt bis jetzt auch noch hier des Fraglichen und des genauer zu Prüfenden viel. Hat ein bedeutender Mann, sagt R. Wagner,[1]) sich einen Anhang gebildet, eine Schule gestiftet, so verbreiten thätige Jünger die Lehre in weite Kreise; die bekannten Thatsachen werden bestätigt; es werden neue Entdeckungen gemacht, diese werden geprüft; es erhebt sich Widerspruch; dann werden dort Stimmen laut; es bilden sich streitende Parteien; Männer von Fach, Autodidakten, Liebhaber der Wissenschaft stellen

Experimente an, lösen die von gelehrten Korporationen gegebenen Preisaufgaben; man bespricht sich in Gesellschaften, in Versammlungen; die zahlreichen Zeit- und Societätsschriften dienen als Kanäle, in denen die Früchte der Thätigkeit in die weitesten Kreise gelangen.

[1] Ueber das Verhältniss der Physiologie zu den physikalischen Wissenschaften und zur praktischen Medicin. Göttingen 1842. S. 16.

## § 2.

Es giebt unstreitig in der organischen Natur, wie im grossen Weltgebäude, gewisse allgemeine Gesetze, welche der Erkenntniss zugänglich sind, und sie zu finden ist zeitgemässe und würdige Aufgabe für den menschlichen Scharfsinn. Wer möchte nun leugnen, dass durch das so eben § 1 erwähnte geschäftige Walten und Treiben in dieser Richtung schon Manches geleistet, viel Nützliches geschaffen und angeregt worden ist. Allein bei der Schwierigkeit sichern Beobachtens und exakten Experimentirens, bei der Seltenheit einer frühzeitigen Erlangung der richtigen Methode, bei dem leider nicht seltenen Mangel an offener Wahrhaftigkeit, bei der Eitelkeit und der Sucht, etwas Neues zu finden, häuft sich, neben den sichern Ergebnissen, eine Masse von Oberflächlichem, Mittelmässigem und Schlechtem — der unabsichtlichen Täuschung gar nicht einmal zu gedenken. Wo die Wissenschaft selbst die vielfältigste Gliederung zeigt, bedarf sie auch vielfach thätiger Kräfte zur gedeihlichen Bearbeitung, und vieler Hülfsmittel; — nur durch die Vereinigung beider ist ein rascher und sicherer Fortschritt möglich. Unter diesen Verhältnissen ist es daher eine sehr ruhmwürdige Absicht, durch Auswerfen besonderer Belohnungen für die Bearbeitung streitiger, für das öffentliche Leben, oder für die Wissenschaft, oder für beide zugleich höchst wichtiger Fragen, die Aufmerksamkeit der Männer von Fach und Geschick auf einen solchen Gegenstand hinzulenken, um durch eine mehrseitige und verschiedenartige Bearbeitung des Stoffs endlich zu der Möglichkeit zu gelangen, Wahres von Falschem zu sondern, und das allgemein Bestätigte durch Wiederholung von Versuchen auf allgemeine, bestimmte Grundsätze zurückzuführen.

## § 3.

Die so eben § 2 erwähnten Verhältnisse dürften wohl die vorherrschenden leitenden Motive gewesen sein, welche den deutschen Verein für Heilwissenschaft veranlasst haben, die höchst wichtige Preisfrage:

„Lassen sich, und wie lange lassen sich auf metallenen und hölzernen Werkzeugen, sowie auf Kleidungs- und Waschstücken Blutflecken nachweisen, und namentlich auf eisernen Instrumenten von Rostflecken unterscheiden? Giebt es Methoden, durch welche in solchen Fällen vor Gericht menschliches und Thierblut unterschieden und überzeugend, oder auch nur mit Wahrscheinlichkeit, nachgewiesen werden kann?"

zur Beantwortung öffentlich aufzuwerfen; eine Frage, welche in vorkommenden Fällen sehr tief in die Verhältnisse des öffentlichen Lebens eingreift, insofern von ihrer Beantwortung in Kriminalfällen sogar Leben und Tod des betreffenden Angeschuldigten abhängig gemacht werden kann, und daher wohl einer strengen Prüfung und allseitigen Untersuchung zu würdigen ist.

## § 4.

Seit Orfila[1]) die § 3. erwähnte Frage in seinen gerichtlich-medizinischen Vorträgen im Allgemeinen in Anregung gebracht, und Lassaigne[2]) dieselbe ziemlich gleichzeitig zum Gegenstande einer besondern Abhandlung gewählt, und Barruel[3]) im Jahre 1829 dieselbe dahin ausgedehnt hat, dass man auch im Stande sei, menschliches Blut von Thierblut auf eine einfache Weise zu unterscheiden, sind über diesen fraglichen Punkt verschiedenartige Versuche und mannigfaltige Untersuchungen angestellt worden, welche aber zum Theil zu ganz widersprechenden und einander geradezu entgegen stehenden Resultaten führten. Hier nun die abweichenden Meinungen auf den Grund ihres Entstehens zurückzuführen, das Wahre vom Falschen zu sondern, Absolutes von Relativem zu scheiden, Möglichem von Unmöglichem seinen naturgemässen Platz anzuweisen, die einzelnen Thatsachen gehörig zu würdigen und allgemeinen Principien unterzuordnen, ist um so mehr ernste Aufgabe unserer Zeit, als nicht selten der forensische Arzt, von Seiten der Gerichte, angegangen wird, Blutflecken von anderen ähnlichen, von Farbstoffen herrührenden Flecken nicht nur im Allgemeinen zu unterscheiden, sondern auch die Abstammung des Blutes möglichst gründlich darzuthun — eine Aufgabe, deren Lösung um so schwieriger und einer umfassenden gründlichen Bearbeitung um so eher zu unterwerfen ist, als manche Verhältnisse auf die Beschaffenheit des Blutes im Allgemeinen, und auf die des zur Untersuchung vorgelegten Fleckens insbesondere verändernd einwirken.

[1]) Encyclopädie der medicin. Wissenschaften, nach dem Dictionnaire de médecine frei bearbeitet von Meissner. Leipzig 1830. Bd. II. S. 290. — Traité de médecine legal.- 3èmi edition. V. II. p. 680.
[2]) Ebendaselbst. — Revue medicale. Aout 1821.
[3]) Annales d'hygiène publique et de médecine legale 1829. Frorieps Notizen Nr. 518. Bd. XXIV. S. 177 ff.

### § 5.

Es ist gegenwärtig eine allgemein anerkannte Erfahrungssache, dass die natürliche Beschaffenheit und die chemische Zusammensetzung des Blutes, bei Menschen und Thieren, durch Alter, Geschlecht, Temperament, Race, Abstammung, Beschäftigungs- und Ernährungsweise, Schwangerschaft, Aderlässe, Krankheiten u. s. w. manchen Veränderungen unterworfen ist, ja dass sogar das Blut bei einem und demselben Individuum in verschiedenen Gefässen eine verschiedene Beschaffenheit zeigt.¹) Wenn wir nun von diesen Abweichungen uns eine richtige Würdigung verschaffen wollen, so müssen wir uns zunächst von dem Normalzustande des Blutes eine vollgültige physiologische Kenntniss anzueignen suchen, um hiernach in vorkommenden Fällen die vor sich gegangenen Abweichungen gehörig ermessen und würdigen zu können. Haben wir nun von dieser Seite aus die physiologische — mikroskopisch-chemische Beschaffenheit des Blutes in der Gesammtheit seiner Nüançen erfasst, so reiht sich hieran unmittelbar die Betrachtung des Verhaltens der gefundenen einzelnen Bestandtheile theils gegen einander, theils gegen einwirkende äussere Agentien und Stoffe, und durch zu Grundelegung der hierdurch erlangten Resultate vermögen wir sodann eine Diagnose der Blutflecken von andern Pigmentflecken im Allgemeinen zu begründen, und durch gegenseitige Vergleichung der entsprechenden analogen Verhältnisse für unsern Zweck manchen wichtigen Aufschluss zu erlangen. Im Hinblicken auf diese vorgängigen, rein wissenschaftlichen Betrachtungen sind wir im Stande, die hier in Rede stehende Frage (§ 3) in ihrer Allgemeinheit zu beantworten und unsere Antwort auf allgemeine Erfahrungssätze zurückzuführen und so wissenschaftlich zu begründen. Haben wir nun diese unsere Frage in der angeregten Allgemeinheit beantwortet, so müssen wir den historischen Boden betreten, und die jüngste Vergangenheit fragen, was sie bisher in dieser Angelegenheit zu leisten, durch welche Mittel und auf welchem Wege sie das Meiste und das möglichst Gründlichste zu leisten vermochte, wenn wir unsere Aufgabe in ihrer Begriffsvollständigkeit erfassen und darlegen wollen. Wenn wir nun auf diesem mehr rationellen Wege erfahren haben, was bisher in der in Rede stehenden Sache gethan, geleistet und auf welche Weise das Meiste und Ergiebigste erzielt worden ist, und wir somit durch die geistige Anschauung des geschichtlich Entwickelten zu jener Ganzheit im Wissen gelangt sind, von welcher aus und in welcher die Glieder der Wissenschaft reinigungsfähig erworben werden können; so müssen wir selbst die praktische Bahn betreten, und uns zur Aufgabe stellen, das bereits Gegebene und Bekannte durch wiederholte Versuche zu prüfen, zu würdigen und so allgemeine Betrachtungen und Folgerungen über das und aus dem zu ziehen, was vorher schon bekannt war. Nur dieses ist der allein sichere Weg, auf welchem wir, unabhängig von subjektiven Ansichten und frei von der Befangenheit, welche als ein Erzeugniss eines übermässigen Festhaltens des Verstandes an scheinbaren Bestimmtheiten erscheint, die gestellte Aufgabe (§ 3) glücklich zu lösen uns versprechen dürfen, und dieses sei zugleich auch die bezeichnete Grenzmarke, innerhalb welcher wir uns bei Durchführung unserer Arbeit bewegen werden.

[1]) Simon's Handb. der medic. Chemie Bd. II. S. 137.

§. 6.

Wenn wir nun die § 5 erwähnten Momente als den Inhalt und Umfang unserer Aufgabe erachten, und dieselbe eines durchgreifenden ordnenden Blickes würdigen, so zerfällt sie sehr naturgemäss in einen allgemeinen und besondern Theil, und wir erhalten hiernach folgendes Schema:

## I. Allgemeiner Theil.

1) Physiologische Betrachtung des Blutes.
2) Pathologische Betrachtung des Blutes.
3) Diagnose der Blutflecken von andern rothen Pigmentflecken.
4) Verhalten des Blutes zu metallenen und hölzernen Werkzeugen, Kleidungs- und Waschstücken.
5) Schlussbemerkungen.

## II. Besonderer Theil.

1) Geschichtlicher Abriss der bisherigen Leistungen, hinsichtlich der Ausmittlung von Blutflecken, sowohl im Allgemeinen als im Besondern.

2) Prüfung der Ziff. 1 aufgeführten Untersuchungsmethoden durch eigene Untersuchungen,
3) Allgemeine Resultate und Schlussbemerkungen.

In dieser hier angedeuteten Reihenfolge wollen wir nun sofort in möglichst gedrängter Kürze unsern Gegenstand zur Abhandlung bringen.

# I. Allgemeiner Theil.

## Erster Abschnitt.
### Physiologische Betrachtung des Blutes.

#### § 7.

Ohne uns auf die verschiedenen wichtigen Verhältnisse, welche das Blut im Verlaufe des Lebens, im thierischen Organismus, theils primär hervorruft, theils sekundär bedingt, näher einzulassen; ohne zu bestimmen, an welchen Lebenserscheinungen diese belebte thierische Flüssigkeit mehr thätigen oder mehr leidenden Antheil nimmt, wollen wir hier das Blut blos von seiner chemischen und mikroskopischen Seite aus, abgesehen von seiner Vitalität, einer genauern Erörterung würdigen, da bei Lösung unserer Aufgabe (§ 3), uns zunächst nur dieses beiderseitige Verhalten interessiren kann. Indessen würde auch hier die Aufführung der verschiedenen Resultate, verschiedenartig angestellter chemischer Analysen und mikroskopischer Untersuchungen ausserhalb des Bereiches dieser Abhandlung liegen, und uns zu weit von dem vorgesteckten Ziele abführen; wir müssen uns deshalb blos auf die Angabe des Wesentlichsten in dieser Richtung beschränken, und auch dieses nur insofern berühren, als es mit unserer Aufgabe in näherer Beziehung steht.

## A. Chemische Untersuchung des Blutes.

### § 8.

Le Canu,[1]) welcher bekanntlich das Blut in der neuesten Zeit einer ausführlichen chemischen Untersuchung unterwarf, stellt folgende allgemeine Sätze als Resultate seiner Erfahrung auf:

1) Das Venenblut enthält in dem möglichst einfachen Zustande, und abgesehen von dem Wasser und von den kaum bemerkbaren Stoffen, welche unter dem gemeinschaftlichen Namen der Extraktivstoffe zusammengefasst werden, mindestens 25 bekannte Substanzen, als da sind: Sauerstoff; Stickstoff; Kohlensäure im freien Zustande; salzsaures Natron; Kali und Ammonium; schwefelsaures Kali; kohlensaures und phosphorsaures Natron; Kalk und Magnesia; milchsaures Natron; zwei Seifenverbindungen, die eine von fixen, fetten Säuren, die andere von flüchtiger, fetter Säure; eine phosphorhaltige, fette Substanz; Cholesterine; Seroline; und freie Wein- und Margarinsäure; Fibrine; Eiweiss; ein gelbes, färbendes Princip, und ein rothes, färbendes Princip, — Hämatosine.

2) Die rothe, färbende Substanz, wie man sie aus dem Venenblute durch das Verfahren von Vauquelin, Brande, Engelhardt, Deñis, Sanson und Le Canu auszieht, stellt kein wahres, unmittelbares Princip dar; sie ist entweder ein Produkt der Reaktion, oder eine Mischung aus färbendem Stoffe und Eiweiss.

3) Dieselbe färbende Materie, auf welche der bekannten Verfahrungsweisen man sie auch ausziehen möge, enthält immer Eisen, aber in so inniger Verbindung, dass es durch die gewöhnlichen Reagentien nicht aufzufinden ist, so lange es nicht beträchtlich verändert ist.

4) Vermittelst eines einfachen und leichten Verfahrens kann man das rothe, färbende Princip vollständig und im Zustande der Reinheit erhalten. Alsdann erkennt man, dass dasselbe wesentlich von Eiweiss verschieden ist (wovon es bis jetzt fast nur durch die Farbe und die Gegenwart des Eisens unterschieden worden war), und dass es etwa $\frac{1}{100}$ seines Gewichtes Eisen enthält, d. h. 20 mal das, was Berzelius in dem färbenden Stoffe gefunden hat.

5) Das färbende Princip des Blutes hat wesentlich identische Eigenschaften bei den Säugethieren, Vögeln, Reptilien und Fischen.

6) Das Venenblut eines gesunden Menschen enthält davon kaum $\frac{1}{500}$ seines Gewichtes.

7) Nach der Koagulation des Blutes findet man im Serum, im aufgelösten Zustande, die Bestandtheile des Blutes, mit Ausnahme

der Fibrine, Hämatosine und eines Theils des Eiweisses, welche wesentlich dem Blutkuchen angehören.

8) Das Serum stellt genau die Flüssigkeit dar, in welcher während des Lebens die Blutkügelchen schwimmen; der Blutkuchen dagegen stellt genau, jedoch im veränderten und zerrissenen Zustande, die Blutkügelchen selbst dar, welche ebenfalls aus mindestens drei Bestandtheilen: der Fibrine, der Hämatosine und der Albumine, besteht.

9) Im Allgemeinen kann die Zusammensetzung des Blutes beim Menschen folgendermassen dargestellt werden:

Serum . . . . . . . . . . 869,1547
Fibrine . . . . . . . . . 2,9480
Blutkügelchen } Hämatosine 2,2700 } 127,8973
             { Albumine 125,6273 }

10) Die Zusammensetzung des normalen Blutes variirt bei verschiedenen Individuen, nach dem Geschlechte, dem Alter, Temperamente und der Nahrung, und zwar auf die Art, dass die Summe der aufgelösten Theilchen dieselbe bleibt, während das Verhältniss der Kügelchen beim Manne, sanguinischen Individuen, Erwachsenen und Gutgenährten stärker, dagegen beim Weibe, lymphatischen Individuen, Kindern und Greisen, weniger und schlecht genährten Individuen schwächer ist.

11) Die Ursachen, welche eine Veränderung der Blutmasse herbeiführen, wie z. B. Gebärmutterblutflüsse bei Frauen, Aderlässe, sparsame Diät (namentlich Vermeidung fester Nahrungsmittel) bei beiden Geschlechtern wirken zugleich darauf hin, das Verhältniss der Blutkügelchen zu vermindern und das Wasser zu vermehren.

12) Das arterielle Blut scheint sich von dem Venenblute zu unterscheiden durch ein geringeres Verhältniss an Wasser und ein stärkeres an Kügelchen, durch ein geringeres Verhältniss an Kohle und ein grösseres Verhältniss in Verbindung befindlichen Sauerstoffs, und endlich durch ein stärkeres Verhältniss des freien Sauerstoffs, im Vergleich zu der ebenfalls freien Kohlensäure.

13) Das Blut der Kapillargefässe bietet im Vergleiche mit dem Venen- und Arterienblut keine für unsere jetzigen Mittel der Analyse wahrnehmbare Verschiedenheiten dar.

14) Das Blut der Placenta ist unendlich reicher an Blutkügelchen und weniger reich an Wasser, als das Blut aus den Armvenen.

15) Das Blut des Monatflusses enthält Schleim, welchen normales Blut nicht enthält.

---

[1] Études chimiques sur le sang humaine. Thèse. Paris 1839. — Annalen der Pharmacie Bd. XXVI. S. 69 ff. und Bd. XXVII S. 202 u. 268. — Berzelius Jahresbericht 1839 S. 538 ff. Froriep's neue Notizen Bd. V. S. 100 ff.

## § 9.

Als Le Canu die Natur und die Verschiedenheiten der unmittelbaren Stoffe des Blutes studirte, hat er sich überzeugt, dass sie, den Faserstoff und Farbstoff ausgenommen, alle im Serum enthalten sind, so dass hiernach das Blut als Serum betrachtet werden kann, welches die Blutkügelchen in Suspension erhält. Nach dem Ausflusse aus den Gefässen erleidet das Blut in seinem Normalzustande eine Art freiwilliger Trennung seiner Grundstoffe — eine Trennung, welche in der Bildung des Blutwassers *(serum sanguinis)* und des Blutkuchens *(cruor sanguinis)* besteht. Diese Trennung des Blutes in seine flüssigen und festen Bestandtheile geht, sich selbst überlassen, unter gewissen Umständen geschwinder und vollkommener, oder langsamer und unvollkommener von Statten: so gerinnt nach Nasse[1]) das Blut von Männern etwas später als jenes von Frauen; das Blut in Entzündungen etwas später als im gesunden Zustande u. s. w. Nicht allein die Menge des Fibrins, nicht allein die veränderte Menge Wassers im Blute, sondern noch manche andere Verhältnisse verdienen bei diesem Prozesse berücksichtigt zu werden. Nach Nasse[2]) steht in der Regel die Zeit des Gerinnens im umgekehrten Verhältnisse zu der Zeit, in welcher die Blutkügelchen sich sinken. Bei Thieren bildet sich in dieser Beziehung folgende Reihe: Pferd, Katze, Hund, Kaninchen, Ziege, Schaf, Ochse, Vögel, Schweine. Das Sinken der Blutkügelchen geschieht, nach demselben Beobachter, zunächst dadurch, dass sie sich zu Säulchen oder Rollen verbinden, wodurch sie leichter den Widerstand des Wassers beim Fallen überwinden.

[1]) Wagner's Handwörterbuch der Physiologie, Artikel: „Blut."
[2]) Ebendas.

## § 10.

Wenn das Blut ausserhalb des lebenden Zusammenwirkens mit dem Organismus, oder aus den Gefässen ergossen sich befindet, so beginnt es zu gerinnen, und zwar nach James Paget[1]) im ersteren Falle meist erst 4 Stunden nach dem Aufhören des Kreislaufes; ja manchmal bleibt es 6—8 Stunden und noch länger vollständig flüssig, während es im letztern Falle in wenigen Augenblicken koagulirt, wenn man es aus den Gefässen ausfliessen lässt, und diese Koagulation erfolgt nach Hünefeld[2]) sowohl in der Ruhe, als wenn es bewegt wird, auch bei einer Temperatur, die der des entsprechenden lebenden Körpers gleich ist; in luftleeren, wie in vollgefüllten, luftdicht verschlossenen Gefässen, und in nicht atmosphärischen Gasarten; auch findet mit diesem Gerinnungsakte zugleich ein Entweichen des Blutdunstes Statt. Nur das Blut zu Tode gehetzter Thiere, das der durch narkotische Gifte und durch elektrische Schläge getödteter Menschen, das Blut von Individuen aus der Bluterfamilie und das Menstrualblut soll nicht gerinnen. Indessen erleidet der Akt der Gerinnung von einigen äussen Einflüssen eine Modification. So fand Maitland,³) dass der Zutritt der Luft die Gerinnung beschleunigt, aber die Zusammenziehung des Kuchens weniger vollständig macht; dass ferner, das beim Schlachten zuletzt ausfliessende Blut am wenigsten Faserstoff enthält, aber am schnellsten gerinnt und am wenigsten Serum gibt. Endlich, dass Alles, was die Auspressung des Blutwassers beschleunigt, dessen Menge vermindert. Lässt man Blut bei strenger Kälte aus dem Körper fliessen, so dass es schnell gefriert, so erstarrt es, ohne vorher zu gerinnen; allein heim Aufthauen gerinnt es, wie Hewson⁴) zuerst beobachtet hat. Was indessen die Umstände des Gerinnens anlangt, so folgt dasselbe auch bei verschiedenen Thieren mit einigen Verschiedenheiten. Nach Blundell⁵) fängt das Blut von Hunden schon nach zehn Sekunden an zu gerinnen, und ist nach einer Minute schon ganz fest, während das von Menschen frühestens nach einer Minute dicklich, und erst nach fünf Minuten fest wird. Thackrah⁶) beobachtete die Gerinnung des Blutes beim Pferde nach 5 bis 13, beim Ochsen nach 2 bis 10, beim Hund nach $\frac{1}{4}$ bis 3, beim Schaf, Schwein und Kaninchen nach $\frac{1}{4}$ bis $\frac{1}{2}$, beim Lamm nach $\frac{1}{2}$ bis 1, bei Enten nach 1 bis 2, bei Hühnern nach $\frac{1}{2}$ bis $1\frac{1}{2}$ Minuten. Nach Findler⁷) wird das Blut der Tauben augenblicklich dicklich und nach 5 Minuten fest. Tropft man Blut in Wasser, so löst sich der Farbstoff desselben auf, und färbt damit in Berührung gebrachte Gegenstände; allein es findet keine Gerinnung Statt, weil der aufgelöste Faserstoff durch die verdünnte Flüssigkeit in Auflösung erhalten wird; dagegen wird aber die Farbe immer dunkler. Vermischt man aber das mit Wasser dunkel gewordene Blut mit Milch, so wird seine Farbe, nach Scherer,⁸) alsbald wieder hellroth; das Gleiche erfolgt beim Schütteln mit Oel, Kreide oder Gypspulver, überhaupt mit Substanzen, welche feste, weisse Partikelchen ins Blut bringen. Jemehr derselben hinzukommt, desto heller roth wird die Flüssigkeit. Rührt man das Blut, wie es aus der Ader gelassen wird, um, so setzt sich der Faserstoff in Klümpchen an den umrührenden Körper, und das Blut, welches nun nicht gerinnt, behält sein ursprüngliches Ansehen vollkommen bei; bewahrt man aber das Blut mehrere Tage lang bei einer Temperatur von 0° auf, so bildet sich ein gefärbter Bodensatz und die darüber befindliche Flüssigkeit klärt sich mehr oder weniger vollständig. Lässt man Blut der unbeschränkten Einwirkung der atmosphärischen Influenzen ausgesetzt, so geht es früher oder später in wirkliche Fäulniss über, wobei es seine Farbe ins Kirsch- bis Schwarzrothe, mit einem mehr oder minder auffallenden Stich ins Grünliche, verändert, und einen eigenthümlichen Gestank verbreitet; oder wenn es nur in geringer Menge vorhanden und die äussern Verhältnisse günstig sind, so findet eine vollkommene Vertrocknung Statt, indem der Blutkuchen erstarrt und zu einer mehr oder minder dunkel- bis schwarzrothen, hornartigen, an den dünnen Kanten roth durchscheinenden Masse zusammenschrumpft, mit muscheligem Bruche und meistens rissiger Oberfläche; während das Serum von dem zur Unterlage dienenden Körper zum Theil eingesogen, zum Theil, mit Hinterlassung der mehr fixen Bestandtheile, verflüchtigt wird.

Anmerkung. Frisch aus der Ader gelassenes Blut stösst einen in der Kälte sichtbaren, und schwach nach Blut riechenden Duft (halitus sanguinis) aus, der an darüber gehaltenen kalten Körpern, z. B. Metallplatten, sich zu Tröpfchen verdichtet, in seiner expandirten Form aber in Flaschen sich sammeln lässt, wo er weder eine eingebrachte Lichtflamme auslöscht, noch auf beigemengtes Kalkwasser präcipitirt, aus einer Sublimatlösung aber weissliche Flocken niederschlägt, die aus einer Verbindung von animalischem Stoff mit mildem salzsaurem Quecksilber bestehen. Schüttelt man den Blutdunst mit Wasser zusammen, so nimmt dieses den Blutgeruch an, ohne bei Einwirkung von Reagentien seinen Gehalt zu verrathen, fault aber nach einiger Zeit, wobei es Sauerstoff aus der Luft an sich zieht und, nach Hünfeld's[9] Angabe, mit salzsauren Dämpfen weisse Nebel bildet, also Ammoniak sich entwickelt. Wird das Blut in einem Destillationsapparat zur Gerinnung gebracht, so geht eine wässerige Flüssigkeit über, welche einen schwach animalischen Geruch hat, in höheren Wärmegraden gerinnt, beim Aufbewahren bald fault, Flocken absetzt und den Veilchensaft grün färbt — sie ist ohne Zweifel mit dem Blutdunst identisch.

[1] London medical Gazette. Vol. XXVII. pag. 618. — Schmidt's Jahrbücher Bd. XXXV. S. 63.
[2] Der Chemismus in der thier. Organisation. Leipzig 1840. S. 27.
[3] An experimental essay on the physiology of the blood. London 1838. p. 18.
[4] Experimental inquiries. III. Vol. London 1774–77. Vol. I. p. 19.
[5] Researches physiological and pathological London 1824. p. 30. — Burdach's Physiologie als Erfahrungswissenschaft. 6 Bde. Leipzig 1826—40. Bd. IV. S. 35.
[6] An inquiry into the nature and properties of the blood, as existent in health an disease. London 1819. p. 29. — Burdach a. a. O.
[7] Dissertatio de columbarum sanguine vulnerumque sanatione. Berolini 1824. — Burdach a. a. O. S. 36.
[8] Henle's und Pfeufer's Zeitschrift für rationelle Medicin. Jahrgang 1843. — Canstatt's Jahresbericht 1846. Bd. I. S. 122.
[9] Physiologische Chemie des menschl. Organismus. Leipzig 1826. Bd. II. S. 213.

## § 11.

Zuerst gerinnt das Blut, nach kürzerer oder längerer Zeit, zu einer gleichmässig zusammenhängenden, gallertartigen Masse, die sich nach und nach noch weiter zusammenzieht, und eine klare, gelbliche, nicht selten ins Grünliche spielende Flüssigkeit — das

Serum, — auspresst, in welcher endlich das zu einem bedeutend geringern Volumen zusammengezogene Koagulum schwimmt, welch letzteres vorzugsweise den Faserstoff und die färbende Materie enthält; während das Serum grösstentheils aus Wasser, aufgelöstem Eiweiss und den dem Blute zukommenden Salzen (§ 8. Ziffer 1) zusammengesetzt ist. Nach Donné[1]) werden die Blutkügelchen, welche in dem Koagulum festgehalten sind, bald aufgelöst, und nach Pappenheim[2]) werden dieselben nicht mehr im Blute entdeckt, wenn länger als 24 Stunden nach dem Tode verflossen sind — sie sind verschwunden, sagt er, indem sie sich aufgelöst haben. Vogel[3]) will jedoch sehr häufig in Leichen, länger als 24 Stunden nach dem Tode, die Blutkügelchen noch ziemlich, ja bisweilen noch vollkommen gut erhalten gefunden haben, wobei übrigens Jahreszeit, Alter, Beschaffenheit des Blutes und andere auf und in dasselbe einwirkende Agentien einen nicht unbedeutenden Einfluss äussern dürften, so dass es wirklich sehr schwer hält, hier im Allgemeinen numerisch zu bestimmen, wie lange die Blutkörperchen im Blute nach dem Tode, oder im Blutkuchen des, während des Lebens entzogenen Blutes sich in ihrer Integrität erhalten. — Zur gehörigen Würdigung der verschiedenen Eigenschaften des Blutes in verschiedenen Zuständen, wollen wir nun dasselbe in seiner flüssigen, in seiner geronnenen und in seiner trockenen Form je besonders in Betracht ziehen.

[1]) Carus's System der Physiologie. 1838. Bd. I. S. 338.
[2]) De cellularum sanguinis indole ac vita. Berolini 1841.
[3]) Canstatt's Jahresbericht I. Bd. II. „Histologie." S. 63.

## 1. Blut im flüssigen Zustande.

### § 12.

In seinem natürlichen flüssigen Zustande bildet das Blut der Menschen, Säugethiere und Vögel eine ziemlich dickfliessende, schwach klebrige, rothe, zwischen den Fingern glatt und seifenartig anzufühlende Flüssigkeit, ungeachtet die darin aufgeschwemmten Theile beim Filtriren durch das Fliesspapier gehen, nach Berzelius[1]) von 1,0527 bis 1,057 specifischem Gewicht, bei $+ 15°$, welches Nasse[2]) auf 1,055 im Mittel reducirte. Bei Menschen und bei den Wirbelthieren ist die Farbe des Blutes dem Purpur oder dem hellen Kirschroth nicht unähnlich; dunkler als das der Menschen ist das Blut der Ochsen, Hasen, Hirsche, Pferde, und besonders der Schweine; heller dagegen das Schaf-, Ziegen- und

Katzenblut, ja das Ziegenblut ist das hellste unter allen Hausthieren und wahrscheinlich auch noch unter den Blutarten einer noch viel grösseren Anzahl von Säugethieren. Das Blut der Hunde ist dem menschlichen an Farbe sehr ähnlich; die Vögel haben helles Blut, welches an der Luft sich noch heller färbt, aber auch von selbst bald wieder dunkel wird. Das Blut besitzt im Allgemeinen einen salzigen und zugleich ekelhaften, faden Geschmack und einen eigenthümlichen, schwachen Geruch; nach Berzelius[1] im Allgemeinen am stärksten im Blute des männlichen, nach Nasse[2] aber des weiblichen Geschlechtes, unter übrigens gleichen Umständen aber im arteriösen Blute stets mehr als im venösen entwickelt. Der eigenthümliche Geruch des Blutes ist bei verschiedenen Menschen und Thieren verschieden. Beim Menschen entspricht er etwa dem Schweisse desselben Individuums. Das Negerblut riecht eigenthümlich stark unangenehm; das der Kastraten nur schwach. Das Ochsenblut riecht ebenfalls stark, fast ganz so, wie der entsprechende Mist. Das Blut der Schweine riecht wie Schweinekoth. Der Geruch des Hühnerblutes ist zwar auch eigenthümlich, hat aber, nach Platner,[3] mit der Ausdünstung des Huhnes keine Aehnlichkeit. Das Blut der Frösche riecht wie Sumpfluft. Setzt man flüssiges Blut einer höhern Temperatur aus, so gerinnt es und es bildet sich ein violettbrauner Blutkuchen, worin sich alle unmittelbaren Stoffe des Blutes befinden; die darüber stehende Flüssigkeit ist fast gar nicht gefärbt. Bei stärkerer Hitze zersetzt sich das Blut wie alle stickstoffhaltigen Substanzen überhaupt; der Blutkuchen bläht sich hierbei auf, und hinterlässt am Ende eine poröse, thierische Kohle, welche sich nur schwer zu einer rostbräunlichen Asche einäschern lässt und stets eisenhaltig ist. Werden Sauerstoffgas und atmosphärische Luft mit Blut umgeschüttelt, so theilen sie ihm eine rosenrothe Farbe mit; durch Ammoniak wird es kirschroth gefärbt; durch Stickgas, Stickstoffoxydulgas, Wasserstoffgas und kohlensaures Gas violett; durch Arsenikwasserstoffgas und Hydrothionsäure dunkel violett, welches allmählig ins Grünbraune übergeht; durch hydrochlorsaures Gas kastanienbraun; durch schwefligsaures Gas schwarzbraun; durch Chlor schwärzlichbraun, welches nach und nach ins Gelbweissliche übergeht. Durch die drei letzteren Gasarten gerinnt es zu gleicher Zeit. Durch Zusatz der Hälfte des Gewichtes Alkohol zum frischen Blute wird die Gerinnung, nach Maitland,[4] einige Stunden aufgehalten, während eine grössere Menge Alkohol sogleich das Eiweiss niederschlägt. Ueber das weitere Verhalten des flüssigen Blutes gegen verschiedene organische und unorganische Stoffe haben neuerer Zeit Magendie,[5] Hamburger[6] und Hünefeld[7] eine Reihe von Versuchen angestellt, welche wir, insoferne sie für unsern Zweck von Wichtigkeit sein können, nach ihrem wesentlichsten Theile in den nachfolgenden §§ 13—19 herausheben wollen. Indessen müssen wir gleich hier die allgemeine Bemerkung vorausschicken, dass je nachdem die äusseren Agentien stärker oder schwächer, koncentrirter oder verdünnter, die Dauer der Einwirkung länger oder kürzer, die Masse des Blutes grösser oder kleiner ist, verschiedene Erscheinungen zum Vorschein treten.

Anmerkung 1. Auf die Farbe des Blutes übt die Art seines Ausflusses, das Alter und das Geschlecht des Individuums einen beachtenswerthen Einfluss. Je kleiner der Blutstrahl, desto heller ist seine Farbe, weil die obere Luft, welche das Blut heller färbt, hier intensiver eingreifen kann. — Bei Menschen und Säugethieren ist das Blut vor der Geburt insgesammt dunkel, und bleibt auch nach der Geburt, in der ersten Zeit noch bräunlich roth. Schön roth ist seine Farbe in der Jugend, zur Zeit der Pubertät; im höhern Alter wird es etwas dunkler. Den Frauen wird ein helleres Blut zugeschrieben, als den Männern; indessen mag im Ganzen, da die Farbe zum Theil von der Dicke und dem specifischen Gewichte des Blutes abhängt, nur ein geringer Unterschied dieser Art existiren; jedenfalls wird aber in der Schwangerschaft dieser Unterschied aufgehoben; denn hier ist das Blut vielmehr dunkler. Je plethorischer und robuster ein Mensch ist, desto dunkler zeigt sich auch sein Blut. Bei zarten, phlegmatischen Blutarten findet sich das hellere, oder eigentlich blasseste Blut. Je langsamer das Blut durch den Körper getrieben wird, desto dunkler ist es; daher haben Menschen mit sitzender Lebensart dunkleres Blut; Bewegung, äussere Hitze, besonders warme Bäder machen das Blut heller.

Anmerkung 2. Um die alkalische Reaction des Blutes zu finden, darf man die Reaction nicht mit Lakmustinktur machen, weil diese, dem Blute zugemischt, leicht etwas Blutroth auflösen und sich dadurch röthlich färben könnte; sondern man muss Lakmuspapier zu diesem Behufe anwenden, welches jedoch nicht roth, sondern violett sein muss, um auch durch geringen Alkaligehalt gebläut zu werden. Auf Umgehung dieser Vorsicht beruht z. B. der Irrthum Hermann's,[3] welcher behauptet, dass das venöse Blut sauer reagirt, ein Irrthum, dessen Grund, auf die angegebene Weise, Marchand[9] nachgewiesen hat.

[1] Lehrbuch der Thierchemie; aus dem Schwedischen von Wöhler. Bd. IV. Erste Abtheilung. Reutlingen 1832. S. 33.
[2] a. a. O.
[3] Sanguinis sub aspectu medico-criminali consideratio. Medial 1834.
[4] a. a. O. p. 13.
[5] Leçons sur le sang. Paris 1838. — Vorlesungen über die physikalischen Erscheinungen des Lebens. 1839.
[6] Experimentorum circa sanguinis coagulationem specimen primum. Diss. inaugur. Berolini 1839. — Froriep's neue Notizen Bd. XII. S. 244 ff.
[7] a. a. O. S. 45 ff.
[8] Poppendorf's Annalen. Bd. XXXI. S. 34.
[9] Physiologische Chemie. S. 223.

## § 13.

Die Säuren zeigen je nach dem Grade ihrer Koncentration eine verschiedene Wirkung auf das Blut.

Koncentrirte Mineralsäuren zeigen auf frisches Blut dieselbe chemische Wirkung, die sie im Allgemeinen auf Eiweiss oder Faserstoff ausüben. Das Blut wird in Folge hiervon sogleich fest und schwarz, wie zur Kohle gebrannt; im verdünnten Zustande dagegen bewirken sie interessante Veränderungen. Werden nämlich 10—12 Tropfen von Schwefel-, Salpeter- oder Phosphorsäure mit einer verhältnissmässig grossen Quantität Wassers verdünnt, und frisch aus der Ader gelassenem Blute beigemischt, so erfolgt keine Koagulation, sondern es entsteht eine braunschwarze, schmierige, bald ölartige, bald syrup- oder theerähnliche Flüssigkeit, die auch nach vielen Tagen noch dieselben Eigenschaften zeigt. Bei stärkerer oder schwächerer Koncentration zeigen arsenige Säure und Alaun dieselben Erscheinungen der Koagulation oder der Verflüssigung.

Pflanzensäuren verhalten sich im Allgemeinen wie diluirte Mineralsäuren, und bewirken nur in Folge grösserer oder geringerer Koncentration eine geringere oder bedeutendere syrup- oder ölartige Verflüssigung des Blutes. — Die durch ihren Ueberschuss an freier Säure den vegetabilischen Säuren gleich wirkenden sauren Pflanzensalze, wie Cremor tartari und Kleesalz, bringen dieselben Veränderungen hervor.

### § 14.

Um zu ermitteln, welchen Bestandtheilen des Blutes, ob dem Faserstoff oder dem Kruor, die Veränderungen zuzuschreiben seien, welche die Anwendung der § 13 erwähnten Substanzen in der Konsistenz und Farbe des Blutes hervorbrachten, befreiete Hamburger[1]) Schafblut durch sorgfältiges Schlagen von seinem Faserstoffe, so dass es seine Fähigkeit, freiwillig zu gerinnen, dadurch verlor. Wenn diese nur Kruor enthaltende Flüssigkeit mit einer auf die oben angegebene Weise verdünnten Mineral- oder Pflanzensäure, oder selbst konzentrirten Lösung einer Pflanzensäure innig gemischt wurde, so entstand im Augenblicke der Berührung beider Stoffe nicht allein die charakteristische braunschwarze Farbe, sondern auch jene klebrige, schmierige, bald öl-, bald syrupähnliche Masse, zum klaren Beweise, dass der Faserstoff unter diesen Verhältnissen gar keine, oder nur eine unwesentliche Veränderung erleidet; dass dagegen der Kruor des Blutes, durch die chemischen Stoffe, auf eine eigenthümliche Weise alienirt werde.

[1]) A. a. O.

### § 15.

Alkalien, namentlich Ammoniak, kaustisches Kali und Natron, verhindern die Gerinnung des Blutes, indem sie mit dem Faserstoffe, sowie mit dem Eiweiss eine chemische Verbindung eingehen, desshalb vermögen auch nachherige Zusätze von Wasser die Gerinnung nicht hervorzubringen; dagegen erzeugen aber die Alkalien keine hellrothe, sondern eine braunschwarze Farbe. Wird sehr viel Alkali dem Blute zugesetzt, so fällen Säuren den Faserstoff, nachher mit Eiweiss in Flocken. Auch Kalk verzögert die Gerinnung (Prater); in grösserer Menge zugesetzt verwandelt er aber das Blut in kurzer Zeit in eine grünliche, dicke, bröckelige Masse. Auch Magnesia hebt die Gerinnung auf, und verflüssigt das Blut.

Alkalische Salze verhalten sich verschieden. Die kohlensauren und essigsauren Salze verhindern in jedem Koncentrationsverhältnisse die Gerinnung des Blutes, und machen es hellroth; die schwefelsauren Salze dagegen zeigen, je nach der stärkern oder schwächern Koncentration ihrer Lösung, eine doppelte Eigenschaft. Es bewirkt nämlich eine stark koncentrirte Lösung derselben hellrothe Färbung und Verhinderung der Gerinnung; wird dagegen die Auflösung durch Zusatz von vielem Wasser möglichst verdünnt, so tritt die künstliche Gerinnung des damit vermischten Blutes rasch und viel früher ein, als die freiwillige Koagulation des unvermischten Blutes. Auch besitzt das mit der verdünnten Lösung behandelte Blut nicht die sonst durch die alkalischen Salze hervorgerufe hellrothe, sondern eine dunklere, mehr braunschwarze Farbe. — Schwefelsaure Kalkerde bewirkt sogleich ein braunes Koagulum.

Die hydrothionsauren Salze verhindern zwar die Gerinnung des frischen Blutes, erzeugen aber eine braunschwarze, ölige, jedoch von der schmierigen, syrupartigen Masse, welche die verdünnten Mineralsäuren hervorbringen (§ 13), durchaus verschiedene Flüssigkeit. Magendie schreibt ihnen irriger Weise eine Gerinnung befördernde Eigenschaft zu.

Die salzsauren Salze, mögen sie in koncentrirten oder verdünnten Lösungen angewendet werden, machen das Blut flüssig und hellroth.

Eine koncentrirte Lösung von Kali chloricum bewirkt rasch ein schwarzes Koagulum. Hünefeld [1]) vermischte eine Unze frisches Menschenblut mit acht Gran chlorsauren Kali, (als feines Pulver), und stellte es hin. Im ersten Augenblicke wurde das Blut hellroth, nach einer Viertel- bis einer Stunde (bei einer Temperatur von 30 bis 40° Fahr.), zog sich die Farbe des Blutes ins Dunkle, Bräunlichrothe, dann Röthlichbraune, und nach einigen — 8 - 16 Stunden war das ganze Blut in eine bräunlichschwarze, in dünnen Schichten grünlichbraune, steife, pulpöse Masse, die einen seifenartigen Geruch besass, verwandelt.

Eine koncentrirte Lösung von phosphorsaurem Natron zu frischem Menschenblut hinzugemischt, bewirkt eine hellrothe Flüssigkeit. Ist dagegen die Menge einer verdünnten Lösung geringer, als die des frischen Blutes, so zeigt sich ein hellrothes Koagulum.

Salpetersaures Kali erzeugt, unter jedem Koncentrationsverhältnisse seiner Lösung, eine hellrothe Flüssigkeit. — Heller und schöner roth gefärbt, als von allen andern Salzen, von denen es bekannt ist, dass sie das Blut hochroth färben, wird dasselbe auf Zusatz von salpetersaurem Ammoniak. Hünefeld[2]) vermischte Menschen-, Schweine- und Hammelblut, mit Wasser etwas verdünnt, mit zerflossenem, salpetersaurem Ammoniak in verschiedenen Verhältnissen, so dass auf eine Unze Bluts $\frac{1}{2}-1-2-3$ Skrupel zerflossenen Salzes kamen. Das Blut wurde in allen Fällen ganz ausgezeichnet hochroth, beinahe zinnoberfarben, am meisten bei grösseren Zusätzen, und es schlug sich eine reichliche Menge zinnoberrothes schleimiges Pulver, meistentheils Blutroth, nieder. Bei geringen Zusätzen dieses Salzes verdünnte sich die Blutfarbe beträchtlich; bei grössern schlug sie das Blutroth so vollständig nieder, dass das überstehende Serum, welches vorher mit dem Blutroth wenig gemengt war, ganz farblos erschien. Auch das schon etwas riechende, aber noch nicht merklich ins Heidelbeerfarbene verfärbte und beim Durchblicken trübe oder diskontinuirlich erscheinende Blut röthete sich noch ziemlich merklich beim Zusatze des Salzes. Nach einigen Stunden Stehens wurde das mit dem Salze versetzte Blut wieder normal blutfarben oder granatroth, veränderte sich dann in eine homogene Flüssigkeit, in welcher sich das abgesetzte Blutroth allmählig vertheilte, so dass das Blut fast ohne den geringsten Rückstand und klar durch ein grobes Fliesspapier durchlief, und mit Wasser eine klare, schöne, blutrothe Flüssigkeit gab.

Weinsteinsaure und boraxsaure Salze bewirken, je nachdem sie in verdünnter oder koncentrirter Auflösung mit dem Blute vermischt werden, gleich den schwefelsauren Salzen, und zwar im erstern Falle schleunige und braunschwarze Färbung des Blutes, im letztern eine hellrothe Auflösung desselben.

Kali hydriodicum befördert, nach Hamburger, keineswegs wie Magendie behauptet, die Gerinnung des Blutes, sondern erzeugt eine hellrothe Flüssigkeit, womit auch Hünefeld übereinstimmt. Der letztere beobachtete auf Zusatz dieses Salzes, dass das Blut augenblicklich höher roth wurde, und schön rothes Blutroth fallen liess.

Anmerkung. Im Allgemeinen beschleunigen die alkalischen und löslichen erdigen Salze aus Natron, Kali, Ammoniak, Magnesia, Baryt und Kalk, mit Kohlen-, Essig-, Salpeter-, Phosphor-, Weinstein-, Citronen-, Bor-, Schwefel- und Blausäure, sowie die Chlorsalze die Gerinnung, falls sie in sehr geringen Mengen dem Blute zugesetzt sind, vermindern darauf die Zusammenziehungskraft des Faserstoffes, verzögern dagegen in stärkeren Lösungen die Gerinnung und hindern dieselbe, im stärksten Grade ihrer Einwirkung, gänzlich. Nur diejenigen Salze, die das Blut auch in koncentrirter Lösung nicht röthen, haben eine andere Wirkung, sie hemmen entweder die Gerinnung nicht, wie die chlorsauren, chromsauren oder Erdsalze; oder machen das Blut durch Präcipitation des Eiweisses dick, wie die chlorsauren, hydrothionsauren, und bei längerer Einwirkung auch die sauren weinsteinsauren Salze. Je röther ein Salz in schwacher Lösung das Blut färbt, desto kräftiger wirkt es auf den Faserstoff ein. Aus jedem, durch ein Salz flüssig erhaltenem Blute lässt sich mittelst Verdünnung mit Wasser der Faserstoff niederschlagen, entweder indem die Gerinnung der Mischung zu einer Gallerte erfolgt, oder indem sich Häutchen oder Flocken bilden. Die die Gerinnung verzögernden oder aufhebenden Salze sind indessen nicht alle von gleicher Kraft. Obenan stehen die kohlensauren Salze, denen sogleich die essigsauren folgen; die Chlorsalze, schwefelsauren Salze und die Chlorverbindungen machen den Schluss. — Von den unlöslichen erdigen Salzen erfahren wir, dass kohlensaurer Kalk in grosser Menge die Gerinnung verlangsamt (Prater), und kohlensaure Magnesia dieselbe aufhebt und das Blut flüssiger macht (F. Davy) und der schwefelsaure Kalk sogleich ein braunrothes Koagulum bewirkt (Hamburger).

1) a. a. O. S. 76.
2) Ebendas. S. 71.

## § 16.

Wie bei den mineralischen und vegetabilischen Säuren (§ 14) stellte Hamburger auch mit den § 15 aufgeführten Stoffen Versuche an Blut an, welches durch Schlagen von seinem Faserstoffe befreit, und also zur freiwilligen Gerinnung unfähig geworden war. Wurde so zubereitetes Blut mit verschiedenen alkalischen Salzen vermischt, so entstand dadurch eine lebhaft rothe Farbe. Merkwürdig war die Einwirkung des schwefelsauren Kali's, welches, wie bei nicht geschlagenem Blute, auch hier die vorher rothe Farbe desselben in eine schwarzbraune verwandelte. Eine koncentrirte Auflösung von Kali sulphuratum verwandelte das geschlagene Blut zu einer braunschwarzen, klebrigen oder mehr ölartigen Flüssigkeit. Also zeigte sich auch hier der geringe Antheil des Faserstoffes an den, durch die chemischen Substanzen im Blute hervorgebrachten Veränderungen.

## § 17.

Metallsalze. Es war bei den von Hamburger angestellten Versuchen sehr auffallend, dass die Mehrzahl der metallischen Salze nicht im Stande war, das frische Blut zur Gerinnung zu bringen, sondern dasselbe an der Koagulation hinderte. Nur wenige Salze, die eine überwiegende chemische Verwandtschaft zum Eiweisse besitzen, wie salpetersaures Silber, salpetersaures Wismuth und essigsaures Kupfer, Sublimat, salpetersaures Quecksilberoxydul brachten augenblicklich ein festes, braunschwarzes Koagulum hervor. Jodeisen war ausser den genannten das einzige Salz, welches das frische Blut nicht auflöste, sondern in ihm ein hellrothes Koagulum hervorbrachte. Es ist wohl wahrscheinlich, dass bei der Wirkung dieses Salzes das Jod, welches nach Magendie und Hamburger koagulirend wirkt, einen wesentlichen Einfluss habe, dass dagegen die hellrothe Farbe des Koagulums dem Eisen zuzuschreiben sei. Zu den das Blut verflüssigenden Metallsalzen gehören unter den Kupfersalzen: Cuprum sulphuricum, Cuprum sulphurico-ammoniatum, deren Lösungen ein braunschwarzes, ölartiges oder syrupähnliches Fluidum erzeugten. Unter den Eisensalzen verhinderten Ferrum sulphuricum und Ferrum muriaticum die Koagulation, und verwandelten das Blut in eine ölartige, fast hellrothe Masse. Cyaneisen-Kalium löste das Blut auf und machte es, wegen seines Gehaltes an Alkali, vollkommen hellroth. Bleisalze verhielten sich eigenthümlich. So wie das Blei das einzige Metall ist, welches sich zu den Fetten und Oelen in Betreff der Seifenbildung wie die kohlensauren Alkalien verhält, so zeigte es auch im frischen Blute dieselben Veränderungen. Eine koncentrirte oder diluirte Auflösung von Plumbum aceticum brachte eine hellrothe Flüssigkeit hervor. Eine Auflösung von Tartarus stibiatus bewirkte ebenfalls keine Koagulation, sondern erzeugte eine braunrothe Flüssigkeit. Unter den Zinksalzen bewirkte Zincum aceticum ein braunrothes, ölartiges, und Zincum sulphuricum ein mehr hellrothes Fluidum.

§ 18.

Vegetabilische Stoffe. Amylon, arabisches Gummi und Zucker verhindern, nach Hamburger, nicht die Koagulation des Blutes, wie Platner und Nasse behaupteten, sondern beschleunigen sie vielmehr, und bringen eine braunrothe oder schwarzbraune Farbe hervor. Jod bewirkt sowohl in koncentrirter als in sehr verdünnter Auflösung sogleich ein braunschwarzes Koagulum. Wurden diese Lösungen mit geschlagenem Blute vermischt, so entstand eine ölartige, braunschwarze Flüssigkeit. Das Verhalten des Weingeistes zum flüssigen Blute haben wir bereits § 12 erwähnt. Uebergiesst man mit reinem Aether Blut, z. B. Hühnerblut, so gerinnt es sofort, ohne aber, wie im Alkohol, schon seine Blutfarbe zu verlieren. Stellt man es hin, um es dann und wann mit dem Aether zusammenzuschütteln, so nimmt der Aether schon nach einigen Stunden den Geruch des Geflügels an, und lässt ihn, beim Verdampfen und Verreiben des Aethers, sehr merklich erscheinen.

Schüttelt man ein mit etwas Wasser verdünntes Blut mit etwas Aether zusammen, fügt allmählig immer mehr Aether hinzu, bis die Flüssigkeit nichts mehr davon aufnimmt, so erhält man nach einigen Stunden Stehens und vermittelst Filtrirens eine schöne, rothe Tinktur, welche einen gewissen Weingeistzusatz verträgt; ein grösserer fällt ein schön hellrothes Pulver von Blutroth, ein noch grösserer bringt sie zur Koagulation. Verdunstet man die ätherische Auflösung des Blutrothes allmählig, so erhält man einen schön rothen, glänzenden aber leicht reissenden Ueberzug; im Exsiccator getrocknet, entwickelt sich zuletzt der eigenthümliche Blutgeruch. Indessen ist es Hünefeld nur zweimal geglückt, eine ätherische Blutsolution zu erhalten; welche günstige Umstände dieselbe erfordert, ist ihm aber bis jetzt unbekannt geblieben. — Terpenthinöl zu Froschblut gesetzt machte dasselbe ganz bleich, schmutzig gelb; ebenso verhielt es sich gegen Menschenblut.

§ 19.

Thierische Stoffe. Frischer Urin beschleunigt die Gerinnung des Blutes, und macht dasselbe braunroth. War aber der Urin einen Tag alt, so wurde die Gerinnung um zehn Minuten verzögert, und das Blut braunschwarz gefärbt. — Speichel färbt das Blut ein wenig höher roth; zeigt aber sonst keine merkliche Einwirkung. — Schweiss, welcher in der Achselhöhle gesammelt und getrocknet worden war, färbte das Blut höher roth und machte es allmälig klarer. — Galle bewirkt frisch eine hellrothe Verflüssigung des Blutes; ebenso im eingedickten Zustande. Im Wesentlichen verhält sich Galle von Menschen, Hunden, Ochsen, Schweinen, Katzen, Kaninchen, Hühnern, Kröten, Fröschen und Fischen gleich; nur fand Hünefeld die Fischgalle etwas träger wirkend, und die Schweinegalle die Blutkügelchen nur sehr schwach lösend. — Saure Molken, durch Evaporationen koncentrirt, verfärbten die Blutfarbe ins Bräunliche.

§ 20.

Nach der seitherigen Betrachtung des ergossenen flüssigen Blutes (§ 12 ff.) zeigt dasselbe ein eigenthümliches Verhalten gegen verschiedene, von aussen auf dasselbe einwirkende Agentien, von denen die einen seine Farbe, die anderen seine Konsistenz, und wieder andere beide zugleich verändern, wodurch sich das Blut mitunter wesentlich einen eigenthümlichen Charakter aneignet. Die wichtigsten dieser Veränderungen wollen wir nun zur leichtern Uebersicht in einer synoptischen Darstellung in folgender Tabelle zur Anschauung bringen:

| Die Blutfarbe verändern in | | | | | Die Konsistenz | |
|---|---|---|---|---|---|---|
| Bleich bis schmutzig gelb: | Violett bis dunkelroth: | Kastanien- bis schwarzbraun: | Schwarz: | Hellroth: | vermehren: | vermindern: |
| Terpentinöl (§ 19). | Ammoniak, Stickgas, Stickstoffoxydulgas, Wasserstoffgas, kohlensaures Gas, Ammoniak-Chlor (§ 12). Verdünnte Mineralsäuren u. (§ 13). Hydrothionsäure schwefelsaures Kalk- (§ 12). Schwefelsäure und hydrothionsaure Salze in verdünnter wässriger Lösung, hydrothionsaure Salze, weinsaure Salze und boraxsauresteinsaure Salze, in verdünnter Lösung (§ 16). Tartarus emeticus, beroxydul, sulphuricum, Cuprum aceticum, Amylon, arabisch Gummi und Zucker (§ 17). Jod (§ 18). Urin und saure concentrirte Molken (§ 19). | Hydrochlorsäure, schwefelsaures Gas u. Alkalien, Kupfer, Sublimat, salpetersaures Quecksilberoxydul, Cuprum sulphuricum, Cuprum sulphurico-ammoniacum (§ 17). | Koncentrirte Mineralsäuren (§ 13). Kalichloricum (§ 16). | Atmosphäre Luft und Sauerstoffgas (§ 12). Kohlensäure u. essigsaure Chlorgas, Alkohol in mehr als koncentrirter Lösung, saure Salze, schwefelsaure Salze in koncentrirter Menge (§ 12). Koncentrirte Mineralsäuren (§ 13). salpetersaures Kali undsäure (§ 13). Schwepetersaurer Ammoniak, phosphorsaures Natron, weinsteinsaures Salze (§ 15). Salmiak u. koncentrirter Lösung, Kali hydriodicum, Jodeisen, Ferrum sulphuricum, Cyanei-Kali, Jodeisen (§ 17). muriaticum, Plumbum aceticum, Zincum salmuriaticum (§ 17). Speichal, Schweiss u. Galle. | Wärme, hydrochlorsaure und schwefligsaure Salze in koncentrirter Lösung, hydrothionsaure Salze, salpetersaures Kali in verphuricum, Cuprum sulphurico-ammoniacum, Kali sulphuricum (§ 17). Kohlensaure und essigsaure Silber- und Natron in koncentrirter Lösung, salpetersaurer Natron in koncentrirter Lösung, Kali hydriodicum (§ 15). Ferrum sulphuricum et muriaticum, Plumbum aceticum, Zincum aceticum et sulphuricum (§ 17). Galle (§ 19). | Alkohol in häufiger Menge (§ 12). Schwefelsaure Salze in koncentrirter Lösung, hydrothionsaure Salze, Kali salpetersaures Wismuth, Tartarus emeticus, Zincum aceticum, Frischer Urin u. Aether (§ 18). Frischer Urin (§ 19). |

## 2. Blut im geronnenen Zustande.

### § 21.

Wenn das Blut ausserhalb der Gefässe sich selbst überlassen wird, und dasselbe von normaler Beschaffenheit ist, so gerinnt es, und scheidet sich hierbei in den **Blutkuchen** und in das **Blutwasser** (§ 9), welche die unmittelbaren Bestandtheile des Blutes darstellen. Durch die Gerinnung kommt somit eine Art natürlicher Analyse des Blutes zu Stande: Die Blutkügelchen und der Faserstoff, schwerer als Blutwasser, fallen zu Boden, und letzterer hüllt, vermöge seiner Kohärenz und Kontraktilität erstere in sich ein und bildet als kompacte Masse den Blutkuchen, während das leichtere Blutwasser über und rund um ihn herum Raum findet. Das normale Verhältniss des Serum zum Blutkuchen ist nach Maitland[1]) und Nasse[2]) $= 10:13$; Magendie[3]) dagegen schätzte dasselbe neuerdings auf $10:40$ oder 50. Ohne uns über den Akt der Gerinnung näher einzulassen, wollen wir hier bloss die chemischen und physischen Eigenschaften dieser genannten Stoffe näher erörtern, und in Betracht ziehen, welche von den Bestandtheilen des Blutes (§ 8 Ziff. 1 und 9) in jedem derselben enthalten sind, auf welche Weise sie sich mittelst chemischer Hülfsmittel gründlich nachweisen lassen, und wie sie sich gegen verschiedene äussere Agentien und Stoffe verhalten.

[1]) a. a. O.
[2]) a. a. O.
[3]) a. a. O.

### § 22.

Der **Blutkuchen** — *cruor, crassamentum, spissamentum, placenta, hepar, insula sanguinis* — ist eine mehr oder weniger hell- bis dunkelrothe, weiche, nur locker mit einander zusammenhängende, mit Blutwasser stets durchtränkte Masse, welche aus den wesentlichen Bestandtheilen des Blutes, als da sind **Faserstoff** — Fibrine — und **Blutkügelchen**, welch' letztern der Farbstoff des Blutes imprägnirt ist, zusammengesetzt ist. Seine Oberfläche ist hellroth an den Kanten durchscheinend gelblich, das Innere braunroth. Er ist specifisch schwerer, nicht nur als das Serum, sondern auch als das ungeschiedene Blut. Der Faserstoff oder die Fibrine ist theils im lebenden Blute aufgelöst, theils bildet er einen Bestandtheil der Blutkügelchen, und zwar, nach Maitland[1]) den Kern derselben, daher er ihn auch „Nuklein" genannt hat. Wird der Blutkuchen mit Wasser geknetet, so löst sich der Farbstoff auf, und die farblosen Kerne der Blutkügelchen bleiben nebst dem geronnenen Faserstoff zurück. Indessen schliesst der so erhaltene Faserstoff immer noch hartnäckig eine Portion Farbstoff ein, der nur durch wiederholtes Kneten in frischem Wasser entfernt werden kann. Zerreibt man ein Stück Blutkuchen mit einer etwas koncentrirten Salzlösung, so erhält man eine sehr hellrothe Lösung. Bringt man dieselbe nun in ein Cylinderglas und überlässt sie der Ruhe, so senken sich die Blutkügelchen und bilden ein sehr hellrothes Stratum, während die darüber stehende Flüssigkeit, welche keine oder nur wenige Blutkügelchen enthält, sehr dunkelroth gefärbt ist. Der Faserstoff ist schwerer als das Wasser; verliert durch Austrocknen etwa $\frac{1}{4}$ von seinem Gewichte und schrumpft dabei wie Pergament zusammen. Im feuchten Zustande ist er schmuzig-weiss, durchscheinend, elastisch, in Fäden ziehbar, geruch- und geschmacklos oder kaum riechend. Beim Trocknen wird er bräunlich, hart und spröde, aber nicht durchscheinend, wenn er vom Fette völlig befreit ist. Im Wasser erweicht er, nimmt wieder sein voriges Ansehen und beinahe auch sein Gewicht wieder an. In der Wärme verändert er sich nicht eher, als bei einer Temperatur, die ihn zu zersetzen anfängt, wobei er nicht schmilzt, sich sehr stark aufblähet, endlich beim Zutritt der Luft sich entzündet und mit russiger Flamme, unter Hinterlassung einer porösen, glänzenden Kohle, verbrennt, wobei er einen eigenthümlichen Geruch nach brenzlichem thierischen Oel verbreitet und Ammoniak entwickelt, welches rothes Lakmuspapier blau färbt. Bei der trockenen Destillation liefert er, ausser den gewöhnlichen Produkten stickstoffhaltiger Substanzen, Schwefelwasserstoffgas. Die zurückgelassene Kohle verbrennt schwierig zu einer grauweissen, zusammengebackenen, halbgeschmolzenen Masse, die genau $\frac{3}{4}$ Procent vom Gewichte des trockenen Faserstoffes ausmacht. Der Faserstoff von Ochsenblut ist weit schwieriger völlig zu Asche zu verbrennen, als der von Menschenblut. Vor dem Verbrennen lassen sich die Bestandtheile der Asche, als da sind: phosphorsaure Kalk- und Talkerde, und eine sehr unbedeutende Spur von Eisen, durch Säuren nicht auszuziehen.

[1] a. a. O.

## § 23.

Der aus dem Blutkuchen erhaltene geronnene Faserstoff ist kohärent, etwa wie weich gekochtes Fleisch, lässt sich in Fäden ziehen, nur mit einiger Mühe zerreissen, dehnt sich, wenn man ihn zusammengedrückt hat, wieder aus, und lässt sich ballen, oder in Kügelchen drehen. Im geronnenen Zustande ist derselbe sowohl in kaltem als warmem Wasser unlöslich; aber durch lange fortgesetztes Kochen verändert sich seine Zusammensetzung — er schrumpft zusammen, erhärtet und zerfällt zuletzt bei dem geringsten Drucke. Es entwickelt sich hierbei kein Gas, aber das Wasser, womit er gekocht wurde, wird unklar, milchig, durch Gerbstoff in Flocken fällbar, die aber in der Wärme nicht zusammenkleben — Unterschied von Thierleim; — die eingedampfte Flüssigkeit gelatinirt bei keinem Grade der Koncentration — ein weiterer Unterschied von Thierleim; — und liefert, zur Trockene abgedampft, einen festen, spröden, blassgelben, zerreiblichen Rückstand, von unangenehmem Fleischgeruch, der wieder in Masse löslich ist. Der beim Kochen ungelöst bleibende Theil des Faserstoffs hat alle Charaktere dieser Substanz verloren, gelatinirt nicht mehr mit Säuren und Alkalien, und wird nicht mehr von Essig oder kaustischem Ammoniak aufgelöst. Der Faserstoff schwillt in allen koncentrirten Säuren, mit Ausnahme der Salpetersäure, mit welchen er übergossen wird, auf, in Berührung mit verdünnten Säuren aber schrumpft feuchter Faserstoff zusammen; überhaupt zeigt das Verhalten des Faserstoffes gegen Säuren und Alkalien, dass er bald die Rolle einer Basis, bald jene einer Säure übernimmt.

Anmerkung. Prosper Denis und nach ihm Scherer haben die Verschiedenheit des Faserstoffes aus dem venösen und arteriellen Blute nachgewiesen. Mit Wasser übergossen und sich selbst überlassen wird die erstere Art Faserstoff schleimig, riecht nach Käse, und verwandelt sich, unter Bildung von Ammoniaksalzen, in eine Flüssigkeit, welche beim Erhitzen, beim Zusatz von Sublimat und Alcohol koagulirt, geradeso wie Serum, welches mit Säuren neutralisirt ist. Mit dem anderthalbfachen Gewicht Wasser übergossen und dann mit einem Drittheil seines eigenen Gewichtes Salpeter versetzt und hierauf sich selbst überlassen wird der Faserstoff aus venösem Blute nach 24 Stunden gallertartig, dann schleimig und verwandelt sich endlich in eine von Fett weisslich gefärbte Flüssigkeit, welche mit vielem Wasser vermischt sich trübt, und einen mit dem unlöslichen Albumen identischen Stoff fallen lässt, auch sonst sich wie Serum verhält, welches durch Säuren neutralisirt ist.

§ 24.

Mineralsäuren. Koncentrirte Schwefelsäure durchdringt den trockenen reinen Faserstoff, er quillt dadurch zu einer gelben Gallerte auf, die zwar die ganze Masse Säure einsaugt, sich aber nicht darin auflöst. Es entwickelt sich dabei Wärme, die, wenn sie zu hoch geht, zur gegenseitigen Zersetzung, nemlich Entwickelung von schwefeliger Säure und Schwärzung der Masse beitragen kann. In der Kälte zersetzen sie sich einander nicht. Rührt man die gallertartige saure Masse mit Wasser an, so schrumpft die Gallerte augenblicklich zu einem geringeren Volumen, als der trockene Faserstoff vor dem Uebergiessen mit der Säure hatte, zusammen. Uebergiesst man weichen Faserstoff mit Schwefelsäure, die mit dem 5—6fachen Gewichte Wassers verdünnt ist, so entsteht dieselbe zusammengeschrumpfte Verbindung, wie sie durch Vermischen der sauren Gallerte mit Wasser erhalten wird. Diese eingeschrumpfte Masse ist eine Verbindung von Schwefelsäure mit Faserstoff, die auch in der Wärme von verdünnter Schwefelsäure nicht aufgelöst wird. Digerirt man aber die Masse mit der Säure, so entwickelt sich etwas Stickgas, und die Säure enthält nun einen Stoff aufgelöst, der nach Sättigung derselben weder von Alkali, noch von Blutlauge, wohl aber von Galläpfelinfusum gefällt wird, und aus welchem kaustisches Kali Ammoniak entwickelt. Dieser von der Säure aufgenommene Theil des Faserstoffs hat mithin eine Aenderung erlitten, die vielleicht derjenigen ähnlich ist, welche der Faserstoff beim Sieden mit Wasser erleidet. Wird die zusammengeschrumpfte Verbindung des Faserstoffs, welche beim Uebergiessen desselben mit kalter, verdünnter Schwefelsäure erhalten wird, mit Wasser auf dem Filter ausgewaschen, so wird sie allmählig durchscheinend, quillt zu einer Gallerte auf, und löst sich dann vollständig in weiter aufgegossenem Wasser. Die lösliche gallertartige Masse ist eine **neutrale** Verbindung von Schwefelsäure mit Faserstoff, die durch daraufgegossene verdünnte Schwefelsäure sogleich wieder in ihren vorigen, eingeschrumpften Zustand zurückgeht. Der Faserstoff bildet somit mit Schwefelsäure eine **unauflösliche saure** und eine **auflösliche neutrale** Verbindung, und wird aus der Auflösung der letztern durch Schwefelsäure gefällt. Ist der Faserstoff nicht völlig vom Farbstoff befreit, so wird er, durch Zusatz von Schwefelsäure, braun oder purpurroth gefärbt.

§ 25.

**Salpetersäure** färbt schon in der Kälte den Faserstoff gelb, und bildet damit in der Kälte und im verdünnten Zustande, wie mit der Schwefelsäure (§ 24) eine **saure unlösliche**, und eine **neutrale lösliche** Verbindung. Digerirt man den Faserstoff mit Salpetersäure, so verändert sich, unter Entwickelung von Stickgas, seine Zusammensetzung sehr bedeutend. Die Säure wird gelb, und der Faserstoff verwandelt sich in eine citronengelbe Masse, die beim Auswaschen pomeranzengelb wird, ohne sich aufzulösen.

**Phosphorsäure** zeigt zum Faserstoff ein zweifaches Verhalten, je nachdem die Säure entweder frisch geglüht und in Wasser gelöst auf denselben einwirkt, oder längere Zeit vorher schon in Wasser gelöst war. Im erstern Falle verhält sie sich gegen den Faserstoff ganz wie Schwefelsäure (§ 24); im letztern dagegen wie Essigsäure (§ 26), er schwillt nemlich darin, wie vorher, zu einer Gallerte auf, aber diese ist nun in Wasser löslich, ohne dass sie von überschüssiger Säure wieder gefällt, oder ihre Auflöslichkeit durch diese vermindert wird.

Salzsäure. Wenn Faserstoff in völlig trockenem Zustande mit höchst koncentrirter Salzsäure übergossen wird, so quillt er in wenigen Augenblicken zu einer Gallerte auf, die sich allmählig zu einer schön dunkelblauen Flüssigkeit auflöst. Wenn dem Faserstoff noch etwas Farbstoff vom Blute beigemengt, so wird die Flüssigkeit, statt blau, purpurfarben oder violett. Wird die blaue saure Flüssigkeit mit Wasser verdünnt, so bildet sich ein weisser Niederschlag, der eine neutrale Verbindung von Faserstoff mit Salzsäure ist, und sich ganz so, wie der neutrale schwefelsaure Faserstoff verhält (§ 24), d. h. gelatinirt, nachdem die überflüssige Säure ist weggewaschen worden; sich dann in Wasser auflöst, und daraus wieder durch zugesetzte Salzsäure gefällt wird. Von dem neutralen schwefelsauren Faserstoff zeigt er sich nur darin verschieden, dass er in ganz koncentrirter Salzsäure gelöst war, während Schwefelsäure den Faserstoff nur aufquellen macht, ihn aber nicht löst. Die salzsaure Flüssigkeit behält, nachdem der durch Wasser ausgeschiedene neutrale salzsaure Faserstoff durchs Filter entfernt worden, ihre blaue Farbe bei, und wird durch weitere Verdünnung mit Wasser nicht gefällt. Sättigt man die Säure darin mit Ammoniak, so verschwindet die Farbe und wird, von überschüssig zugesetztem Alkali, gelb. Uebergiesst man feuchten Faserstoff mit verdünnter Salzsäure, so vereinigt sich die Säure damit, ohne ihn aufzulösen; und es entsteht dieselbe Verbindung, welche aus der Auflösung in koncentrirter Säure durch Wasser gefällt wird. Kocht man den Faserstoff mit der Säure, so entwickelt sich Stickgas und es entsteht eine der, bei dem Verhalten der Schwefelsäure erwähnten (§ 24), analoge Verbindung. Beim Abdampfen der abfiltrirten sauren Flüssigkeit bleibt, nach Verjagung der Säure, eine dunkelbraune, etwas Salmiak haltende Masse zurück.

§ 26.

Organische Säuren. Koncentrirte Essigsäure durchdringt den Faserstoff sogleich, und verwandelt ihn in eine farblose Gallerte, die sich im warmen Wasser leicht auflöst. In der Kälte löst sich nur ein Theil des Faserstoffes in Essigsäure auf, wenn diese auch in grossem Ueberschusse zugesetzt wird. Beim Kochen der Auflösung entwickelt sich ein wenig Stickgas, ohne dass sich aber etwas niederschlägt. Dampft man sie bei gelinder Wärme ab, so überzieht sie sich mit einer Haut, und wird dann gelatinös. Beim Eintrocknen der Gallerte verflüchtigt sich die meiste Essigsäure, und es bleibt der Faserstoff undurchsichtig, in kaltem und warmem Wasser unlöslich, zurück. Wird eine Auflösung von Faserstoff in Essigsäure mit einer andern Säure vermischt, so entsteht ein Niederschlag, der die neutrale Verbindung der zugesetzten Säure mit Faserstoff ist. Vermischt man dagegen diese Auflösung mit kaustischem Alkali, so schlägt sich der Faserstoff zuerst nieder, löst sich aber dann bei Zusatz von überschüssigem Fällungsmittel wieder auf. — Auch andere Pflanzensäuren, wie Citronensäure und Weinsäure, lösen den Faserstoff auf.

§ 27.

Eisenhaltige Blausäure. Mittelst sogenannter doppelter Affinität lässt sich auch eine Verbindung des Faserstoffs mit den beiden Modifikationen der sogenannten eisenhaltigen Blausäure, d. h. mit den Verbindungen derselben, welche man erhält, wenn man von dem Cyankalium-Eisencyanür (blausaures Eisenoxydulkali, oder gelbe Verbindung) und dem Cyankalium-Eisencyanid (blausaures Eisenoxydkali, oder rothe Verbindung) das Kalium wegnimmt, darstellen. Die eine dieser eisenhaltigen Blausäuren kann als eine Verbindung von Blausäure mit Eisencyanür, oder als saures blausaures Eisenoxydul, die andere als eine Verbindung der Blausäure mit Eisencyanid, oder als saures blausaures Eisenoxyd betrachtet werden. Vermischt man eine Lösung von Faserstoff in einer Säure, z. B. in Essigsäure (§ 26) mit einer hinreichenden Menge von gewöhnlichem (wässerigem) Cyaneisenkalium, (Cyankalium-Eisencyanür), so entsteht ein weisser Niederschlag, der sich zwar im Anfange wieder auflöst, nachher aber, bei mehr zugesetztem Fällungsmittel, beständig bleibt. Nimmt man denselben auf das Filter und wäscht ihn aus, so löst er sich dabei in geringer Menge auf. Die Auflösung ist farblos, und schlägt aus aufgelösten Eisenoxydsalzen eine schleimige blaue Verbindung nieder. Die ausgewaschene noch feuchte Masse ist farblos, wird aber beim Trocknen in der Luft gelblich. Presst man sie zwischen Löschpapier in einer Presse, so wird sie augenblicklich gelbgrün und trocken. Dieser Körper besteht aus Eisencyanür, Faserstoff und Cyanwasserstoffsäure. Von verdünnten Säuren wird er nicht aufgelöst, aber kaustische Alkalien und selbst Ammoniak zersetzen ihn, und ziehen das Eisencyanür und die Cyanwasserstoffsäure aus, wobei der Faserstoff zuerst gelatinirt, und sich nachher auflöst. — Auf ähnliche Weise verhält sich das Cyankalium-Eisencyanid. Vermischt man nämlich essigsauren Faserstoff mit einer Auflösung der rothen Verbindung — blausaures Eisenoxydkali — so entsteht ein Anfangs verschwindender, citronengelber Niederschlag, der in Wasser bedeutend löslicher ist, als der vorhergehende. Beim Auswaschen löst und vermindert er sich sichtbar, und es entsteht eine blassgelbe Auflösung davon, welche aus Eisenoxydulsalzen eine blaue Masse in schleimigen Flocken niederschlägt. Beim Trocknen geht die reine citronengelbe Farbe in dunkelgrün über, welche Farbe aber durch feines Pulverisiren der trocknen Masse immer viel gelber wird. Sie lässt sich sehr leicht pulvern. Wäscht man diese Verbindung auf dem Filter mit kochendheissem Wasser aus, so schrumpft sie zusammen und wird grün, und das Wasser geht zuletzt farblos durch. Die Eigenschaft, aus sauren Auflösungen mit Cyaneisenkalium gefällt zu werden, unterscheidet den Faserstoff und das Eiweiss — diese Hauptbestandtheile des Blutes, — von andern thierischen Stoffen.

## § 28.

Alkalien. Kali, Natron und Ammoniak machen in der Kälte den Faserstoff gelatiniren, und lösen ihn, auch in sehr verdünntem Zustande, bei gelinder Wärme auf, wobei er jedoch eine Zersetzung erleidet, indem er in diesem Zustande, durch seinen Schwefelgehalt, Silber in der Wärme schwefelt und mit Säuren den Geruch von Schwefelwasserstoff entwickelt. Legt man Faserstoff in eine kaustische Lauge, die so verdünnt ist, dass man sie ohne Schaden auf die Zunge bringen kann, so gelatinirt er allmählig gerade so, wie in koncentrirter Säure (§ 24 und 25), und erfüllt zuletzt die ganze Flüssigkeit. Digerirt man ihn dann damit, in einem verschlossenen Gefässe, bei $+ 50°$ bis $60°$, so löst er sich allmählig zu einer schwach gelblichen, etwas unklaren Flüssigkeit auf, die sich zwar durch Filtriren klären lässt, aber sehr bald das Filter verstopft. Die gelbe Farbe rührt hauptsächlich noch von einer Spur Farbstoff her, und wird um so tiefer, je sichtbarer der angewendete Faserstoff einen Stich ins Rothe hat. Der Faserstoff kann das Alkali so vollständig sättigen, dass alle alkalische Reaktion der Flüssigkeit verschwindet, wenn man die Lösung des Faserstoffes in Kali durch Essigsäure neutralisirt, bis ein Theil des Faserstoffs niederfällt, ohne sich nach Verlauf von mehreren Stunden wieder aufzulösen; der Faserstoff vermag jedoch nur eine geringe Menge Kali zu neutralisiren. Die Auflösung zeigt in ihrem Verhalten eine grosse Aehnlichkeit mit Eiweiss, gerinnt jedoch nicht beim Kochen, was aber mit Alkohol und Säuren gerade wie mit Eiweiss der Fall ist. Dampft man sie bei gelinder Wärme ab, so gelatinirt sie gerade so, wie die Auflösung des letztern, wenn sie bei einer so niedern Temperatur verdunstet wird, dass sie nicht koagulirt. Diese gelatinöse Masse trocknet dann zu einer blassgelben, durchsichtigen, gesprungenen Masse ein, die sich lange ohne Veränderung aufbewahren lässt. Mit

Wasser übergossen schwillt sie zuerst zu einer Gallerte an, und löst sich dann bei Zusatz von mehr Wasser und beim Erwärmen auf. Von Säuren wird die Auflösung gefällt, und im Ueberschusse zugesetzt, bringen diese Veränderungen hervor, welche von gleicher Natur, wie sie direkt durch diese Säuren und Faserstoff gebildet zu sein schienen. Von Essigsäure und lange aufgelöst gewesener Phosphorsäure wird der Niederschlag wieder aufgelöst. Vermischt man die Auflösung des Faserstoffes mit Alkohol, so schlägt sich der Faserstoff mit einem Theil des Kali's nieder, ein anderer Theil aber bleibt mit einer geringen Menge Faserstoffs in der alkoholhaltigen Flüssigkeit aufgelöst. Enthielt die Auflösung überschüssiges Alkali, so bleibt hierbei viel Faserstoff unaufgelöst. Wird der Faserstoff, statt mit einem sehr verdünnten kaustischen Kali, mit einer koncentrirten Lauge hiervon übergossen und digerirt, so entwickelt sich Ammoniak und er erleidet, durch Umsetzung der Bestandtheile, eine dem Verseifungsprocesse der Oele nicht unähnliche Zersetzung. Säuren schlagen aus dieser Auflösung den veränderten Faserstoff nieder, der nun in Essigsäure nicht mehr gelatinirt, und sich nicht mehr darin auflöst. — Kaustisches Ammoniak verhält sich zum Faserstoff wie kaustisches Kali, nur ist die Einwirkung langsamer und seine Zersetzung geringer. Nach Verdunstung der Auflösung bekommt man den Faserstoff ungelöst wieder.

§ 29.

Metallsalze. Eisenoxydsalze und Quecksilberchlorid (Sublimat) vereinigen sich mit dem noch feuchten Faserstoff, der dadurch erhärtet, und die Fähigkeit zu faulen verliert. Wird Faserstoffkali mit Auflösungen von Metallsalzen vermischt, so koagulirt es, und der Niederschlag ist eine Verbindung des Faserstoffs mit dem Metalloxyd, und wenn man das Metallsalz im Ueberschuss zusetzte, zugleich mit einer Portion von diesem. Einige dieser Niederschläge werden von kaustischem Kali aufgelöst; fällt man z. B. eine neutrale Lösung des Faserstoffkali mit einem Ueberschuss einer zugesetzten Auflösung von Quecksilberchlorid, so entsteht ein gelatinöser Niederschlag von schwach gräulicher Farbe, welcher nach dem Auswaschen und Trocknen durchsichtig und gelbbraun wird, und mit der Verbindung des Faserstoffs mit dem Chlorid keine Aehnlichkeit hat. Wird er noch feucht mit Kalkwasser übergossen, so wird er davon nicht aufgelöst oder verändert; dies geschieht aber vollkommen und ohne Farbe von kaustischem Kali. Diese Auflösung schmeckt metallisch und lässt, beim Zusatz von Schwefelwasserstoffammoniak, Schwefelquecksilber fallen.

Vegetabilische Stoffe. Unter den Pflanzenstoffen vereinigt sich der Gerbstoff mit dem Faserstoff, welcher dadurch aus seinen gesättigten Auflösungen, sowohl in Alkalien, als in Säuren, gefällt wird, und feuchter, in die Gerbstofflösung gelegter Faserstoff verbindet sich mit dem Gerbstoffe zu einer harten, festen, nicht mehr faulenden Masse, verhält sich daher in dieser, wie in so vielen andern Beziehungen, dem Eiweissstoff ähnlich.

§ 30.

Ausser dem Faserstoffe enthält der Blutkuchen noch die färbende Materie des Blutes, welche überall (mit Ausnahme der wirbellosen Thiere) ihren Sitz in den Blutkügelchen hat. Diese Kügelchen bestehen nach Le Canu (§ 8 Ziff. 8) aus Fibrin, Albumin, welches Mulder, Maitland und Berzelius hier, als Globulin bezeichnen, und einem eigenthümlichen Farbstoffe, den Le Canu und Blainville "Hämatosin"; Berzelius[1]) "Hämatin" auch "Zoohämatin"; Denis[2]) "Hämochroine u. Cruorine", Simon[3]) "Hämatoglobulin", Leteillier[4]) "Hämatocine", Parmatier und Deyeux "Tomellin", Hünefeld "Phoenodin" oder "Hämatochroid"; Liebig "Albuminblutroth" genannt hat, gewöhnlich aber schlechthin Blutroth, Blutfarbstoff und Cruor genannt wird. Raspail[5]) suchte zu behaupten, dass das Blutroth im aufgelösten Zustande in den Blutkügelchen enthalten sei; während Hünefeld[6]) es als höchst wahrscheinlich darstellt, dass dieser Farbstoff aus einem, der innern Haut der Blutkörperchen adhärenten, Aggregat von Farbkügelchen bestehe. Die Menge des Farbstoffs ist verschieden, sie wechselt sowohl nach der Thierart, als nach dem Alter des Blutkügelchens. Ob das Fibrin und Albumin, als Bestandtheile der Blutkügelchen, dieselben Stoffe seien, wie Denis[7]) glaubt, oder ob sie von verschiedener Natur seien, wie Le Canu,[8]) Mulder[9]) u. A. annehmen, kann uns hier für unsern Zweck ziemlich gleichgültig sein; desto mehr Interesse für uns hat aber der eigentliche Farbstoff des Blutes, welchen wir hier nun besonders herausheben, und einer besonderen Erörterung würdigen wollen.

[1]) Jahresbericht 1839. S. 539.
[2]) Ebdas. 1840. S. 667.
[3]) Canstatt's Jahresbericht I. Art. "Medizin. Chemie" S. 20.
[4]) Le Temps; 11 Avr. 1839. — Froriep's neue Notizen Bd. x. S. 106.
[5]) Nouveau Système de chimie organique. § 913.
[6]) a. a. O. §. 17.
[7]) a. a. O.
[8]) a. a. O.
[9]) Poggendorfs Annalen XI. S. 253. — Berzelius Jahresbericht 1839. S. 534.

### § 31.

Man erhält, nach Berzelius,[1]) den Farbstoff des Blutes, wenn man den in der Ruhe gewonnenen, mit einem scharfen Messer in schmale Scheiben geschnittenen, zwischen Löschpapier von seinem Blutwasser befreiten Blutkuchen mit Wasser behandelt, worin sich der Farbstoff auflöst. Will man eine koncentrirte Lösung des Blutrothes erhalten, so weicht man in derselben Portion Wassers so lange von Neuem Stücke von Blutkuchen auf, bis man das Wasser mit Farbstoff so gesättigt als möglich erhalten hat; oder man bringt eine geringere Menge Wassers mit mehreren Scheiben nach einander in Berührung. Man erhält auf diese Weise eine Flüssigkeit, die nach dem Filtriren so dunkelbraun ist, dass sie in einer Glasröhre von $\frac{1}{4}''$ Durchmesser undurchsichtig erscheint. Diese Auflösung hat den Geruch und den widrigen Geschmack des Blutes (§ 12). Bis zu einem gewissen Grade mit Wasser verdünnt, wird sie durchsichtig und klar, und ihre Farbe heller roth, namentlich bei Zutritt der atmosphärischen Luft: erlangt jedoch nie die hohe rothe Farbe, welche der Farbstoff im arteriellen Blute hat. Durch Abdampfen der Flüssigkeit, bei gelinder Wärme, die nicht über $+\ 50°$ steigt, wird sie dunkler, und zuletzt erhält man eine fast schwarze Masse, die sich leicht zu einem dunkelrothen Pulver reiben und wieder in Wasser auflösen lässt; wird aber die Auflösung bis zu $+\ 70°$ erhitzt, so koagulirt der Farbstoff und wird unlöslich und einmal koagulirt, lässt er sich durch Kunst nicht wieder in seinen ursprünglichen, in Wasser löslichen Zustand versetzen.

L. Gmelin[2]) kocht zur Darstellung des Blutrothes, durch Schlagen vom Faserstoff befreites Ochsenblut wiederholt mit Alkohol, von $36°$ B., aus, wobei der Eiweissstoff gerinnt und der Faserstoff sich allmählig löst, so dass zuletzt nur noch blassrother Eiweissstoff zurückbleibt. Die ersten alkoholischen Lösungen werden, soferne sie, ausser dem Farbstoffe, viele andere Stoffe, wie Fette u. dgl. enthalten, bei Seite gelassen; die letzten, noch lebhaft rothen, im luftleeren Raum, bei niederer Temperatur, grösstentheils abgedampft, und die abgeschiedenen Flocken von Blutroth auf dem Filter gesammelt.

Le Canu[3]) gibt folgende Methode zur Darstellung des reinen Hämatins an: Blut wird, durch Schlagen, vom Fibrin befreit, unter beständigem Umrühren tropfenweise mit Schwefelsäure vermischt, bis die Masse zu einem braunen Magma erstarrt ist, und dieses mit kaltem Alkohol verdünnt, um die saure Flüssigkeit daraus auszupressen, was man so vollständig wie möglich zu bewirken suchen muss. Das Ausgepresste ist nun ein Gemisch von schwefelsaurem

Hämatin und schwefelsaurem Albumin, von welchen das erstere in kochendem Alkohol löslich ist, das letztere dagegen sich darin unlöslich bewährt. Die ausgepresste Masse kocht man daher wiederholt mit Alkohol aus, bis der Rückstand weiss geworden ist. Die Alkohollösungen sind braun, und werden nach dem Erkalten, wobei sich gewöhnlich ein wenig schwefelsaures Albumin absetzt, filtrirt, mit Ammoniak übersättigt, von dem gefällten schwefelsauren Ammoniak, welches gewöhnlich mit ein wenig Albumin vermischt ist, und sich in Gestalt eines Sulfats in der Lösung befand, abfiltrirt, und dann im Wasserbade zur Trockene abdestillirt. Der Rückstand wird nacheinander mit Wasser, kaltem Alkohol und Aether behandelt, um alle in diesen löslichen Stoffe zu entfernen, insbesondere schwefelsaures Ammoniak und Fett. Hierauf löst man den Rückstand in flüssigem kaustischem Ammoniak, filtrirt, verdunstet zur Trockene, wäscht mit Wasser aus, trocknet, und hat so reines Hämatin.

[1]) Lehrbuch der Thierchemie S. 49.
[2]) Lehrbuch der Chemie.
[3]) a. a. O.

### § 32.

Nach Le Canu ist das Blutroth überall gleich, was auch wohl mit seinen physiologischen Bestimmungen im Einklange steht; indessen dürfte das abweichende Verhalten des schwarzen Pfortaderblutes und manchen anderen Blutes zu den das Blut sonst röthenden Potenzen darauf hindeuten, dass das Blutroth verschiedener Modifikationen in sich selber fähig sei. Allein abgesehen hiervon, so sind die Angaben über die Eigenschaften und chemischen Verhältnisse des Blutrothes zum Theil ziemlich verschieden, wovon die Ursachen grösstentheils in der verschiedenen Darstellungsweise dieser Substanz liegen dürften. Das nach Berzelius dargestellte Blutroth (§ 31) enthält ohne Zweifel noch eine gewisse Menge Eiweissstoff, da es nicht möglich ist, das Blutwasser mittelst Fliesspapier gänzlich zu entfernen, indem schon während der Operation ein Theil desselben eintrocknen muss. Das nach L. Gmelin (§ 31) dargestellte Blutroth dagegen hat, weil es mittelst Alkohol dargestellt wurde, seine Löslichkeit im Wasser verloren, wie dieses auch beim Eiweissstoff der Fall ist. Das nach Le Canu bereitete (§ 31) stellt endlich reines Hämatin dar, und besitzt als solches, nach Le Canu's[1]) und Mulder's[2]) Angaben, folgende Eigenschaften:

Es bildet eine feste, zerreibliche, bröckelige, erdige, schwarze, in's Braune ziehende — dunkelbraune — geruch- und geschmacklose Masse, die sich aufstreichen lässt. Mehrere Theilchen davon werfen, gleichwie krystallinische Theile, das Licht mit einem schwarzbräunlichen Metallglanze zurück, nicht unähnlich dem Silbererz, welches Rothgülden genannt wird. Es ist leicht, setzt sich beim Reiben an das Pistill, ist nicht schmelzbar, sondern wird in höherer Temperatur zersetzt, wobei es eine ammoniakalische Flüssigkeit und ein purpurrothes Brandöl liefert, wodurch sich das Hämatin vom Fibrin unterscheidet; sich dann aufbläht und eine glänzende Kohle zurücklässt, die, zu Asche verbrannt, Eisenoxyd übrig lässt, welches mit Salzsäure eine Lösung liefert, die nach dem Verdunsten im Wasserbade, zur Entfernung der freien Säure, und Wiederauflösen in Wasser, mit Oxalsäure keinen Niederschlag giebt, und also keine Kalkerde enthält. Es ist unlöslich, sowohl in kaltem, als kochendem Wasser, in Alkohol, sowohl in wasserhaltigem, als wasserfreiem, in Aether, Essigäther und Terpentinöl, was jedoch nur so zu verstehen ist, dass das koagulirte Hämatin diese Unlöslichkeit besitzt; denn bekanntlich löst es sich im unkoagulirten Zustande, wie es im Blute enthalten ist, in Wasser, Alkohol und Aether auf, von welch' beiden letztern es theilweise koagulirt wird. Von kochendem Wasser wird das Blutroth auf dieselbe Weise wie der Faserstoff verändert (§ 23), jedoch mit dem Unterschiede, dass diese Veränderung schon beim Gerinnen ihren Anfang nimmt. Das lange gekochte Blutroth behält seine dunkle Farbe, ist aber in Essigsäure unlöslich. Das von kochendem Wasser Aufgelöste verhält sich gerade so, wie das Entsprechende vom Faserstoff (§ 23). Wird eine wässerige Auflösung mit Alkohol vermischt, so koagulirt sie; das Koagulum ist scharlachroth und nachher in Wasser so unlöslich, als wäre es durch Wärme koagulirt. Durch einen geringen Zusatz von Ammoniak wird es in Wasser, Alkohol und Essigäther löslich. Fette und flüchtige Oele färben sich vom Hämatin beim Erwärmen schön roth. Säuren vereinigen sich mit dem Blutroth gerade so, wie mit dem Faserstoff (§ 24 ff.), und bilden neutrale, in saurem Wasser unlösliche, aber in reinem Wasser mit dunkelbrauner Farbe lösliche Verbindungen. Es verbindet sich mit kaustischen und kohlensauren Alkalien und wird dadurch löslich; aber diese Lösungen bleiben alkalisch reagirend, auch wenn sie mit Hämatin gesättigt worden sind. Diese Verbindungen sind nicht braun, sondern blutroth, und in Wasser und Alkohol, nicht aber in Aether, löslich. Das Hämatin wird daraus durch Säuren gefällt. Das Hämatin zeigt sich somit, abgesehen von der Farbe, in seinen chemischen Verhältnissen dem Faserstoff und Eiweissstoff, besonders dem letztern, sehr ähnlich. Von dem Faserstoff unterscheidet es sich dadurch, dass es nicht bei gewöhnlicher, sondern erst bei höherer Temperatur gerinnt; von dem Eiweissstoffe dadurch, dass es in Wasser, welches gewisse

Substanzen, wie Salze, namentlich Kochsalz, Zucker u. s. w. gelöst enthält, unlöslich ist, ungeachtet es, wie der Eiweissstoff, in reinem Wasser sich löst; endlich dadurch, dass es, sowie auch seine Verbindungen mit Salzsäure, in kochendem Alkohol von 36° R. löslich ist.

1) a. a. O.
2) a. a. O.

§ 33.

Mit verschiedenen Reagentien versetzt, erleidet das Hämatin folgende Metamorphosen:

Chlor. Schlämmt man Pulver von Hämatin in Wasser auf, und leitet in das Gemisch einen Strom von Chlorgas hinein, so verliert das Hämatin seine Farbe, und verwandelt sich in einen weissen, flockigen, in der sauren Flüssigkeit unlöslichen, in Alkohol aber löslichen Körper. Die saure Flüssigkeit enthält Eisenchlorid. Es sieht aus, als würde durch das Chlor die mit dem organischen Oxyde im Hämatin verbundene Eisenverbindung zerstört und durch Salzsäure ersetzt, wodurch man einen Weg offen hat, das organische Oxyd zur Untersuchung zu bekommen, was für unsern Zweck um so wichtiger ist, als, wie allgemein bekannt, Reagentien auf Eisen dem Blute oder dem Blutroth unmittelbar zugesetzt, keine Spur von Eisen nachweisen. Wird Chlor in eine Lösung des schwefelsauren Hämatins oder des Hämatin-Ammoniaks in Alkohol geleitet, so färbt sich die Flüssigkeit tief grün, dann gelb, und zuletzt wird sie farblos. — Trockenes Hämatin absorbirt trockenes Chlorgas, und zwar ein wenig mehr, als die Hälfte seines Gewichtes. Dabei färbt es sich dunkelgrün, und es entwickelt sich weder Salzsäuregas, noch irgend ein anderes Gas. Die Verbindung besteht aus 1 Atom Hämatin und 6 Doppelatomen Chlor, und löst sich in Alkohol mit einer der Galle ähnlichen, grünen Farbe. Die Lösung röthet Lakmuspapier. Weder Säuren noch Alkalien verändern die Farbe der Lösung. Mit Kalihydrat gekocht wird sie strohgelb; von Ammoniumsulfhydrat wird sie roth. Wie die Verbindung des Hämatins mit Chlor zusammengesetzt betrachtet werden muss, kann indessen bis jetzt noch nicht mit Wahrscheinlichkeit vermuthet werden.

Brom bringt dieselben Veränderungen hervor, wie Chlor, jedoch viel langsamer.

Jod wirkt noch langsamer, als Brom. Das Hämatin scheint mit Jod keine konstante Verbindung einzugehen; es bewirkt langsam ein braunes jodhaltiges Koagulum, und der Rückstand, nach der Verflüchtigung des Jods, wozu eine Temperatur von $+ 150°$ erfordert wird, ist in Alkohol unlöslich, wird aber etwas verändert.

## § 34.

Mineralsäuren. Der aufgelöste Farbstoff des Blutes wird durch Säuren in denselben Zustand, wie durch Erhitzung gesetzt, wobei sich besonders Verbindungen des Hämatin mit den Säuren zu bilden scheinen.

Mit Schwefelsäure verbindet sich das Hämatin in kleinen Mengen, und die braune Verbindung ist in Alkohol löslich, auf welchem Umstande hauptsächlich die Trennung des Albumins vom Hämatin beruht. Wasser fällt aus dem Alkohol die schwefelsaure Verbindung. Vermischt man eine Auflösung von neutralem schwefelsaurem Albumin in Wasser mit ein wenig Alkohol, und tropft diese Flüssigkeit in eine Alkohollösung von schwefelsaurem Hämatin, so fallen beide verbunden, in Gestalt von schön rothen Flocken nieder, aus welchen es dann leicht ist, mit ammoniakhaltigem Alkohol den ganzen Gehalt an Hämatin auszuziehen. Koncentrirte Schwefelsäure löst das Hämatin nicht auf, sie zieht ein wenig Eisen aus, und verwandelt es in eine schwarze Substanz, die noch Eisen enthält, aber weder durch Schwefelsäure noch Ammoniak in Alkohol löslich gemacht werden kann. Mit 6 Theilen Wasser verdünnte Schwefelsäure zieht daraus ebenfalls ein wenig Eisen aus, und versetzt das Hämatin in eine andere Modifikation, die in Alkohol und Aether, in geringem Grade, mit rother Farbe löslich ist.

Salpetersäure. Von koncentrirter kalter Salpetersäure wird das Hämatin mit brauner Farbe aufgelöst; es fängt aber bald, unter Entwickelung von rothen Dämpfen, zersetzt zu werden an. Durch Kochen mit Salpetersäure wird das Hämatin gänzlich zersetzt; die Flüssigkeit wird farblos und enthält salpetersaures Eisen aufgelöst; was im Uebrigen aber mit dem Hämatin geworden ist, ist bis jetzt nicht untersucht worden. Wird die Flüssigkeit mit Ammoniak gesättigt, so färbt sie sich gelb, aber es fällt dabei nichts nieder. Die zur Trockene verdunstete Lösung hinterlässt einen Rückstand, der vollkommen in Wasser löslich und eisenhaltig ist.

Salzsäure. Salzsäure löst auch beim Kochen das Hämatin nicht auf; das Ungelöste, braun von Farbe, ist jedoch salzsaures Hämatin. Koncentrirte Salzsäure zieht, wie koncentrirte Schwefelsäure, unter denselben Verhältnissen, ein wenig Eisen aus. Mit trockenem Salzsäuregas verbindet sich das Hämatin in zwei Verhältnissen, und beide lösen sich in Alkohol mit schön rother Farbe auf, und reagiren sauer auf Lakmuspapier.

Schwefelwasserstoffsäure bringt, in Gasgestalt mit Hämatin in Berührung gebracht, zuerst eine violette und nachher eine grüne Farbe hervor, die, nach Engelhart, weder durch Säuren noch durch Alkalien wieder roth wird.

## § 35.

Vegetabilische Säuren. Von koncentrirter Essigsäure wird das koagulirte, ungetrocknete Blutroth durchtränkt, und in eine braune, zitternde Gallerte verwandelt; welche sich durch Digestion mit Wasser, unter geringer Entwickelung von Stickgas, zu einer rothbraunen, halbklaren Flüssigkeit auflöst, wobei jedoch eine schwarze Substanz ungelöst bleibt, die beim Abspülen mit Wasser schleimig wird und nach dem Trocknen die Eigenschaft, Lakmus zu röthen, beibehält. Versetzt man eine wässerige Hämatinlösung mit einem Tropfen Essigsäure, so gerinnt sie nicht, sondern wird im Gegentheil durchsichtiger und an Farbe heller; wird aber nun gekocht, so dunkelt sie, und setzt allmählig die eben erwähnte dunkle, unlösliche Verbindung ab. Hat man den Farbstoff vor seiner Behandlung mit Essigsäure stark getrocknet, so bekommt man die grösste Masse davon. Wird eine Auflösung des Farbstoffs in Essigsäure, so genau wie möglich, mit kaustischem Ammoniak neutralisirt, so entsteht ein brauner Niederschlag, welcher sich nach dem Abfiltriren wieder als koagulirter Farbstoff darstellt. Enthält der Farbstoff Eiweiss, so bleibt dieses in dem essigsauren Ammoniak aufgelöst; bei dessen Verdunstung es, von dem Farbstoff gelb gefärbt, allmählig niederfällt. Schwefelsäure, Salzsäure, Salpetersäure, Weinsäure, Citronensäure und Oxalsäure schlagen aus der Auflösung des essigsauren Farbstoffs dunkelbraune Verbindungen nieder. Filtrirt man diese Niederschläge und wäscht sie aus, so gelatiniren sie und lösen sich in reinem Wasser auf. Die Auflösung ist dunkelbraun, und wird von feiner Säure gefällt. Auch aus diesen Auflösungen kann der Farbstoff, befreit von Eiweiss, niedergeschlagen werden, wenn man die Säure genau mit Ammoniak sättigt. Wird eine Auflösung des Farbstoffs in einer Säure mit einer Auflösung von Cyaneisen-Kalium vermischt, so wird er, wie der Faserstoff (§ 27) davon gefällt, aber der Niederschlag ist nicht citronengelb, sondern braun.

Galläpfelsäure bringt in der Hämatinlösung keine Koagulation, sondern nur eine helle rothe Farbe hervor.

## § 36.

Basen. Die Verbindungen des Hämatins mit den Basen sind noch nicht genauer studirt. In einer sehr verdünnten kaustischen Kalilösung schwillt das koagulirte Blutroth zu einer braunen, in lauem Wasser löslichen Gallerte auf. War das Alkali einigermassen vollständig gesättigt, so koagulirt diese Auflösung beim Abdampfen, und wird sie dann filtrirt, so läuft eine grüne, ganz wie Galle aussehende Flüssigkeit durch. Eine solche Flüssigkeit entsteht immer bei der Auflösung des Farbstoffs in einem grossen Ueberschuss von Alkali, und Koncentrirung dieser Auflösung in der Wärme. Beim Feuerlicht ist sie roth, nur bei Tageslicht grün. Die alkalische Auflösung wird auch von Alkohol koagulirt, aber die spirituöse Flüssigkeit ist von einer Portion Farbstoff geröthet, die in dem freigebliebenen Alkali aufgelöst blieb. Die Lösung des Farbstoffs in Alkali wird von Säuren, auch von Essigsäure gefällt, welch' letztere den Niederschlag aber wieder auflöst. Baryt- und Kalkwasser fällen die Hämatinlösungen nicht; Schwefelkalien ändern die rothe Farbe allmählig in Grün um. Kaustisches Ammoniak löst den Farbstoff schwerer, als Kali, die Auflösung besitzt aber übrigens dieselben Eigenschaften. Wird das überschüssige Ammoniak bei gelinder Wärme verdunstet, so lassen sich nun, vermittelst dieser Lösung, Verbindungen des Farbstoffs mit den meisten Basen hervorbringen, indem man ihre Salze mit ersterer vermischt. Diese Verbindungen sind alle dunkelroth oder braun. Das Hämatin-Ammoniak wird beim Verdunsten zersetzt, wobei Hämatin niederfällt. Mulder fand, dass mit vielem Wasser verdünntes Ammoniak das Hämatin nicht auflöst, und dass trockenes Hämatin Ammoniakgas absorbirt.

Salze. Vermischt man Hämatin mit schwefelsaurem Natron, und behandelt es dann mit wasserhaltigem Alkohol von 0,9 spec. Gew., so löst sich das Hämatin auf, und der Alkohol färbt sich roth; Wasser dagegen löst nur das Salz auf und lässt das Hämatin zurück. Le Canu glaubt, dass das Hämatin dabei durch das Salz löslich gemacht werde; Berzelius[1]) dagegen ist es wahrscheinlich, dass das Hämatin sich einer kleinen Menge von Natron bemächtigt und in Verbindung damit löslich wird, mit Zurücklassung einer geringen Menge von saurem Salz, welches in Alkohol unlöslich ist.

Metallsalze. Von Erd- und Metallsalzen wird das Hämatin theils mit rother, theils mit brauner oder schwarzer Farbe niedergeschlagen. Rothe Niederschläge geben: essigsaures Bleioxyd, Quecksilberchlorid, und schwefelsaures Zinkoxyd. Das letztere Salz bildet ein gelatinöses Koagulum, welches, nach Engelhart, in Berührung mit der atmosphärischen Luft höher roth wird. Dunkelbraune Niederschläge geben: salpetersaures Bleioxyd, Silberoxyd, Quecksilberoxydul und Kupferoxyd, sowie die Chloride von Gold und Platin.

Organische Stoffe. Galläpfelinfusum fällt die Auflösungen des Hämatins in Säuren und Alkalien mit blutrother Farbe, und frisch koagulirter Farbstoff in eine Auflösung von Gerbstoff gelegt, nimmt denselben auf, und verändert sich dann nicht wieder, dabei behält er seine Farbe.

[1] a. a. O.

## § 37.

Le Canu hat von den Bestandtheilen des Hämatins nur das Eisen bestimmt. Aus dem Hämatin von Menschenblut, von vier verschiedenen Individuen, erhielt er zehn Procent Eisenoxyd (6,934 Procent metallischen Eisens entsprechend). Das Hämatin von Ochsenblut gab 12,67 bis 12,85 und das Hühnerblut 8,34 Procent. Unter diesem Verhältnisse dürfte es sehr einleuchtend erscheinen, dass der von Deyeux und Parmentier gemachte Vorschlag, aus dem Eisen des Blutes verdienstvoller Männer eine Münze zu schlagen, wohl nie in praktische Ausführung kommen werde. Es ist also sehr wahrscheinlich, dass das Hämatin immer dieselben Eigenschaften hat, und wirklich fand auch Le Canu, dass das Hämatin aus dem Blute von allen vier Thierklassen mit rothem Blute dieselben Eigenschaften besitzt, und dieselbe chemische Verbindung zu sein scheint.

Anmerkung. Nasse [1] hat durch Kalcination des ganzen Blutes und durch Aufschliessen der Asche durch Natron, Lösung des ausgewaschenen Rückstandes durch Salzsäure und Fällung mit Ammoniak, das Eisen erhalten, so rein wie möglich von phosphorsaurem Kalke und Kieselsäure, welch' letztere durch Eindampfen der salzsauren Lösung in den unlöslichen Zustand überführt worden war. Bei dem Manne erhielt er 0,832 Eisenoxyd, bei der Frau 0,779 (Mittel aus vier Analysen). Nehmen wir nun acht Theile Eisenoxyd auf 1000 Theile Blut, und 20 Pfund des letztern auf einen Menschen an, so ergibt sich, dass 92,16 Gran Eisenoxyd, oder 63,936 Gran Eisenmetall auf einen Menschen kommen; also kommen 1,11 Pfund Medicinalgewicht auf 100, und gerade 111 Pfund auf 10,000 Menschen. — Nach Nasse bildet das Thierreich in Beziehung auf den Eisengehalt des Blutes folgende Reihenstufe: Hund (Männchen) 0,833; Gans 0,812; Schwein 0,782; Huhn 0,765; Ochs 0,717; Pferd 0,697; Hammel 0,671; Katze 0,610; Truthahn 0,568; Ziege 0,469. — Nach Nasse enthält auch das Venenblut mehr Eisen als das Arterienblut.

[1] Wagner's Handwörterbuch der Physiologie. Bd. I. S. 136.

## § 38.

Sanson,[1] welcher im Blute vier verschiedene Farbstoffe gefunden haben will, glaubt, dass in keinem derselben, noch im Blute selbst, Eisen enthalten sei, — eine Ansicht, welche jedoch nicht als bewiesen betrachtet werden kann, bevor nicht dargethan worden ist, dass beim Verbrennen des Blutes keine eisenhaltige Asche als Rückstand bleibt. Le Canu [2] hat daher seine Analyse des Blutes mit besonderer Rücksicht auf Sanson's Versuche angestellt, und hierbei gefunden, dass im rothen Farbstoff des Blutes allerdings Eisen enthalten sei, welches aber nicht anders abgeschieden werden könne, als durch Chlor, welches den Farbstoff in einen farblosen, eiweisshaltigen Stoff umwandelt (§ 12), oder durch Verbrennung zur Asche. Auf diese Weise hat Le Canu dargelegt, dass der Irrthum derer, welche den Farbstoff des Blutes als eisenfrei betrachtet haben, darin liege, dass sie sich zur Abscheidung des Eisens keiner dieser beiden Methoden bedient haben. Indessen hat schon L. Gmelin [3]) sich dahin ausgesprochen, dass, wenn das mit Blutroth gemengte Blutwasser, statt mit Chlor, mit überschüssiger kalter Salz- oder Schwefelsäure versetzt, und von dem zwar verdunkelten, aber keineswegs entfärbten Blutroth abfiltrirt wird, man in der Flüssigkeit durch schwefelblausaures Kali das Eisenoxyd entdecken kann, also sich das Eisenoxyd ohne Zersetzung der Farbe entziehen lässt, welcher Ansicht auch Hünefeld [4]) das Wort spricht.

[1]) Journal der Pharmacie Bd. XXI. S. 420. — Berzelius Jahresbericht 1837. S. 872.
[2]) a. a. O.
[3]) a. a. O. II. S. 1169.
[4]) a. a. O. S. 130.

### § 39.

Dass das Eisen dem Blutroth wesentlich angehört, und nicht, wie Brandes und Vauquelin [1]) behaupteten, im reinen Zustande frei davon, und nur zufällig darin enthalten sei, bedarf gewiss jetzt keines Beweises mehr, und namentlich haben Le Canu's Arbeiten alle Zweifel in dieser Richtung gehoben. Allein hinsichtlich der Bedeutung und der Art des Zustandes des Eisens im Blutroth theilen sich die Ansichten. Einige sehen das Eisen als Konstituens der Blutfarbe an, und, mit Ausnahme von Berzelius, Le Canu u. A., die das Eisen darin im regulinischen Zustande, in organischer Verbindung, als $Fe + CHNOSP$ etc. annehmen, meinen sie, dass es als Oxyd vorhanden sei; indessen modificirte auch Berzelius [2]) in der neuesten Zeit seine frühere Ansicht dahin, dass er annimmt, dass das Eisen gewiss nicht als Metall in das Hämatin eingeht, auf gleiche Weise wie Kohlenstoff, Stickstoff und Wasserstoff, sondern dass ein aus diesen bestehendes organisches Oxyd verbunden ist mit dem Eisen, in einer seiner rothen, dem Eisenoxyd oder Eisenchlorid proportional zusammengesetzten Verbindung mit nicht oxydirten, elektro-negativen Körpern, z. B. Eisencyanid, oder vielleicht auch mit andern noch unbekannten, damit aber analogen Körpern. Andere geben zwar den Eisengehalt, nach den Beweisen für sein Vorhandensein, zu, sehen aber die Blutfarbe als etwas von dem

Eisengehalte nicht nothwendig Abhängiges an. Zu den letztern scheint sich auch L. Gmelin[3]) hinzuneigen, wenn er sagt: „dass das Eisen dem Blutroth eigenthümlich angehöre, scheint mir noch nicht völlig erwiesen." Nach Deyeux und Parmentier[4]) ist das Blutroth eine Auflösung von Eisenoxyd in überschüssigem kohlensaurem Natron; nach Fourcroy und Vauquelin[5]) eine Verbindung von Eiweissstoff mit basisch phosphorsaurem Eisenoxyd; nach Prevost und Dumas[6]) ist es eine Auflösung von Eisenoxyd in Eiweiss; nach F. und J. W. Arnold[7]) soll kohlensaures Eisenoxydul, mit Eiweiss behandelt, eine dem Blutroth sehr entsprechende Verbindung geben. Simon[8]) wagt nicht zu entscheiden, ob sich das Eisen als Oxyd oder als Metall im Hämatin finde. Mulder[9]) glaubt, dass eine Prüfungsmethode zur Unterscheidung des Hämatins von venösem und von arteriösem Blute darin bestehen könne, dass das Hämatin in dem venösen Blute, anstatt 1 Atom reines Eisen, 1 Atom Kohleneisen = FeC, enthalte, welches während des Athmens seinen Kohlenstoff durch Oxydirung verliere. Allein alle diese Ansichten zeigen sich nach Hünefeld[10]), bei näherer Prüfung des Blutrothes, als unhaltbar; er glaubt, dass das Eisen im Blutroth wohl als Eisenoxydsalz, oder vielmehr als ein Eisenoxydulsalz angenommen werden könne, insoferne die thierische Substanz reducirend auf das Eisenoxydsalz wirke, oder richtiger gesprochen, als eine Zusammensetzung von Pigmenteisenoxyd und Pigmenteisenoxydphosphat.

[1]) Philos. Transaction. 1812. p. 90. — Schweigger's Journal. Bd. XVI. S. 382. — Annalen der Chem. u. Pharm. I. 9.
[2]) Jahresbericht 1839. S. 546.
[3]) a. a. O. II. 2. S. 1169.
[4]) Journal de Physique T. I. et II.
[5]) Scherer's Journal VIII. S. 37.
[6]) Arnold's, Burdach's und Müller's Physiologie.
[7]) Physiologie B. I. S. 286.
[8]) Handbuch der angewandten mediz. Chemie. Berlin 1840. Th. I.
[9]) Berzelius Jahresbericht 1840. S. 665. u. a. a. O
[10]) a. a. O. S. 130 u. 138.

### § 40.

Das Blutwasser, die Blutflüssigkeit — *Serum*, *Liquor sanguinis*, *Plasma* (§ 9) macht den eigentlichen flüssigen Theil des Blutes aus. Es hat eine gelbliche, zuweilen ins Grünliche, zuweilen ins Rothgelbe ziehende Farbe, die in beiden Fällen von kleinen Mengen aufgelösten Farbstoffs herrührt. Es absorbirt leicht atmosphärische Luft und schaumt daher, wenn man es umrührt oder schüttelt. Es besitzt einen salzigen, faden Geschmack, und ekelhaften Geruch, 1,027 bis 1,029 spec. Gew. und die Flüssigkeit von warmem Baumöl. Es macht ungefähr ⅔ vom Gewichte des Blutes aus, wenn der Blutkuchen in seinem noch unausgepressten, nassen Zustande ¼ beträgt. Als eine wässerige Auflösung des Eiweissstoffes mit Salzen lässt sich das Serum mit Wasser in jedem Verhältnisse mischen, ohne sich zu verändern. Es reagirt auf gelbe und rothe Pflanzenfarben alkalisch, und gesteht beim Erhitzen bis zu ungefähr 76° zu einer Gallerte, wobei sich nichts Gasförmiges entwickelt, was eben sowohl im luftleeren Raume, als in der Luft vor sich geht. So lange das Blutwasser unter dem Einflusse des lebenden Organismus steht, enthält es den Faserstoff des Blutes in einem aufgelösten Zustande, nachdem aber durch Gerinnen des Blutes der Faserstoff sich abgesetzt hat, macht Eiweiss den Hauptbestandtheil desselben aus, dem es auch seine hauptsächlichsten Charaktere verdankt. Nach Nasse [1]) scheint das Eiweiss in drei verschiedenen Zuständen im Blute enthalten zu sein, nämlich als chemisch verbunden mit Alkali, in Verbindung mit Salzen und endlich im ungebundenen Zustande. Zugleich enthält es eine gewisse Menge Fett aufgelöst, welches demnach seine Durchsichtigkeit und Klarheit nicht vermindert. Ausserdem enthält es Alkali, theils Kali, theils Natron, grösstentheils mit dem Eiweiss verbunden; ferner einige Salze von diesen Basen und einige andere Salze (§ 8), überhaupt eine geringe Menge von solchen Stoffen, die auf dem einen Wege in die Blutmasse eingeführt, und auf einem andern daraus abgesondert werden. Wird Blutwasser in einem Glas- oder Porzellangefässe erhitzt, so fängt es bei +69° an, unklar zu werden, und bei +75° ist es zu einer perlfarbenen, unklaren, an den Kanten durchscheinenden Masse geronnen, welche klumpig und schlüpfrig ist, und sich weder ballen noch zerdrücken lässt, sondern unter dem Finger ausweicht, wodurch sich geronnenes Eiweiss von geronnenem Faserstoff unterscheidet (§ 23). Wird es nun im Wasserbade abgedampft, so hinterlässt es eine gesprungene, bernsteingelbe, halbdurchsichtige Masse, die sich nach völliger Austrocknung biegt, und indem sie sich von dem Glase oder Porzellane ablöst, lösen sich zugleich von der Oberfläche der letztern dünne Stücke mit ab, und es wird so ihre Oberfläche verdorben, wie zerfressen. Reibt man die Masse zu Pulver, und zieht sie mit kochendem Wasser aus, so bleibt das Eiweiss ungelöst zurück. Der frisch geronnene feuchte Eiweissstoff hat nach Burdach [2]) den Geruch der thierischen Ausdünstung. War das Blutwasser vor dem Verdunsten nicht völlig koagulirt, so nimmt Wasser aus der eingetrockneten Masse eine nicht unbedeutende Menge Eiweiss und Fett auf. Durch Aether und Terpentinöl koagulirt es, wodurch es sich wesentlich von dem Weissen aus Eiern unterscheidet. Alkohol bewirkt dasselbe, nur schneller und energischer. Gorup-Besanez[3]) berechnet die Bestandtheile des Blutplasma's wie folgt:

| | |
|---|---|
| Wasser | 928,68 |
| Feste Stoffe | 71,32 |
| Faserstoff | 10,02 |
| Serumstoffe | 61,02 |
| | 1000. |

[1]) a. a. O.
[2]) a. a. O. Bd. IV. S. 51.
[3]) Anleitung zur qualitativen und quantitativen zoochemischen Analyse. Nürnberg 1840. S. 252.

## § 41.

Ein eigenthümliches Verhalten zeigt das Serum des Blutes gegen Säuren. Prof. Liebig macht nämlich an Prosper Denis brieflich die Mittheilung, dass er es dahin gebracht habe, den Eiweissstoff in Form von Kügelchen niederzuschlagen, indem er zu Serum, welches durch eine Säure neutralisirt worden, eine hinreichende Quantität Wassers hinzusetzte.¹) Hiermit war eine Hauptfrage angeregt; denn es handelte sich um nichts weniger, als zu ermitteln, ob der Eiweissstoff in Folge einer blossen Formveränderung die Kerne der rothen Blutkügelchen bilden könne. Andral und Gavarret²) wiederholten daher Liebig's Versuche, und wunderten sich nicht wenig, sich davon überzeugt zu sehen, dass die mehr oder weniger vollkommenen runden Körperchen, die sich auf besagte Weise im Serum erzeugten, nichts anderes seien, als die ersten Rudimente eines Pflänzchens, welches die grösste Aehnlichkeit mit demjenigen hat, das sich in gewissen Flüssigkeiten nach der Gährung einstellt, und welches unlängst von Turpin beobachtet und studirt worden ist. Wenn nämlich Andral und Gavarret Serum von frischem reinem Blute, nachdem sie ersteres mit sehr schwacher Schwefelsäure behandelt hatten, so dass es ein wenig sauer reagirte, mit ungefähr dem Doppelten seines Volumens an destillirtem Wasser verdünnten, so ergaben sich folgende Resultate:

Die Anfangs völlig durchsichtige Flüssigkeit wird sogleich opalisirend, und durch eine in ihr schwebend erhaltene Substanz leicht gefärbt, welche sich unter dem Mikroskope genau so ausnimmt, wie Eiweissstoff, der durch Hitze, Salpetersäure und Alkohol gesättigt worden ist. Nach und nach gelangt diese formlose Masse auf den Boden des Gefässes und häuft sich als ein graulicher Niederschlag an, während die Flüssigkeit wieder vollkommen durchsichtig wird. Sobald sich dieses graue Pulver einmal abgesetzt hat, bleibt es unverändert auf dem Boden liegen, ohne dass es der Sitz irgend einer Art von Thätigkeit würde. Allein mit der wieder durchsichtig gewordenen Flüssigkeit verhält es sich anders; in dieser zeigen sich bald Erscheinungen von Organisation, welche sich Schritt für Schritt in allen Phasen ihrer Entwickelung verfolgen lassen. Nach Verlauf von ungefähr zwölf Stunden, wo diese Flüssigkeit noch immer völlig durchsichtig ist, braucht man nur einen Tropfen von derselben in den Brennpunkt des Mikroskops zu bringen, um sich davon zu überzeugen, dass sich darin eine mehr oder weniger bedeutende Menge von sphärischen, elliptischen oder ovalen und von einander durchaus unabhängigen Bläschen gebildet hat. Dieselben bestehen aus ungemein dünnen und völlig durchsichtigen Wandungen. Manche davon scheinen durchaus leer, andere sind mit einer Art von amorphen Körnchen, einer sämigen Masse angefüllt, noch andere enthalten einige wenige sehr deutliche Kügelchen von verschiedener Grösse, die unregelmässig in der Höhlung vertheilt sind. Diese Bläschen bilden sich immer zuerst in denjenigen Theilen der Flüssigkeit, welche sich mit der äussern Luft in unmittelbarer Berührung befinden, und zu dieser Zeit sind sie erst in den oberflächlichsten Schichten vorhanden. Indessen kommen auch andere Gegenstände bald zum Vorscheine. Bald treiben von der Oberfläche der Bläschen Knospen hervor, die in ihrer Zahl und Anordnung viel Mannigfaltigkeit darbieten, und theils durchsichtig und anscheinend leer, theils, gleich den Mutterbläschen, mit amorphen Körnchen oder einigen ungleich von einander abstehenden Kügelchen gefüllt sind. Diese Knospen entwickeln sich ihrerseits und treiben Stängel, die aus verschiedenen Punkten ihres Umkreises Aeste in mehr oder weniger bedeutender Anzahl aussenden; diese treiben ihrerseits wieder Zweige, u. s. f., so dass sich ein Wachsthum entwickelt, dessen Grenze sich nirgends genau bestimmen lässt. Allein immer endigen sich die Stengel, Aeste und Zweige zuletzt in einen blinden Sack, so dass das ganze Individuum eine, von allen Seiten geschlossene, ausgedehnte Höhlung bildet. Es kommt aber auch vor, dass entweder völlig kugelrunde, oder leicht elliptische Bläschen sich paarweise, zu Dreien etc. zusammenfügen, und auf diese Weise ein vollständiges System bilden. — Wenn das Serum mager, oder mit viel Wasser verdünnt ist, so bemerkt man in demselben mehrtheils einfache Bläschen, deren Erscheinen mit Trübung der Flüssigkeit vergesellschaftet ist. — Eiweiss auf dieselbe Weise behandelt, lieferte dieselben Resultate.

---

[1] Comptes rendus Tom. XII. p. 539.
[2] Froriep's neue Notizen. 1843. Bd. XXVI. S. 81 ff.

### § 42.

Wird Blutwasser mit kleinen Mengen von Metallsalzen vermischt, und dazu etwas mehr kaustisches Kali, als zur Zersetzung des Metallsalzes nöthig ist, gesetzt, so wird das Oxyd nicht niedergeschlagen, sondern bleibt mit dem Eiweiss in löslicher Verbindung. Diese ist blassgelb von Eisenoxyd, blaugrün von Eisenoyydul, seladongrün von Kupferoxyd, farblos von den beiden Oxyden des Quecksilbers. Koagulirt man diese Auflösungen durch Kochen, so bleibt das Oxyd mit dem Eiweiss verbunden, und färbt das Koagulum, wenn das Hydrat des Oxyds gefärbt ist. — In geronnenem Zustande verhält sich der Eiweissstoff zu den Säuren wie der Faserstoff (§ 24), indem er mit wenig Säure eine neutrale lösliche, und mit mehr Säure eine saure unlösliche Verbindung bildet. Eigenthümlich ist das Verhalten der Salzsäure. Wird nämlich geronnener Eiweissstoff mit koncentrirter Salzsäure behandelt, so löst er sich mit schön blauer Farbe darin auf, und wird durch Wasser wieder ungefärbt gefällt, während die Flüssigkeit blau bleibt; ist aber das Eiweiss mit ein wenig Farbstoff verunreinigt, so löst er sich mit Purpurfarbe in Salzsäure auf. Beim Verbrennen giebt das Eiweiss eine grössere Menge weissgrauer Asche, als Faserstoff und Farbstoff, die nur eine äusserst geringe Spur von Eisen enthält.

Anmerkung. Millon[1] gibt als neues Reagens für Proteinverbindungen die Flüssigkeit an, welche durch Auflösen von Quecksilber in dem gleichen Gewichte einer Salpetersäure mit $4^{1}/_{2}$ Aequivalent Wasser erhalten wird. Schon bei gewöhnlicher Temperatur tritt sehr kräftige Reaktion ein, und wenn diese nachlässt, erwärmt man gelinde, bis zur vollkommenen Auflösung. Hierauf mischt man zwei Volumen Wasser zu und trennt nach einigen Stunden die Auflösung von dem krystallisirten Absatze. Diese Auflösung besteht aus salpetersaurem und salpetrigsaurem Quecksilberoxydul (und Oxyd). Diese Flüssigkeit ertheilt den Proteinverbindungen eine sehr intensiv rothe Farbe, welche man noch sehr gut bei 100,000 facher Verdünnung des Eiweisses bemerken soll. Hiebei ist aber nicht zu übersehen, dass diese Probeflüssigkeit auf Baumwolle, Stärke, Gummi rosenroth; Seide, Wolle, Federn, Horn, Epidermis, Leim, Chondrin u. s. w. mehr oder weniger roth tingirt.

[1] Comptes rendus XXVIII. 40. — Canstatt's Jahresbericht im Jahre 1849. Bd. I. S. 92.

### 3. Blut im trockenen Zustande.

### § 43.

Wenn flüssiges oder geronnenes Blut, absichtlich oder zufällig, dem Process der Vertrocknung ausgesetzt wird, so verdunstet blos das Wasser des Serums, während die in ihm suspendirten und aufgelösten Bestandtheile am Blutkuchen haften und sich im getrockneten Blute mit vorfinden. Das Blut bildet, im vollkommen trokkenen Zustande, eine glasartige, an der Oberfläche glänzende, dunkelbraunrothe, ziemlich spröde, geruchlose Masse, mit muscheliger, rissiger Oberfläche und muscheligem und schieferigem Bruche, welche an dünnen Kanten, mit mehr oder weniger lichtbraunrother Farbe, durchscheinend, auf dem Bruche selbst aber matt, völlig dicht, mit eingesprengten hellrothen Klümpchen und Streifchen versehen ist. Wird das Blut in einem flachen Becken in einer dünnen Schichte zur Trockene gebracht, so bildet es eine gleichartige Masse mit aufgebogenen Rändern; in einem mehr tiefen Gefässe dagegen in mehr dicker Masse eingetrocknet, bemerkt man eine schichtenweise Uebereinanderlagerung von wenigstens zwei übereinanderliegenden Stratis, wovon das obere mehr lichtbraunroth, bröckelig, mit äusserer glänzender Oberfläche, die darauf folgende Schichte dagegen mehr glatt, zum Theil mit kleinen Löchern versehen und dunkler von Farbe sich bewährt, ein Umstand, der offenbar von dem ungleichartigen Gerinnen und Absetzen der Bestandtheile des Blutes und dem Vertrocknen des Serums herrührt. Zwischen beiden Stratis findet man nicht selten eine glasartig glänzende, bisweilen sogar häutige Zwischenlage. Getrocknetes Blut lässt sich nicht leicht in feines Pulver verreiben, klebt an dem Pistill etwas an, bildet aber gepulvert eine mehr oder weniger braunrothe, etwas zusammenbackende Masse, welche um so lichter gefärbt erscheint, je feiner sie gepulvert wird, an der Luft ihre Farbe nicht verändert und nicht hygroskopisch erscheint. In kaltem Wasser löst sich trockenes Blut nur unvollkommen auf, und bildet eine saturirte, dunkelrothe, trübe, leicht schäumende Flüssigkeit, welche an dem Boden eine graulichte, schmutzige Masse absetzt. Beim Filtriren erhält man eine klare, schön wein- bis granatrothe, nicht völlig durchsichtige Flüssigkeit, mit opalisirender Oberfläche, und auf dem Filter bleibt eine dunkelbraune, fast schwarze aufgeschwemmte Masse zurück, welche in grössern oder kleinern Schuppen vertrocknet, dabei aber so fest an dem Filtrirpapier anklebt, dass sie sich ohne eine adhärente dünne Papierlamelle nicht ablösen lässt. Mit kaustischem Salmiakgeist übergossen, weicht sie schnell zu einer gallertartigen Masse auf, welche noch einzelne dunkelgefärbte Flöckchen ungelöst enthält, bewährt sich somit als Faserstoff, mit Hämatin tingirt, dem noch einige andere Bestandtheile, wahrscheinlich die sogenannten extraktiven Stoffe des Blutes ankleben. Die durchfiltrirte, kalte, wässerige Lösung verhält sich somit ganz analog dem frischen, durch Peitschen seines Faserstoffs beraubtem Blute, und zeigt auch gegen Reagentien ganz dasselbe Verhalten. Wird die filtrirte Lösung langsam eingetrocknet, so geht sie in schönen Schattirungen von lichtem Gelbroth ins dunkle Braunroth über, wobei die Nuancen durch scharfe, mehr oder weniger dunkelrothe Einfassungslinien markirt und abgegrenzt sind.

### § 44.

In heissem Wasser löst sich getrocknetes Blut nicht auf, selbst wenn es mit Wasser einige Zeit gekocht wird; die Flüssigkeit schäumt blos auf, nimmt einen lichten Stich ins Gelblichgrüne an, und entwickelt während des Kochens einen eigenthümlichen, faden, kochendem Leim entfernt ähnlichen Geruch. Die in Wasser gekochten Stückchen trockenen Blutes erweichen zu einer mehr oder weniger biegsamen, fast lederartigen Masse, ohne eine weitere Veränderung zu erleiden. Das mit dem Blute gekochte Wasser nimmt eine dickere Konsistenz an, so dass es nur schwierig durch Filtrirpapier läuft und auf demselben eine Spur einer grünlich-gelblichen, schäumigen Masse, mit einigen aufgeschwemmten feinen Partikelchen, zurücklässt. Wird die filtrirte Flüssigkeit zur Trockene abgedampft, so entwickelt sie den oben erwähnten, eigenthümlichen Geruch, der um so stärker hervortritt, je näher die Flüssigkeit zum Eintrocknen kommt, und hinterlässt endlich einen schmutzigweissen, bis gelbbräunlichen, maschenförmigen Rückstand, der sich in Salpetersäure mit gelblicher Farbe vollkommen auflöste und auch in Auflösung verblieb, nachdem die Säure vollkommen mit überschüssigem Salmiakgeist gesättigt war. — In kaustischem Salmiakgeist löst sich getrocknetes Blut schnell zu einer röthlichbraunen Flüssigkeit auf, unter Hinterlassung eines aufgeschlemmten, dickrothen Bodensatzes, der auf dem Filter gesammelt eine gelatinöse, dunkelbraunrothe Masse bildete, und frisch aufgegossenem Wasser eine rothe Farbe mittheilte. Die durchfiltrirte Flüssigkeit war klar, ziemlich dickflüssig und von der so eben erwähnten rothen Farbe, und bildete, in einer Abrauchschaale eingetrocknet, einen schönen, glänzend saturirt blaurothen Rückstand. — Weder kalter noch kochender Alkohol löst trockenes Blut auf, ebenso wenig Schwefel-, Salpeter- und Salzsäure. Wird trockenes Blut mit konzentrirter Salpetersäure übergossen, so bilden sich sogleich bläulichweisse, dem Eiweisse ähnliche Flöcken um jedes einzelne Blutstückchen, welche sich theils in der Flüssigkeit auflösen, und derselben ein trübes, bläulichtweisses Aussehen verleihen, theils die Blutstückchen fortwährend umhüllen.

## § 45.

In der **Schwefelsäure** hat man in der neuern Zeit ein eigenthümliches chemisches Verhalten gegen das Blut entdeckt, welches unter den Gerichtsärzten grosses Aufsehen erregte, übrigens von verschiedenen Seiten aus geprüft, zu verschiedenen Resultaten führte. Barruel[1]) will nämlich in dem Blute ein eigenes riechendes Princip entdeckt haben, welches das Blut des Menschen, sowie das verschiedener Arten von Wirbelthieren characterisire, und sich, durch Behandlung des Blutes mit Schwefelsäure, selbst wenn dasselbe schon wochenlang getrocknet, zur Entwickelung bringen, und so durch den Geruch seine Abstammung von Menschen oder verschiedenen Thieren erkennen lasse. Nach verschieden ausgesprochenen Widersprüchen in dieser Angelegenheit lenkte in der neuern Zeit J. de Gravina[2]) seine Aufmerksamkeit auf diesen streitigen Punkt, zumal da Bioli und Sgarzi die Richtigkeit des Barruel'schen Experiments bestätigt haben, und stellte neue Untersuchungen über den specifischen Geruch des Blutes an. Gravina fand hierbei, dass im Allgemeinen die Behauptung Barruel's, dass das Blut der Wirbelthiere, in Verbindung und unter Einfluss gereinigter Schwefelsäure, ein der Haut- und Lungenausdünstung analoges — identisches — aromatisches Princip entwickele, als wahr zugestanden werden müsse; denn er überzeugte sich hiervon durch das Blut von Ochsen, Kühen, Saugkälbern, Hasen, Ziegen, Schweinen, Hengsten und Stuten, Männern und Frauen. Ausserdem fand Gravina, dass keine Art des gedachten Blutes in ihrem Geruch, ein Princip verrathen habe, wodurch man sie mit andern Arten hätte verwechseln können, nur das Blut des Ochsen, der Kuh und des Saugkalbes waren sich darin ähnlich; das des Hasen und Häschens sich nicht unähnlich; das aromatische Princip im Blute der eben gedachten drei ausgewachsenen Thiere zeigte sich kräftiger, weniger stark dagegen das des Saugkalbes und Häschens, obschon die Menge des Blutes der sämmtlichen genannten Thiere gleich gross, und die Quantität der verwendeten Schwefelsäure überall dieselbe war. Auch das aromatische Princip im Blute des Mannes und der Frau, des Hengstes und der Stute war ähnlich. Die Behauptung von Denis, dass der spezifische Geruch des Blutes neuen Verbindungen der Schwefelsäure mit demselben zugeschrieben werden müsse, wird durch die gedachte Wahrnehmung widerlegt; das Aroma entwickelt sich, nach Gravina's Dafürhalten, für sich und unabhängig von der erwähnten Säure auch überall dort, wo das Blut der Wirbelthiere zur Fäulniss disponirt ist. Geflügelte Thiere haben in ihrem Blute ein von ihrer Hautausdünstung nicht verschiedenes aromatisches Princip; sowohl das Blut der verschiedenen Hähne und Hühner, als das nicht weniger Tauben, entwickelt, mit Schwefelsäure gemengt, oder der beginnenden Fäulniss überlassen, einen besondern Geruch, welcher demjenigen gleicht, den man in einem Hühner- oder Taubenhaus empfindet, und welcher auch von der Brusthaut und der Haut unter den Flügeln ausdünstet. Einen analogen Geruch verbreitet das mit Schwefelsäure behandelte Blut der Drosseln, Sperlinge, Finken, Zeisige und Truthühner; dieser Geruch jener verschiedenen Thiere ist aber weder dem aromatischen Principe im Blute der Säugethiere und Menschen konform, noch bei den verschiedenen Individuen dieser Geflügel derselbe, wohl aber identisch bei derselben Art, gleichwie bei derselben Species der Säugethiere. Daraus nun folgert Gravia, dass das Blut jedes Wirbelthieres ein riechendes, unter Individuen derselben Spezies, identisches, und dem Geruche der Hautausdünstung ähnliches Princip in sich enthalte.

Anmerkung 1. Ein Zufall führte Barruel zu der im § erwähnten Entdeckung. Im Jahre 1829 wollte er den Blutfarbstoff aus Ochsenblut, nach Vauquelin's Methode mittelst Schwefelsäure isoliren und wurde sofort durch den eigenthümlichen Kuhstallgeruch frappirt, der sich im Momente des Schwefelsäurezusatzes zu dem frischen Blute entwickelte. Bald darauf nahm ein Individuum, mit der Absicht, sich zu vergiften, eine starke Dosis Opium. Auf Veranlassung Orfila's, der hinzugerufen eine starke Venaesection machen liess, wurde das entzogene Blut Barruel zur Prüfung auf etwaigen Morphingehalt übersandt. Er koagulirte dasselbe im Wasserbade, und erhitzte es mit einer Portion Schwefelsäure zum Kochen. Sogleich drang ein so starker Geruch nach Männerschweiss aus dem Kolben hervor, dass Barruel sein Laboratorium auf wenige Minuten verlassen musste. Diese Beobachtungen brachten ihn nun auf den Gedanken, die Unterscheidung verschiedener Blutarten darauf zu basiren.

Anmerkung 2. Raspail und Hünefeld sprechen der Schwefelsäure die Eigenthümlichkeit ab, durch Zusatz den Geruch des Blutes stärker zu entwickeln, und behaupten vielmehr, dass sich in Folge hievon ein anderer, sehr veränderlicher Geruch entwickle, welcher sich von dem anderer organischer Substanzen nicht unterscheiden lasse. Auch Nasse erklärt die Barruel'sche Behauptung zum wenigsten für sehr übertrieben, jedoch nicht für ganz unwahr, man dürfe nur die Säure nicht zu koncentrirt anwenden.

Anmerkung 3. Der Geruch des Menstrualblutes wurde von Einigen mit dem Geruche der Calendula officinalis verglichen.

¹) Annales d'hygiène publique et de médecine légale. Avril 1829. Froriep's Notizen Bd. XXIV S. 177. — Salzburger medicinisch-chirurgische Zeitung 1834. Bd. III. S. 102.
²) Annal. univers. di Omodei. Febbr. 1840. — Schmidt's Jahrbücher Band XXXVII. S. 96.

## § 46.

Gravina experimentirte auch mit dem Blute von zehn theils gesunden, theils vollblütigen oder von leichten Fieberzufällen ergriffenen Personen. Sie zählten 14 bis 68 Jahre, hatten verschiedenes

Temperament und Konstitution, eine verschiedene Lebensweise, waren arm oder vermögend. Von jedem goss er zwei Drachmen in eine kleine Flasche, mengte damit zwei Dritttheile desselben Gewichtes gereinigter Schwefelsäure, und verschloss das Fläschchen mittelst eines Korkstöpsels, öffnete, nachdem er das Aroma entwickelt glaubte, die einzelnen Fläschchen und erkannte sofort denselben Geruch wieder, welchen er bei dem Blute der Eingangs gedachten Individuen wahrgenommen hatte. Gab es dabei irgend eine Verschiedenheit, so war sie nur die Folge eines höhern oder niedern Grades säuerlicher Schärfe und ekelerregenden Knoblauchgeruches, welche beide in verschiedenen Abstufungen zusammentreten, um den specifischen Geruch des menschlichen Blutes hervorrufen. Dabei ist jedoch zu erinnern, dass das zu gedachtem Experiment verwendete Blut von seinem Antheile an Serum vollkommen befreit worden war. Das letztere soll, nach Gravina, den aromatischen Stoff des Blutes nicht enthalten, ja er fand es zuweilen stinkend. Matteucci[1]) dagegen glaubt, dass dieses riechende Princip im salinischen Zustande und im Serum vorhanden sei. Er evaporirte nur das Serum des Ziegenblutes, brachte den Extrakt in eine mit einem Tubulus versehene Retorte, und setzte eine gewisse Menge Schwefelsäure hinzu. Die in der Vorlage angesammelte Flüssigkeit roch nun sehr stark nach Ziegenhaaren. — Die Hautausdünstung des Menschen, welche einen säuerlich stechenden, mehr oder minder knoblauchartigen und Ekel erregenden Geruch verbreitet, wird, nach Gravina, nur unter den Achseln ausgeschieden, und er wurde daher dadurch bewogen, sich selbst etwas Blut zu entziehen, um den spezifischen Geruch desselben mit dem der Hautausdünstung seiner eigenen Achselhöhle zu vergleichen. Er bemerkt hierbei, dass er 28 Jahr alt, sein Temperament sanguinisch-nervös und seine Konstitution tadelfrei sei. Er fand den Geruch beider ähnlich, und glaubte dadurch die Unsicherheit gehoben zu haben, welche bis jetzt noch die Entdeckung Barruel's umlagert hielt. Um aber dieselbe in noch grössere Gewissheit zu setzen, experimentirte er ausserdem noch, in oben gedachter Weise, mit dem Blute von zehn Individuen weiblichen Geschlechts. Sie waren theils gesund, theils mit Plethora, oder gelinden Rheumatismen behaftet, von 18 bis 60 Jahren, verschiedenen Temperaments, mannigfacher Konstitution, verschiedenen Gewerbes und verschiedener Lebensweise. Das Ergebniss war dasselbe, der Geruch überdies dem der Ausdünstung unter den Achseln ähnlich, mit dem des Blutes der Männer konform, nur etwas stärker.

---

[1]) Annales de chimie et de physique. Tom. 52. Paris 1833. — Froriep's Notizen XXXIX. S. 103.

### § 47.

Bei aller Gewissheit jedoch, welche die eben gedachten Experimente (§§ 45 und 46) gewähren, könnte, meint Gravina, immer noch der Zweifel obwalten, ob nicht vielleicht die Krankheiten, an denen die genannten Individuen gelitten, und die in deren Folge genommenen Arzneien jenen identischen Geruch des Blutes hervorgerufen haben dürften. Er unterwarf daher das Blut eines an Pleuritis leidenden, 22 Jahre alten Bauers, eines 29 Jahre alten, mit Pneumonie behafteten Mannes, eines 39 jährigen, an sehr heftiger Kolik leidenden Jünglings, ausserdem das Blut noch anderer weiblicher, mit Typhus, Metritis, Oophoritis, Metrorrhagie u. s. w. behafteten Individuen verschiedenen Alters denselben Versuchen, experimentirte hier nicht allein mit dem aus der Vene gelassenen, sondern auch mit dem aus dem Uterus ergossenen Blute, und das Resultat war überall dasselbe, eingerechnet die oben genannten Verschiedenheiten in Hinsicht des Grades der Schärfe des Geruchs; immer war der Geruch des Blutes im Wesentlichen dem des Schweisses der Achselgruben gleich; säuerlich stechend nämlich, mehr oder weniger knoblauchartig und ekelhaft. Ganz dieselben Resultate erhielt er bei Versuchen mit dem Blute an verschiedenen krankhaften Affektionen leidender und Arzneimittel zu sich nehmender Individuen, sowie auch bei Schwangern. Nach den dadurch erlangten Resultaten soll jener mehrgedachte specifische Geruch des Menschenblutes mit dem des Blutes anderer Wirbelthiere verglichen, einer Verwechslung nicht unterliegen — überall sei er mit dem Schweisse der Achselhöhle identisch.

### § 48.

Turchetti[1]) erkennt zwar die schätzenswerthen Untersuchungen Gravina's vollkommen an, drückt aber seine Zweifel, in Beziehung auf den Werth derselben, um als forensische Fundamentalsätze gelten zu können, in einem an Gravina gerichteten Schreiben offen aus, da es mehrere Krankheiten gebe, welche mit Veränderungen im Geruche der Hautausdünstung verbunden seien, z. B. akute und chronische Exantheme, Krebs, Skorbut, Vergiftungen u. s. w., auch gebe es Personen, welche an den Genuss scharfer, stark riechender Substanzen gewöhnt seien, sowie die Geschichte des eigenthümlichen Geruches der Hautausdünstung mancher Individuen, z. B. Alexander's des Grossen, Cäsar's u. A. gedenkt. Es ist daher von grösster Wichtigkeit, nicht nur zu untersuchen, ob einige Arzneien, Speisen und Getränke, sowie das Lebensalter einen spezifischen Geruch des Blutes hervorrufen oder nicht, sondern auch, und vorzugsweise zu ermitteln, ob keine Nahrung, kein Medikament und keine Krankheit eine Verschiedenheit der Subaxillarausdünstung hervorzurufen vermöge. Die Erkenntniss, ein in Frage stehender Blutfleck sei durch Menschen- oder Thierblut hervorgebracht, kann zwar für sich ein grosses Hülfsmittel zur Entdeckung der Wahrheit sein; noch grösseres und bedeutenderes Gewicht aber wird demselben erst dann zu Theil werden, wenn durch dasselbe unterschieden werden kann, welchem Individuum in specie-jenes Blut angehöre. Diese Entscheidung aber ist, nach den von Gravina unternommenen Experimenten, noch unmöglich. Ueberdem ist, nach Turchetti, der Beweis zu wünschen, dass bei verwundeten Individuen die Hautausdünstung überhaupt und die Subaxillarausdünstung insbesondere, in Rücksicht ihres Geruches, weder durch den moralischen Eindruck des etwa stattgefundenen Streites, noch durch eine irgend hinzutretende oder hinzugetretene Krankheit verändert werde. Es bedarf des Beweises, dass dieser Geruch bei Verwundeten durch Zeit und Gewohnheit sich nicht ändere, und dass der Geruch der Subaxillarausdünstung von heute nothwendig der von gestern, oder der eines vorhergegangenen Monats oder Jahres sei. Man müsste den Geruch des aus der Wunde geflossenen Blutes mit der Transpiration des Verwundeten sowohl, als mit dem noch übrigen Blute des Körpers vergleichen können, und da ein solcher Vergleich bei Todtschlag unmöglich ist, kann dem untersuchenden Richter die in Rede stehende Erforschungsmethode kein Licht gewähren, daher die Methode Barruel's nur dort Werth haben wird, wo es in Fällen von Verwundung auf Entscheidung der Frage ankommt, ob irgend ein Blutfleck durch Menschen- oder Thierblut hervorgerufen sei. Wo endlich das Gericht über den in Frage stehenden Gegenstand vom Arzte Aufschluss fordert, hat es der letztere meist nur mit wenigen Tropfen vertrockneten Blutes zu thun, welche ausserdem noch an Waffen, Kleidern, Wäsche, dem Boden u. s. w. anhängen. Es muss daher festgesetzt und entschieden werden, ob die Entwickelung des spezifischen und charakteristischen Blutgeruches einer Thiergattung zu erzielen, ob im Zustande der Vertrocknung jener Geruch sich entwickele, und ob die Fäulniss, welche denselben, nach Bioli, auch ohne Hinzuthun der Schwefelsäure entwickelt, ihn gänzlich vernichtet. Es muss ermittelt werden, ob und wiefern dieser Geruch durch die Zeit beschränkt, oder ob seine Entwickelung durch heterogene Substanzen, welche mit dem Blute in Berührung gekommen u. s. w. gehindert werde. Alle diese Punkte, insoweit sie in den Bereich der hier zu beantwortenden Fragen gehören, werden wir später zu erörtern suchen.

[1] Annal. univers. di Omodei. Gennajo 1841. — Schmidt's Jahrbücher. Bd. XXXVII. S. 97.

## § 49.

Will man die Bestandtheile der Blutasche näher untersuchen, so können wir uns mit Vortheil der Methode von Verdeil[1]) bedienen, da dieselbe so leicht, als einfach auszuführen ist, und in folgendem Verfahren besteht:

Das Blut wird in einer Porzellanschale zum Trocknen gebracht, und hierauf in derselben Schale so lange über der Berzelius'schen Spirituslampe erhitzt, bis keine empyreumatischen Dämpfe mehr entweichen. Die so erhaltene sehr poröse Kohle wird pulverisirt und in einem Platintiegel in der Muffel zwölf Stunden lang rothglühend erhalten. Die röthliche leichte Asche wird sodann in eine Porzellanschale gebracht, mit etwas Wasser befeuchtet und eingetrocknet; sie wird dadurch kompakt und verbrennt mit salpetersaurem Ammoniak vollständig und ohne zu verpuffen. Durch das salpetersaure Ammoniak wird das kohlensaure Kali, welches bei Gegenwart von kohlensaurem Kalke unlöslich in Wasser wird, in salpetersaures Kali verwandelt, und löst sich als solches leicht auf. — Man zieht hierauf die Masse mit Wasser aus, welches die phosphorsauren Alkalien, Chlormetalle, schwefelsauren Alkalien und die phosphorsaure Magnesia aufnimmt, und phosphorsauren Kalk, phosphorsaures Eisenoxyd und reines Eisenoxyd ungelöst zurücklässt. Man digerirt die mit Wasser versetzte Asche während einiger Stunden im Sandbade und filtrirt. Die so erhaltene Flüssigkeit wird nun vollkommen neutralisirt, mit salpetersaurem Silberoxyd versetzt, und wieder einige Zeit digerirt und sodann filtrirt. Man hat nun Chlorsilber und salpetersaures Silberoxyd, welches nach dem Auswaschen mit Salpetersäure behandelt wird. Das phosphorsaure Silberoxyd löst sich, wird mit Chlorkalium gefällt und aus dem erhaltenen Chlorsilber die Phosphorsäure berechnet. Man kann auch durch Zusatz von Ammoniak und Magnesialösung die Phosphorsäure bestimmen. — Die vom ersten Silberniederschlage abfiltrirte Flüssigkeit wird nun, zur Entfernung der Schwefelsäure, mit Chlorbarium versetzt, wodurch zugleich das überschüssige Silber gefällt wird. In dem Filtrate wird Baryt und Kalk durch kohlensaures Ammoniak und Aezammoniak gefällt, dann abermals filtrirt, zur Trockene verdampft und geglüht. Die Magnesia bleibt nun, bei Behandlung des geglühten Rückstandes mit Wasser, ungelöst (?), während Kali und Natron sich lösen. Letztere werden nun unter allmähligem Zusatze von Salpetersäure zur Trockene gebracht, und nach bekannter Methode mit Platinchlorid von einander getrennt. Der in Wasser unlösliche Theil der Asche wird mit dem Filter geglüht, in Salzsäure gelöst, und hierauf Phosphorsäure, Eisen und Kalk mittelst Schwefelammonium getrennt. — Zur Bestimmung des Chlors, der Phosphorsäure und des Kalkes dient eine neue Portion Asche, die in der Wärme einige Zeit mit Wasser digerirt, dann kalt mit Salpetersäure angesäuert, mit salpetersaurem Silber versetzt und das so erhaltene Chlorsilber gewogen wird. In dem Filtrate wird Kalk und Schwefelsäure bestimmt. Das in Wasser und Salzsäure Unlösliche ist Kohle. — Zur Bestimmung der Kohlensäure wird eine dritte Quantität Asche in feines nasses Papier eingeschlossen, mit einer mit Quecksilber gefüllten Glasröhre in Verbindung gebracht, und etwas Salzsäure hinzugefügt. Die sich entwickelnde Kohlensäure wird sodann dem Volumen nach bestimmt.

[1]) Liebig's Annalen Bd. LXIX. S. 89. — Canstatt's Jahresbericht im J. 1849. S. 99 ff.

### § 50.

Nach der so eben § 45 angegebenen Methode hat nun Verdeil bei seinen vergleichenden Analysen des Blutes vom Menschen und verschiedenen Thieren folgende Resultate erhalten:

100 Theil Blutasche vom

| | Hund | | Ochse | | Schaf | | Schwein | | Mensch | | Kalb |
|---|---|---|---|---|---|---|---|---|---|---|---|
| | nach 18 tägiger Fleischnahrung | n. 18täg. Brod- u. Kartoffelnahrg. | I. | II. | I. | II. | I. | II. | 45j. Mann; Verdaugs-Schwäch. | 22j. vollblütiges Mädchen | |
| Chlor | 30,25 | 30,94 | 35,88 | 32,60 | 34,66 | 30,72 | 25,07 | 30,05 | 37,50 | 33,76 | 36,13 |
| Natrium | 19,60 | 20,04 | 29,24 | 21,11 | 22,45 | 19,90 | 16,24 | 19,46 | 24,49 | 21,87 | 23,40 |
| Natron | 5,78 | 2,02 | 13,00 | 14,40 | 13,33 | 13,40 | 7,62 | 5,33 | 2,03 | 6,27 | 10,41 |
| Kali | 15,16 | 19,16 | 5,60 | 8,76 | 5,29 | 4,93 | 22,21 | 18,54 | 12,70 | 11,24 | 9,81 |
| Magnesia | 0,67 | 4,38 | 0,47 | 0,56 | 0,20 | 0,82 | 1,21 | 0,97 | 0,99 | 1,26 | 1,19 |
| Schwef.-Säur. | 1,71 | 1,08 | 1,25 | 1,16 | 1,65 | 1,41 | 1,74 | 1,34 | 1,70 | 1,64 | 1,21 |
| Phosph. „ | 12,74 | 9,34 | 3,40 | 3,02 | 3,83 | 3,41 | 10,61 | 11,48 | 7,48 | 9,74 | 3,76 |
| Phosph. „ Kali | 1,22 | 2,55 | 1,66 | 1,62 | 1,38 | 1,58 | 1,68 | 1,27 | 1,87 | 1,36 | 2,97 |
| | 0,10 | 0,70 | 0,85 | 0,70 | 1,00 | 1,10 | 1,20 | 1,90 | 1,68 | 1,85 | 1,60 |
| Eisenoxyd | 12,75 | 8,65 | 9,00 | 8,80 | 8,70 | 9,17 | 9,10 | 9,52 | 8,06 | 8,68 | 7,80 |
| Kohlen-Säure | 0,53 | 0,37 | 6,57 | 6,49 | 7,09 | 6,35 | 0,69 | 0,36 | 1,43 | 0,95 | 3,57 |

Die Aschenmenge beträgt durchschnittlich 6,45 Procent des Blutes.

## B. Mikroskopische Untersuchung des Blutes.

### § 51.

Unter den Hülfsmitteln, welche in unserer Zeit das Gebiet der Naturwissenschaften vorzugsweise bereicherten, steht der Gebrauch der verbesserten Mikroskope obenan, und mit Recht kann man der Vervollkommnung dieser Instrumente den Glanzpunkt zuschreiben, welchen einstens unsere Zeit in der Geschichte der Wissenschaften einnehmen wird. Ausser der Anatomie, Physiologie und den hierauf gestützten praktischen Fächern der Arzneikunde hat das Mikroskop namentlich auch den Fortschritten der Chemie wesentlichen Vorschub geleistet. Dieses Instrument gewährt dem Chemiker über Dinge Aufschlüsse, welche ihm bisher dunkel blieben; es lässt ihn durch das Auge unterscheiden, was ihm früher nur durch weitläufige Analysen zu erkennen möglich war, und dieses sowohl im Allgemeinen, als in Beziehung auf das Blut insbesondere, so dass uns über diese thierische Flüssigkeit nicht nur eine **mikroskopische**, sondern auch eine **mikrochemische** Untersuchung möglich ist.

### § 52.

Seit Malpighi[1] im Jahre 1665 die rothen Kügelchen in dem Blute entdeckt, und sie für Fettkügelchen (Globuli pinquedinis) gehalten, und Leeuwenhoek[2] im Jahre 1673 sie beim Menschen, Vögeln, Amphibien und Fischen als eigenthümliche Gebilde erkannt und im Menschenblut Blutkügelchen, globuli sanguinis, und im Thierblut Bluttheilchen, particulae sanguinis genannt hat, wurde diese thierische Flüssigkeit vielfältig zum Gegenstande mikroskopischer Forschungen gewählt, welche alle einstimmig zu dem Resultate führten, dass eigenthümliche rundliche Körperchen dem Blute, als wesentlicher Bestandtheil, einverleibt sei. Je nach der Ansicht, die man in Beziehung auf die Natur dieser Körperchen gewonnen hat, wurden die von ihren Entdeckern gebrauchten Benennungen theils beibehalten, theils durch andere ersetzt; so nennt die Blutkörperchen Fontane „Blutmolekule — moleculae sanguinis"; Hewson und Rudolphi „Blutbläschen — vesiculae sanguinis"; Döllinger „Blutkörnchen — granula sanguinis"; Gruithuisen „Hämatieen"; Andere wieder „Blutscheiben,

Blutzellen, Bluteichen, Biosphären, Hämatobium" etc. Allein wenn auch über das konstante Vorkommen dieser mikroskopischen Körperchen im Blute die grösste Uebereinstimmung unter allen Beobachtern besteht, so herrschen um so grössere Meinungsverschiedenheiten hinsichtlich ihrer Gestalt, Grösse und Struktur unter verschiedenen Beobachtern, welche sich bis auf diese Stunde fortgepflanzt und theils in der Unvollkommenheit des zur Untersuchung benützten Instrumentes, theils in den Umständen, unter welchen die Beobachtung angestellt wurde, ihren Grund haben. Es ist desshalb bei dem hier in Rede stehenden Gegenstande zunächst unsere Aufgabe, die vorhandenen Widersprüche soviel als möglich zu lösen, aber auch diejenigen Beobachtungen, welche vollen Glauben verdienen, von denen, welche der Bestätigung noch bedürfen, scharf abzusondern; dann erst werden wir in der Lage sein, zu unserm Zwecke einige sichere Schlüsse zu ziehen.

[1]) De omento et adiposis ductibus. London, 1686. p. 42, wo folgende Stelle zu finden ist: „Sanguineum nempe vas in omento hystricis... in quo globuli pinguedinis propria figura terminali rubescentes et corallerum ruborum vulgo coronam aemulantes."
[2]) Philosoph. Transactions for the year 1674 p. 23, 121, u. 1675 p. 380. — Ejusd. anatomiae contemplationes. 1688. p. 54.

## § 53.

Die Blutkörperchen finden sich in erstaunlicher Menge in dem Blute, so dass man dasselbe sehr verdünnen muss, wenn man sie unter dem Mikroskop einzeln beobachten will. Hartig[1]) hat berechnet, dass, wenn der Gehalt des Blutes an Körperchen zu 12 Procent, und der gesammte Blutgehalt des menschlichen Körpers zu 10 Kilogramm angenommen wird, 15 Billionen Blutkörnchen auf die gesammte Blutmasse des individuellen Körpers kommen. Nach Home können auf der Fläche einer Quadratlinie 19,880, nach Young[2]) 255,000 Blutkörperchen Raum haben. Nasse[3]) schätzt die Zahl der Blutkügelchen auf 12 bis 13 Billionen, wenn man 20 Pfund Blut im menschlichen Körper annimmt. Indessen sind nicht alle diese Körperchen gleichartig, sondern man hat deren drei verschiedene Arten entdeckt, nemlich; rothe, farblose und gewisse noch kleinere Theile, welche man Molekule genannt hat. Magendie[4]) unterscheidet, ausser den normalen Blutkörperchen, noch drei andere mikroskopische Bestandtheile des Blutes, nemlich: formlose, glatte, linsenförmige Körperchen; sodann höckerige Kügelchen, und endlich kleine Kügelchen — Unterscheidungen, welche auf einer falschen Beobachtung beruhen dürften — und jedenfalls noch sehr der Bestätigung bedürfen.

[1]) Recherches micrometriques sur le de developement des bissus etc. Utrecht 1845 p. 4.
[2]) Burdach's Physiologie Bd. IV. S. 21.

³) **Wagner's** Wörterbuch der Physiologie. Bd. I. S. 86.
⁴) a. a. O. S. 332. — Dessen Vorlesungen über die physikal. Erscheinungen des Lebens. Aus dem Franz. von Laswitz. II. Bde. Köln 1887. Bd, II. S. 73.

## 1. Rothe Blutkörperchen.

### § 54.

Die Anzahl der rothen Körperchen im Blute ist so gross, dass, wenn man sie in dem cirkulirenden Blute sieht, sie die ganze Masse desselben auszumachen und in nicht grösserer Anzahl darin vorkommen zu können scheinen. Ihre Anzahl soll nach Prevost und Dumas bei den Vögeln am grössten, bei fleischfressenden Säugethieren geringer, bei Pflanzenfressern noch geringer, und bei kaltblütigen Thieren, mit Ausnahme der Schildkröten, am geringsten sein. Indessen sind solche Schätzungen leicht trügerisch. Gulliver¹) hat bei seinen Untersuchungen über die relative Grösse und Form der Blutkörperchen, von 140 Säugethieren verschiedener Spezies, gefunden, dass diese mikroskopischen Körperchen nicht nur nach der Gattung an Form und Grösse variiren, sondern auch eine besondere Neigung haben, unter dem Einflusse von allerhand Umständen, ihre Form und Grösse zu verändern; ja beim Hirschgeschlechte z. B. fand er, dass die Blutkörperchen, wenn das Thier erschrocken ist, schon ehe man dahin gelangt, mittelst eines Nadelstiches Blut davon zu bekommen, sich in ihrer Gestalt schon verändert und von unregelmässiger Form zeigten, so dass es bei mikroskopischen Untersuchungen vielleicht keinen Gegenstand gibt, der von so delikater Natur und so schwierig im unveränderten Zustande zu beobachten ist, als dieser. Aus dieser Ursache erklärt Gulliver die vielen Verschiedenenheiten, welche von verschiedenen Beobachtern in dieser Richtung angegeben worden sind. Es darf uns desshalb nicht befremden, wenn wir die Blutkörperchen bald als kugelig-oval, oder wickenförmig, bald als plattgedrückt und scheibenförmig, bald als linsenförmig beschrieben und zum Theil auch abgebildet finden. Bei all diesen Widersprüchen steht aber als ausgemachte Thatsache fest, dass die Blutkörperchen bei allen Wirbelthieren konstante, gerundete Molekule sind, von wenigstens zwei verschiedenen Durchmessern, deren Grösse sich nach Mandl²) zu einander verhält = 1 : 4,5, und dass die rothen Blutkörperchen mit dem färbenden Bestandtheile des Blutes (§ 30), im normalen Zustande, ausschliesslich imprägnirt sind.

[1]) Berzelius' Jahresbericht über die Fortschritte der physischen Wissenschaften. XXX. 1842. S. 525.
[2]) Anatomie microscopique. II. Serie. 1 liv. 1858. p. 3.

## § 55.

Einzeln unter dem Mikroskop betrachtet, erscheinen die rothen Blutkörperchen blassroth, oder gelblich bis beinahe farblos, mehrere über einander liegend aber blutroth, wobei übrigens die Anwendung des durchgehenden, oder refraktirenden Lichtes wesentlichen Antheil hat; denn bei Beleuchtung von oben, oder durch reflektirtes Licht erscheinen auch die einzelnen Blutkörperchen roth; sie bilden, wie wir so eben (§ 54) erwähnt haben, keine vollkommenen Sphären, sondern der eine Durchmesser verlängert sich immer auf Kosten des andern, wodurch eine mehr oder minder platte Gestalt zum Vorschein tritt. Beim Menschen und den meisten Säugethieren sind sie von kreisförmiger, aber abgeflachter Gestalt, mit abgerundeten Rändern, und auf beiden Seiten mit einer centralen, napfförmigen Einsenkung, deren Tiefe, je nach dem Betrage des Inhaltes eines jeden Körperchens, verschieden ist. Diess ist die normale Gestalt der Blutkörperchen, oder die während ihres Verweilens im cirkulirenden Blute, bei Erwachsenen ihnen eigenthümliche Form (siehe Abbild: Fig. 1 und 2). Beim Embryo fehlt dieser centrale Eindruck und seine Blutkörperchen sind einfach mehr oder weniger linsenförmig bis kugelig. Die Vertiefung beträgt ungefähr die Hälfte des Durchmessers des Blutkörperchens, der umgebende dunkle Ring hat also die Breite von ungefähr ¼ des Durchmessers. Er ist fast eben so dick; denn vier platt aneinander liegende Blutscheibchen bilden, nach Nasse, [1]) einen Cylinder, der fast dieselbe Höhe, als Breite hat, wenn er von der Seite gesehen wird.

[1]) a. a. O. S. 87.

## § 56.

Die Gestalt der rothen Blutkörperchen ist beim Menschen und bei Thieren verschieden, wenn gleich nicht zu läugnen ist, dass zwischen beiden grosse Aehnlichkeiten bestehen. Bei manchen Thieren, wie z. B. bei den Ochsen, Schafen und Schweinen, ist ihre wahre Gestalt nur schwer zu beobachten, weil sie sich nach Nasse [1]) an der Luft sogleich verändert. R. Wagner [2]) hat zuerst die Aufmerksamkeit auf die Verschiedenheit der Blutkörperchen hingerichtet, und Untersuchungen angestellt, welche desshalb um so interessanter sind, weil sie ein Elementargebilde des thierischen Körpers betreffen, welches nicht wie Muskel- und Nervenfaser, gleiche, sondern verschiedene Gestalt- und Grössenverhältnisse zeigt. Bei den Wirbelthieren finden sich theils kreisrunde, theils elliptische Blutkörperchen. Eine kreisrunde Gestalt zeigen sie bei dem Menschen und den Säugethieren, mit Ausnahme der Cameliden, und nach Wagner auch bei den Cyklostomen; eine elliptische dagegen bei den Vögeln, Reptilien und Fischen. Nach den übereinstimmenden Angaben von Leeuwenhoek,[3]) Haller,[4]) Rudolphi,[5]) Edwards,[6]) Wedemayer,[7]) Burdach,[8]) J. Müller,[9]) Schulz,[10]) Krause,[11]) H. Nasse[12]) u. v. A. erscheinen die Körperchen in dem frisch aus der Ader gelassenen menschlichen Blute als kreisrunde, platte, scharf begrenzte, am Rande minder durchsichtige, bei durchgehendem Lichte blass röthlichgelbe Scheibchen. Mit diesen Eigenschaften stimmen die Blutkörperchen der Säugethiere mehr oder minder vollkommen überein. Die elliptischen Blutkörperchen sind bei den Vögeln länglich oval, ungefähr wie Gurken- oder Melonenkerne, mit elliptischer Einsenkung in der Mitte, und in einen scharfen Rand auslaufend; bei den Reptilien sind sie oval und mehr platt als bei den Vögeln und Fischen, am Rande zugerundet; bei den Fischen endlich sind sie sehr verschieden, je nach den Abtheilungen, denen sie angehören, im Allgemeinen aber sind sie, mit wenigen Ausnahmen, länglich platt, elliptisch und in der Mitte etwas dicker.

Anmerkung. Mandl fand zuerst am Dromedar und Alpaco elliptische Blutkörperchen, und später fand diese Form auch Gulliver an den Körperchen des Blutes vom Kameel, Dromedar und Lama (Auchenia Vicugna, A. parca und A. lama); sie sind aber durchaus kleiner, als bei den übrigen Thieren, und haben in der Mitte keine Vertiefung, sondern eine bauchförmige Hervorragung.

[1]) a. a. O.
[2]) Beiträge zur vergleichenden Physiologie 1836. Heft II. S. 5 — 12.
[3]) a. a. O.
[4]) De partibus corporis humani. Vol. III. § 11. pag. 92.
[5]) Physiologie. 2 Bde. Berlin 1821 — 28. — Bd. I. S. 144.
[6]) Annales des sciences naturelles. 1826. T. IX. p. 364.
[7]) Untersuchungen über den Kreislauf des Blutes etc. Hanover 1828. S. 241.
[8]) Physiologie. Bd. IV. S. 17.
[9]) Physiologie. Coblenz 1837 — 40. Bd. I. S. 105.
[10]) Das System der Circulation. Stuttgart und Tübingen. 1836. S. 241.
[11]) Anatomie. Bd. I. S. 25.
[12]) Untersuchungen zur Physiologie und Pathologie. Bd. II. Heft I. S. 48 — 80.

§ 57.

Die natürliche Gestalt der Blutkörperchen (§ 56) erleidet indessen unter der Einwirkung verschiedener Einflüsse auffallende Veränderungen. Die rothen Blutkörperchen besitzen nemlich, nach Hassal[1]) wie alle kleine Bläschen, die Eigenschaft der Endosmose und Exosmose. Diese Vorgänge hängen von der Wechselwirkung zweier Flüssigkeiten von relativ verschiedener Dichtigkeit ab, deren eine ausserhalb, die andere innerhalb des Blutbläschens sich befindet.

Sind beide von gleicher Dichtigkeit, so findet keine Veränderung der normalen Gestalt der Bläschen statt, wohl aber, wenn das innere Fluidum grössere Dichtigkeit besitzt, als das äussere; dann erfolgt Endosmose, bei welchem Phänomen ein Theil der äussern Flüssigkeit durch die Umhüllung des Bläschens hindurchgeht, dasselbe ausdehnt, und so seine Gestalt verändert. Endlich bei einem umgekehrten Verhalten beider Flüssigkeiten äussert sich auch die entgegengesetzte Wirkung: es erfolgt Exosmose, indem ein Theil der im Bläschen enthaltenen Flüssigkeit in das umgebende Medium übertritt. Im gesunden Zustande besteht ein harmonisches Verhältniss zwischen der im Blutbläschen enthaltenen Flüssigkeit und dem Liquor sanguinis, in Bezug auf deren Dichtigkeit, so dass die Körperchen ihre eigenthümliche Gestalt bewahren können. Aber es existirt kaum irgend eine andere Flüssigkeit, welche nicht mehr oder weniger modificirend auf die Gestalt der Blutkörperchen einwirkt, und zwar geben ihnen die meisten Reagentien, welche man zu ihrer Prüfung anwendet, eine sphärische Gestalt — ein Umstand, der bei der mikroskopischen Untersuchung des Blutes stets beachtet werden muss, wenn man sich vor Täuschungen sicher stellen will.

[1] Arthur Hill Hassal: Mikroskopische Anatomie des menschlichen Körpers im gesunden und kranken Zustande. Aus dem Engl. von Kohlschütter. Leipzig 1852. Mit einem Kupferatlas. S. 19.

## § 58.

Im Hinblicke auf die ex- und endosmotische Eigenschaft der Blutkörperchen (§ 57) wurden bei den mikroskopischen Untersuchungen des Blutes verschiedene Flüssigkeiten als Vehikel zur Suspension der Blutkörperchen empfohlen, um ihre Formveränderung so viel als möglich zu vermeiden. Nach den Erfahrungen von Muys[1] und Hewson[2] halten sich die Blutkörperchen viel länger, ohne ihre Gestalt und Grösse zu verändern, wenn das zu untersuchende Blut nicht durch Wasser, sondern durch Blutserum verdünnt wird. Daher gebrauchen auch Döllinger und Schmidt[3] das reine frische Eiweiss, um darin zertheiltes Blut zu beobachten. Schultz[4] behauptet dagegen, dass eine Auflösung von Eiweiss die Blutkörperchen eben so schnell verändere, als reines Wasser (§ 142). Daher empfiehlt auch Schultz und Joh. Müller[5] vorzugsweise die Anwendung des Blutserums. Nach Hewson kann man auch einen Tropfen Wasser anwenden, zu welchem man auf acht Tropfen einen Tropfen gesättigte Kochsalzlösung gesetzt hat. Auch Zuckerwasser wurde zu diesem Zwecke empfohlen; Mandl[6] läugnet aber, dass es die Blutkörperchen unverändert lasse, obgleich Joh. Müller[7] sich unumwunden dahin ausspricht, dass Kochsalz- und Zuckerlösung die Blutkörperchen durchaus nicht verändere. **Wistrand** bediente sich in neuester Zeit des Liquor amnii zu diesem Zwecke (§ 259). Trotz dieser Vorkehrungen kann man aber weder Gestalt noch Grösse der Blutkörperchen richtig beurtheilen, wenn man dieselben nicht auf dem Objektträger in Bewegung setzt, durch Schiefstellen oder Anziehen mit dem Pinsel, und zugleich die Betrachtung verändert.

Anmerkung. Man kann Serum in kleinen luftdicht verschlossenen Fläschchen in einem kalten Orte Monate hindurch aufbewahren, um es zu Versuchen und besonders zum Aufweichen getrockneten Blutes zu verwenden, nur muss man dasselbe vor Fäulniss zu bewahren suchen, bevor man es von dem Blutkuchen abschöpft und es sorgfältig koliren. Auch muss man, bevor man damit experimentirt, es unter dem Mikroskop auf Reinheit prüfen.

[1] **Muys**: Investigatio fabricae, quae in partibus musculos componentibus exstat, Lugd. Batavia 1751. p. 100.
[2] a. a. O. und G. **Hewsoni** opus posthumus; anglice edidit **Magn. Falconat**, latine vertit et notas addidit **van de Wynpersse**. Lugdun. Batav. 1785. p. 11. 29.
[3] Joh. Chr. **Schmidt**: über die Blutkörner. Würzburg 1822.
[4] Das System der Cirkulation. S. 26.
[5] Physiologie Bd. I. S. 113 u. Burdachs Physiologie Bd. IV. S. 104.
[6] Anatomie microscop. p. 14.
[7] Bei **Burdach** a. a. O.

## § 59.

Nicht weniger Verschiedenheiten als die Gestalt der Blutkörperchen (§ 56) bietet auch ihre **Grösse** dar, und zwar nicht nur bei Thieren aus verschiedenen Klassen, sondern auch in dem Blute eines und desselben Individuums, in verschiedenen Lebensverhältnissen. Unter den Thieren, deren Blut kreisrunde Blutkörperchen besitzt (§ 56), hat, nach **Gulliver**,[1] der Elephant die grössten; ihm zunächst stehen jene des Wallfisches, zugleich aber auch jene des Faulthiers, und nach **Prevost** und **Dumas**[2] jene von Simia callithrix; jetzt erst folgt der Mensch; nach **Gulliver** hat das Napu-Moschusthier die kleinsten kreisförmigen Blutkörperchen, während man bisher der Ziege letztere zugeschrieben hat. Während nach **Gulliver** die Blutkügelchen des Elephanten $\frac{1}{2735}$ engl. Zoll, und nach **Hassal**[3] die menschlichen Blutkörperchen im Mittel $\frac{1}{3775}$ eines englischen Zolles messen, bekunden dieselben nach **Gulliver**[4] bei Moschus moschifer und M. meminna im Mittel $\frac{1}{12315}$ engl. Zoll im Durchmesser. Bei den Vögeln ist die Verschiedenheit der Grösse der Blutkörperchen weit geringer, als bei den Säugethieren, wie aus der vergleichenden Untersuchung des Blutes von 204 verschiedenen Vögeln von **Gulliver** hervorgeht. Der kleinste Durchmesser kommt hier im Allgemeinen dem Durchmesser der Säugethierblutscheibchen nahe. Ihr Längedurchmesser beträgt zweimal weniger als ihre Breite und ihre Dicke ungefähr ein Drittheil der Breite. Indessen haben unter den elliptischen Blutkörperchen die Vögel die kleinsten, von 0,0066 bis 0,008''' Länge und 0,0033 bis 0,004''' Breite. Bei den Amphibien sind sie von bedeutenderer Breite, als bei den Vögeln, bei den beschuppten = 0,0066 bis 0,008''' lang, und 0,004 bis 0,005''' breit, die der unbeschuppten 0,01, beim Proteus sogar 0,033''' lang. Die Blutkörperchen der beschuppten Fische besitzen eine Länge von 0,005 bis 0,0066''' und eine Breite von 0,0033.. bis 0,0066..''' ; die der Knorpelfische, mit Ausnahme der Cyklostomen, verhalten sich mehr wie die der nackten Amphibien, und sind 0,011..''' lang, und 0,0066''' breit.

<sup>1</sup>) a. a. O. — Anhang zur englischen Uebersetzung von Gebert's allgem. Anatomie. — Froriep's und Schleiden's Notizen. 1847. Bd. III. Nr. 18. S. 282.
<sup>2</sup>) Biblioth. univers. 1821. XVII. p. 222.
<sup>6</sup>) a. a. O, S. 20.

### § 60.

Gulliver's Erfahrungen zeigen, dass zwischen der Grösse des Thieres und jener der Blutkörperchen keine Uebereinstimmung stattfindet, doch glaubt derselbe gefunden zu haben, dass ein Verhältniss der Art in den Arten derselben Familie bestehe; indessen lassen unsere bisherigen Kenntnisse hierüber noch keine Verallgemeinerung zu. So hat das kleinste Säugethier Grossbritaniens — mus messorius, durchgehends eben so grosse Blutkörperchen, wie das Pferd; ja bei der gemeinen Maus — mus musculus sind sie sogar grösser, als beim Pferd und Ochsen. — Eben so haben die Hauskatze, der norwegische Luchs und der Serval grössere Blutkörperchen, als die grösseren Arten derselben Gattung. Der Esel, das Grossohr (Dschiggetai) und Burchell's Zebra haben grössere Blutkörperchen, als die grösseren Arten, wie das Pferd; die gemeine Maus grössere, als die gemeine Ratte u. s. w. Dagegen findet man doch mitunter Andeutungen von einer Verallgemeinerung. So beobachtete Gulliver in den verschiedenen Ordnungen der Raubthiere ein so scharf geschiedenes Volumen der Blutkörperchen, dass man diesen Charakter mit zur Klassifikation benützen kann. Die Familien bilden, nach der Grösse der Blutkörperchen, folgende Reihenfolge: Robben, Hunde, Bären, Wiesel, Katzen, Viverren. Es ist im Allgemeinen nach Guviller ungemein leicht, eine Viverre blos vermöge der verhältnissmässig kleinen Blutkörperchen von einer Robbe, einem Hunde oder Bären zu unterscheiden. — Nach Gulliver scheint ferner keine nothwendige Verbindung zwischen der Grösse der Blutkörperchen und der Art der Nahrung zu bestehen; Nasse dagegen glaubte doch einige Beziehung auch in dieser Richtung bemerkt zu haben, indem die Fleischfresser durchschnittlich etwas grössere Blutkörperchen besitzen, als die Pflanzenfresser und namentlich als die Wiederkäuer. — Auch das Klima scheint nicht ohne Einfluss auf eine diessfallsige Modifikation zu sein. Nach Wagner sind vielleicht die Blutkörperchen der Neger etwas kleiner, als die der Europäer; jene der Affen der neuen Welt etwas kleiner, als jene der Affen der alten u. s. w. — Endlich übt das Alter entschiedenen Einfluss auf die Grösse der Blutkörperchen. Harting [1]) fand, dass die eigentlichen Blutkörperchen bei einem $3\frac{1}{2}$ monatlichen Embryo merklich kleiner sind, als beim ausgetragenen Kinde, und dass sie erst einige Wochen nach der Geburt die bleibende Grösse erreichen. Als mittleren Durchmesser beim $3\frac{1}{2}$ monatlichen Embryo fand er 0,0053 Millimeter, schwankend zwischen 0,0043 und 0,0070; bei einem todtgebornen reifen Kinde im Mittel 0,0057; bei einem 8 monatlichen Kinde im Mittel 0,0076. Die Angaben vieler Auktoren, dass der Embryo grössere Blutkörperchen habe, als der Erwachsene, beziehen sich also auf die frühere Zeit des Fötuslebens.

[1]) a. a. O. p. 41 ff.

## § 61.

Abgesehen von Klassen- und Gattungsverschiedenheiten, Nahrung, Klima, Alter etc., so beobachtet man auch in dem Blute eines und desselben Individuums Körperchen von verschiedener Grösse. J. Müller [1]) fand zwar die Blutkörperchen beim Menschen grösstentheils gleich gross, einzelne jedoch ein wenig grösser, als die Mehrzahl, aber nicht noch einmal so gross im Durchmesser. Indessen sah er auch solche, die übrigens von gleicher Form, doch etwas kleiner waren und gleichsam in der Bildung begriffen zu sein schienen. Dieser Ansicht widersprechen zwar Leeuwenhoek, Haller, Spallanzani, Hunter, Döllinger, Weber u. A., insoferne sie die Behauptung aussprechen, dass alle Blutkörperchen als regelmässig gebildete Körperchen sich bei einem Individuum, sowie bei verschiedenen Individuen derselben Gattung, von gleicher Grösse finden. Allein dieses gilt nur von der ungefähren Grösse, sagt Bundach; [2]) denn im ganzen Leben kennen wir kein Maass und Gewicht, welches bei allen Individuen einer Gattung immer dasselbe wäre, und die Blutkörperchen dürften hievon keine Ausnahme machen. Schon Senac [3]) fand beim Menschen die Blutkörperchen $\frac{1}{300}'''$ gross, aber auch einige von $\frac{1}{100}'''$, und Mengehini und Hewson [4]) machten ähnliche Beobachtungen, und es dürfte sich, nach Raspail [5]) und Blainville, [6]) als allgemeine Thatsache bestätigen, dass hierin kein unabänderliches Maass feststeht. Daher haben auch verschiedene Messungen, abgesehen von dem Grade ihrer Genauigkeit, so verschiedene Resultate gegeben.

[1]) Bei Burdach Bd. IV. S. 104.
[2]) Ebendas. S. 20.
[3]) Traité de la structure du coeur etc. 1788. T. II. p. 276.
[4]) a. a. O. Vol. III. p. 39.
[5]) Bulletin des sciences medicales, publié sous la direction de le Bár. du Ferussac. Paris 1824. W. XII. p. 138.
[6]) Cours de physiologie générale et comparée. T. I. p. 800.

### § 62.

In Beziehung auf die Struktur und eigentlichen Bau der rothen Blutkörperchen hat bis auf die neueste Zeit grosse Meinungsverschiedenheit bestanden, und besteht zum Theil noch jetzt. Die früheren mikroskopischen Forscher, beinahe ohne Ausnahme, glaubten an die Existenz eines Kernes in dem Mittelpunkt eines jeden Blutkörperchens. Prevost und Dumas [1]) erklären mit Bestimmtheit, dass ein farbloser Kern und eine sackförmig diesen umhüllende Faserstoffmasse, welche die Gestalt der Blutkörperchen bestimme, die wesentlichen Bestandtheile eines jeden Blutkörperchens seien. In den elliptischen Blutkörperchen der Vögel, Reptilien und Fische ist unzweifelhaft ein Kern vorhanden; allein die besten optischen Instrumente, in der Hand der Tüchtigsten neuerer Mikroskopiker haben, trotz der Anwendung der verschiedensten Reagentien, durchaus nicht vermocht, die Gegenwart eines derartigen Gebildes in den Blutkörperchen des Menschen und der Säugethiere überhaupt entdecken zu lassen. Auch Hassal [2]) schliesst sich unbedingt denjenigen Beobachtern an, welche die Existenz eines Nukleus in den Blutkörperchen des Menschen und der Säugethiere läugnen; dieser Ansicht huldigen: Magendie, Hodghin, Liston, Young, Quecket, Gulliver, Lambotte, Oven, Donné u. A., während Hewson, Gerber, Mandl, Barry, Wagner, Rees, Lane, Addison u. A. die Anwesenheit eines Kernes in den Blutkörperchen behaupteten. Allerdings habe es mitunter den Anschein, sagt Hassal, als ob ein Kern vorhanden sei; nur sei dieser Anschein falsch erklärt worden. Ein immer kleinerer Ring kann, unter günstigen Umständen, in dem Centrum eines jeden Blutkörperchens zum Vorschein kommen; er entsteht durch die centrale Einsenkung (§ 55), deren äusseren Rand er bezeichnet, und er war es auch, der bei Della Torre [7]) die täuschende Vorstellung erzeugte, als habe jedes Blutkörperchen eine centrale Oeffnung und folglich eine ringförmige Bildung, und welcher auch wahrscheinlich M. Barry verführte, dasselbe als eine Faser zu beschreiben.

1) Biblioth. univers. p. 215. IV.
2) a. a. O. S. 22.
3) Nuove osservazioni microscopiche. Napoli 1776.

## § 63.

Das bestimmte Vorhandensein eines tiefen, napfförmigen Eindruckes an den beiden Oberflächen des Blutkörperchens schliesst, zumal bei der ausserordentlich geringen Dicke (§ 59) der Scheibchen, beinahe an sich schon die Möglichkeit eines Kerns aus. Wir sind demnach zu dem Schlusse gekommen, dass in dem rothen Blutkörperchen des Menschen und der Säugethiere kein Kern enthalten sei, und es fragt sich nun zunächst, wie dasselbe denn beschaffen sei? Einige Beobachter haben es mit einem Bläschen verglichen; allein diese Vergleichung scheint nach Hassall[1] darum nicht ganz treffend zu sein, weil, obschon jedes Blutkörperchen die dem Bläschen zukommenden endosmotischen Eigenschaften besitzt (§ 57), doch keine von der ganzen Substanz des Körperchens (beim Menschen) gesonderte Membran als ihm zugehörig nachgewiesen worden ist. Das Blutkörperchen des Menschen muss nach Hassall daher bezeichnet werden als ein Organismus von bestimmter Form und homogener Struktur, hauptsächlich bestehend aus einer nach aussen hin dichteren, inwendig dünneren Substanz der Proteinverbindung „Globulin", welche dem Eiweisse sehr nahe steht, mit grosser Plasticität begabt und der Sitz des Farbstoffes des Blutes ist. Es ist merkwürdig, bis zu welchem Grade die rothen Blutkügelchen fähig sind, ihre Gestalt zu verändern. Wenn man sie auf ihrem Kreislaufe beobachtet, so kann man diesen endlosen Wechsel der Formen an ihnen wahrnehmen, womit sie sich dem Raum, welchen sie zu passiren haben, und dem Drucke der umgebenden Körperchen accommodiren. Die Formveränderungen, die sie dabei erleiden, sind jedoch keineswegs bleibend, sondern sofort nach dem Aufhören des Druckes tritt das normale Verhältniss wieder ein. Auf dem Objectträger des Mikroskops können sie jedoch derartig verunstaltet werden, dass sie die Fähigkeit, ihre ursprüngliche Form wieder anzunehmen, verlieren.

1) a. a. O. S. 22 ff.

## § 64.

Während die angestrengtesten Untersuchungen nicht vermögen, einen Kern in den Blutkörperchen der Säugethiere (auch die Thiere aus der Familie der Kameele nicht ausgenommen) zu entdecken, hat es nicht die geringste Schwierigkeit, denselben in denen des Frosches und der meisten Vögel, Reptilien und Fische zu sehen, so dass hier seine Existenz jetzt allgemein anerkannt ist, und Mandl ist im Irrthum, wenn er der Meinung ist, dass der Kern sich erst im abgelassenen Blute, ausserhalb des Körpers bilde. In Blutkörperchen aus frisch gelassenem Blute, die man sofort in ihrem eigenen Serum untersucht, lässt sich der Kern mit hinreichender Deutlichkeit wahrnehmen, so dass man mit der grössten Zuversicht sein Vorhandensein behaupten kann. Nach Verlauf weniger Minuten wird er noch viel deutlicher, so dass man dann seine Zusammensetzung leicht erkennt. Diess rührt, nach Hassal, wahrscheinlich von der Ausscheidung des Blutfarbstoffes aus den Blutkörperchen her. Die Gestalt des Kernes entspricht der des Blutkörperchens selbst; er ist oval und zeigt eine granulirte Struktur, die mit der der farblosen Blutkörperchen (§ 68) so übereinstimmt, dass er nur durch seine weit geringere Grösse und durch seine eiförmige Gestalt von jenem zu unterscheiden ist.

### § 65.

Hier muss noch einer andern Art von Bläschen erwähnt werden, auf deren Vorkommen schon Burdach[1]) aufmerksam gemacht hat, und unter dem Mikroskop sich häufig im Blute zur Beobachtung darstellt. Ein solches Bläschen besteht, dem Anscheine nach, aus einer farblosen, durchsichtigen, glasartig glänzenden Mitte und einem dunkelrothen oder schwärzlichen Umkreise. Das Verhältniss beider Theile ist verschieden: ist der Umkreis breit, so sieht das Bläschen wie eine dunkelrothe Scheibe mit einer Oeffnung in der Mitte aus, oder wie eine Iris, deren Pupille keinen dunkeln Hintergrund hat; ist der Umkreis schmäler, so hat es das Ansehen einer Glaskugel, um welche ein dunkler Ring gelegt ist. Diese Bläschen sind von verschiedener Grösse. Gewöhnlich sind sie kugelig; bisweilen aber findet man einzelne elliptische, und zwar im Blute sowohl von Menschen, als auch Vögeln und anderen Thieren. Sie haften an dem gläsernen Objektträger, auf welchen man das Blut gebracht hat, und liegen meist zu Boden, während das Blutwasser über sie hinströmt; hält man den Träger schief, so schwimmen sie herab, aber langsamer als die Blutkörnchen oder Gerinnsel, welche sie umgeben. Sie haben eine gewisse Konsistenz und Dehnbarkeit; zwischen zwei fadenartigen Gerinnseln eingeklemmt, werden sie schmal und lang gedrückt, wie strotzende, von zwei Seiten zusammengepresste Blasen. So behaupten sie auch ihre Form bei einigen Bewegungen: eines, am Ende eines geronnenen Fadens angeheftet, wurde von diesem durch das strömende Blutwasser schleuderförmig bewegt, ohne seine Form zu ändern; ja sie scheinen selbst, wenn sie sich wälzen, die breitgedrückte Form der Fläche, mit welcher sie aufgelegen haben, zu behalten; denn man sieht sie in einem solchen, freilich seltenen Falle, schmal und zusammengedrückt, bis sie sich wieder auf die platte Seite legen. Auch behalten sie, wenn sie klein sind, ihre Form in dünn aufgestrichenem und getrocknetem Blute, wobei oft Risse des Gerinnsels von ihnen ausgehen; sind sie gross, so werden sie durch das Trocknen in unregelmässige, eckige Zellen verwandelt. Sie sind gleichwohl nichts anderes, als **Luftblasen**. In ganz frischem Blute fehlen sie gewöhnlich. Sie entstehen nach Burdach aus der Zerstörung der Blutkörper durch Wasser: bringt man zu einem Tropfen Blut, in welchem blos Blutkörperchen sichtbar sind, während der Beobachtung etwas Wasser, so ändert sich bisweilen das Ganze, wie durch einen Zauberschlag, und anstatt der Blutkörperchen sind mit einem Male allerhand Gerinnsel und die beschriebenen Bläschen da. Diese Luftbläschen scheinen von einigen Beobachtern mit Blutkörperchen verwechselt worden zu sein, und auf dieser Verwechslung dürften manche unrichtige Ansichten sich gründen.

[1] Physiologie. Bd. IV. S. 22 ff.

### § 66.

Nun bleibt uns noch das Verhalten der rothen Blutkörperchen gegen verschiedene äussere Agentien, oder mit andern Worten die mikrochemische Betrachtung der Blutkörperchen übrig. Wasser und andere Flüssigkeiten von geringerem specifischem Gewichte, als das Blutserum, bewirken eine Formänderung: die Blutkörperchen werden kugelig, und wegen Abnahme des Breitedurchmessers, bei Zunahme der Dicke, kleiner — von 0,002 bis 0,0024''' Kölliker[1] — was am schönsten an säulenartig vereinigten Körperchen zu beobachten ist, und geben bald langsam, bald plötzlich und mit einem ruckweisen Aufquellen ihren Farbstoff an die Flüssigkeit ab. Dem Wasser sehr ähnlich wirken nach Kölliker[2] Gallussäure, Holzessig, Aqua chlorata, wässerige Jodlösung, Schwefeläther und Chloroform. In den ersten drei bleiben die Blutkörperchen als deutliche blasse Ringe zurück, während sie mit Schwefeläther augenblicklich zu den zartesten blassesten Ringen von $\frac{1}{3}$ bis $\frac{1}{4}$ der frühern Grösse sich umwandeln, welche in dem zugleich entstehenden feinkörnigen Koagulum nur schwer zu sehen sind, jedoch auf Zusatz von Salzen, z. B. Salpeter, etwas deutlicher werden. Von einer wirklichen Auflösung der Zellen sah Kölliker nichts. Chloroform wirkt ebenso, nur langsamer, und es werden die Blutkörperchen zuerst merklich kleiner und glänzend gelb. Dagegen aber wird die Form der Blutkörperchen erhalten, oder noch mehr abgeflacht, in Flüssigkeiten, deren Dichtigkeit die des Blutserums übertrifft, oder wenigstens erreicht. So veranlassen Eiweiss, Urin, Speichel, koncentrirte Lösungen von Zucker, Kochsalz, Salmiak, kohlensaures Kali und Ammoniak keine, oder nur geringe Aenderungen ihrer Form. Auch konserviren sie ihre Gestalt in Flüssigkeiten, die zwar eine geringere Dichtigkeit zeigen, aber mit einer spezifischen Wirkung begabt sind; so erhalten sie z. B. ihre Form in Jodlösung, in Kochsalzlösung werden sie nur etwas zusammengezogen, während koncentrirte Salzsäure, nach Henle, den durch Imbibition aufgeschwollenen Körperchen sogar ihre normale Gestalt wieder zu geben vermag. Nach diesen allgemeinen Bemerkungen wollen wir hier noch im Einzelnen einige der schlagendsten Wirkungen bei Behandlung der Blutkörperchen mit Reagentien folgen lassen.

[1]) Handbuch der Gewebelehre des Menschen. Leipzig 1852. S. 573.
[2]) Ebendas.

## § 67.

Blutserum vermag wie früher (§ 57) schon erwähnt haben, als das natürliche Element der Blutkörperchen, ihre normale Gestalt eine Zeit lang unverändert zu bewahren.

Wasser. In wenig reinem Wasser werden die Blutkörperchen nach Nasse und Kölliker (§ 66) dicker, aber etwas kleiner; in mehr Wasser bleibt Anfangs noch die röthliche Farbe, und der scharfe Rand unverändert, bei Zusatz von noch mehr Wasser aber werden sie angeschwollen, und indem der centrale Eindruck verschwindet, kugelrund — sphärisch, voluminöser und ohne scharfen Rand, undeutlich. Der Farbstoff löst sich in einer gehörigen Menge Wassers auf, und Letellier glaubt, dass die rothen Blutkörperchen nur vermöge der Auflöslichkeit ihrer farbigen äussern Schicht, und weil sie übrigens durchsichtig sind, in Wasser verschwinden, wogegen der weisse Kern augenblicklich wieder erscheint, wenn man das Wasser mittelst eines Neutralsalzes sättigt. Die Kerne selbst, wo sie vorhanden (§ 64), von grösserer Dichtigkeit und lichtbrechender Kraft, senken sich als weisser Bodensatz zu Boden. Hünefeld[1]) hat übrigens nie wahrnehmen können, dass nach längerer Einwirkung des Wassers die Kerne im Innern der Blutkörperchen beweglich werden.

Weingeist, Kreosot und noch eine Reihe anderer Flüssigkeiten, namentlich die § 66 aufgeführten, bewirken den nemlichen Erfolg, wie Wasser. Diese Agentien machen sie aber noch dazu zugleich ausserordentlich durchsichtig, so dass man sie oft nur mit

Mühe erkennen kann. In den auf diese Art transparent gemachten Körperchen soll nach Einigen (§ 62) keine Spur von Inhalt zu entdecken sein, wenn sie von Menschen- oder Säugethierblut herstammen.

Kohlensäure äussert nach Müller keine Wirkung auf die Form der Blutkörperchen; dagegen wird nach Schultz und Nasse durch Schütteln des Blutes mit kohlensaurem Gas die Schale der Blutkörperchen dunkler und dichter, im Umfange weniger platt, bauchig und aufgeschwollen, sie erhalten in der Mitte eine Trübung und einen etwas breiteren Farbstoffring, und kleben stärker zusammen.

Essigsäure beraubt die Blutkörperchen zuvörderst ihres Farbstoffes und macht sie ungemein blass, so dass sie ganz durchsichtig und nach Müller[2]) und Mandl[3]) augenblicklich unförmig, zum Theil rund werden, und kaum mehr wahrzunehmen sind; doch lösen sie sich nach Kölliker[4]) in Essigsäure von 10 Procent keineswegs auf, sondern sind vielmehr noch nach mehreren Stunden als zarte Ringe zu sehen. Eine 20 procentige Lösung wirkt schon energischer und in Acidum aceticum glaciale lösen sich in dem schmierigen und braunen Blute in Zeit von zwei Stunden die Zellen gänzlich auf und es bleiben nur noch die Kerne zurück. Diese haben einen schmalen, sehr blassen Saum, sie sinken als hellbraunes Pulver zu Boden, und diese Färbung rührt, nach Müller, von anhängigem, durch Essigsäure verändertem Farbstoff her, da die Kerne, welche durch Behandlung der Blutkörperchen in Wasser erhalten werden, in Essigsäure weiss bleiben. Nach Schultz[5]) wird von Essigsäure die Schale der Blutkörperchen schnell aufgelöst, ohne dass sie vorher eine Farbenveränderung erleiden, wobei die Kerne roth gefärbt sind. Berres[6]) behauptet, durch Essigsäure schrumpfen die Blutkörperchen zusammen, bis zur Grösse eines Lymphkörperchens, endlich platze das äussere Häutchen und alles werde in Plasma aufgelöst.

Aether verwandelt, nach Nasse, das Blut in eine geröthete Flüssigkeit, worin am Boden dunkle, röthliche. 0,00001 bis 0,00003″ grosse Körperchen, mit einzelnen grösseren, helleren liegen. Die ersteren werden durch Wasser nicht ganz entfärbt; durch Essigsäure nicht, aber durch Ammoniak zerstört; ausserdem schwimmen Fetttröpfchen an der Oberfläche, und beim Verdunsten schiessen weisse, rosenförmige Krystalle und ungestaltete Blätter an.

Ammoniak. Wässeriges kaustisches Ammoniak wirkt in ähnlicher Weise; es löst die Blutkörperchen sehr schnell auf, mit einer vorherigen Veränderung der Form ins Kugelige (Müller) und zwar, nach Schultz, zu einer kirschrothen Flüssigkeit. Nach Nasse[7]) nehmen, nach Einwirkung von kaustischem Ammoniak, die Blutkörperchen vor ihrer gänzlichen Auflösung eine graue Farbe an; endlich bleiben nur noch wenige feine, glänzende Körnchen zurück. Kaustisches Kali, mit zwei Theilen Wassers verdünnt, löst, nach Gerlach,[8]) die Körperchen sehr rasch auf, ohne dass etwas übrig bleibt. Das Kali verändert, nach Müller, die Form der Körperchen nicht, sondern macht sie nur immer kleiner, so dass bald alles spurlos verschwindet.

Jod. Durch Jod wird, nach Schultz[9]) und Wagner,[10]) die Hülle der Blutkörperchen härter, die Auflösung des Farbstoffes verlangsamt, und das ganze Körperchen intensiv gelb gefärbt. Wasser äussert wenig oder gar keinen Einfluss mehr auf die durch Jod veränderten Blutkörperchen.

Chlor entfärbt das Blut, wobei die Farbe durchs Bräunliche ins Weissliche übergeht; die Blutkörperchen behalten dabei zwar ihre Form, werden aber kleiner.

Mineralsäuren. Koncentrirte Schwefelsäure macht das Blut schwarzbraun, und die Blutkörperchen lösen sich nach Mandl[11]) mehr oder weniger schnell auf; nach Kölliker dagegen werden die Körperchen auf Einwirkung koncentrirter Schwefelsäure blos blass, und obschon noch etwas gefärbt, so sind sie doch kaum zu erkennen, weil ihre Kontouren in einander verschwimmen. Durch Zusatz von Salpeter oder Wasser, welch' letzteres einen weissen Niederschlag erzeugt, werden sie aber wieder deutlicher als kleine, mattgelbe, runde Körperchen. Erst nach Einwirkung der Säure von einigen Stunden ist alles gelöst. — Koncentrirte Salzsäure macht das Blut braun, und erzeugt einen weissen Niederschlag, verkleinert zugleich, bei langsamem Zufliessen, die Zellen, und macht viele im Innern körnig, erzeugt auch an einigen Risse, so dass der Inhalt in Gestalt eines blassen Streifens, der wie ein Stiel des Körperchens sich ausnimmt, heraustritt: dann erblassen alle, so dass man sie, ohne Zusatz von Salzen, kaum mehr sieht. Nach einigen Stunden sind viele derselben gelöst, doch widerstehen einzelne länger (Kölliker a. a. O. S. 574). — Salpetersäure färbt koncentrirt das Blut olivenbraun, die Körperchen grünlich; letztere sind runzelig, aber nicht kleiner und zum Theil in dem sich bildenden Koagulum eingeschlossen, zum Theil frei und über demselben gelegen. Von einer Auflösung ist, nach Kölliker,[12]) nach mehreren Stunden noch nichts wahrzunehmen, doch tritt dieselbe nach einem Tag ein. Ist die Salpetersäure aber verdünnt, so werden die Blutkörperchen theils an verschiedenen Stellen aufgetrieben, und dann erst aufgelöst, theils die Hüllen um die ungewöhnlich grossen Kerne zusammenzogen. Nach Henle[13]) macht

Salpetersäure die Blutkörperchen in Wasser unauflöslich; eben so behaupten Schulz [14]) und Nasse, [15]) dass koncentrirte Schwefel- und Salpetersäure die Blutkörperchen nicht auflösen, sondern sie ein wenig zusammenziehen, und auf ihrer Oberfläche runzeln, wobei die Farbe etwas blasser und die Form nicht weiter verändert werde; eben so mache die Schwefelsäure sie nur platter, lamellenförmig; die Salpetersäure dagegen ziehe den Rand zusammen, so dass die Schale sich dichter um den Kern anlegt.

Aezsublimat. In einer starken Auflösung des Sublimates bekommen die Blutkörperchen schärfer abgerundete Umrisse, und können so eine beträchtliche Zeit lang zur Untersuchung aufbewahrt werden.

Die Einwirkung verschiedener Salze auf die Blutkörperchen haben Gerlach, [8]) Donders und Moleschott [16]) besonders studirt, auf deren Werke wir hier, der Kürze halber, verweisen müssen.

[1]) Der Chemismus in der thierischen Organisation. Leipzig 1840. S. 107.
[2]) Physiologie. Bd. I. S. 112.
[3]) a. a. O. S. 14.
[4]) a. a. O.
[5]) Cirkulation. S. 26.
[6]) Anatomie der mikroskopischen Gebilde. S. 78.
[7]) a. a. O.
[8]) Handbuch der allgem. u. spez. Gewebelehre. Mainz 1848. S. 92 ff.
[9]) a. a. O.
[10]) a. a. O.
[11]) a. a. O.
[12]) a. a. O.
[13]) a. a. O.
[14]) a. a. O.
[15]) h. a. O.
[16]) Donders und Moleschott: Untersuchungen über die Blutkörperchen, in den holländ. Beiträgen. 1847. Heft III. S. 360, — Canstatt's Jahresbericht im J. 1848. Bd I. S. 36 ff.

## 2. Die farblosen Blutkörperchen.

### § 68.

Spallanzani [1]) ist der erste, welcher das Vorkommen zweier Formen von Körperchen im Blute des Salamanders bemerkt hat; Müller [2]) bestätigte deren Existenz im Blute des Frosches und Mandl [3]) in dem des Menschen und der Säugethiere. Auch Wagner [4]) wies dieselben im Blute der Vögel, Amphibien und Fische, und später im menschlichen Blute nach. Indessen ist die Anzahl der farblosen Blutkörperchen bei weitem weniger zahlreich, als jene der rothen. Doch viel grösser, nach Hassall[5]), als der oberflächliche Beobachter glauben möchte, weil sehr viele von ihnen von der grossen Ueberzahl der rothen Körperchen auf dem Sehfelde dem Auge verborgen bleiben. Sie unterscheiden sich von rothen, durch ihre Grösse, Form und Struktur und anderen Eigenschaften.

[1]) Experiences sur la circulation etc. Paris an. VIII. p. 173.
[2]) Bei Burdach Bd. IV. S. 108. — und dessen Physiologie Bd. I. S. 108.
[3]) a. a. O.
[4]) Beiträge Heft I. S. 35 u. Heft I. S. 18 ff.
[5]) a. a. O. S. 27.

### § 69.

Beim Menschen und den Säugethieren sind die farblosen Blutkörperchen im Allgemeinen grösser, als die rothen; doch wie diese, so zeigen auch jene und selbst in noch höherem Grade die verschiedensten Dimensionen bei einem und demselben Individuum und zur nemlichen Zeit. Man kann ihre mittlere Grösse, nach Hassall[1]), wenn sie sich noch im Blutserum befinden auf ungefähr $\frac{1}{2570}$ engl. Zoll (= $\frac{1}{128}$ oder = 0,0043 Par. Linie = 0,0098$^{mm}$) setzen; im Wasser aber schwellen sie bedeutend auf und erreichen die Grösse von $\frac{1}{1800}$'' (= $\frac{1}{160}$ Par. L. = 0,0063 Par. L. = 0,0142$^{mm}$) im Durchmesser. Im Blute der Reptilien, namentlich des Frosches, findet ein entgegengesetztes Verhältniss statt, indem hier die farblosen Körperchen nicht grösser, sondern zwei und selbst dreimal so klein, als die rothen sind. Diese farblose Körperchen haben nicht jene abgeplattete und scheibenartige Form wie die rothen, sondern in allen Klassen des Thierreichs eine kugelige Gestalt, so lange sie frei sind. Sie unterliegen jedoch, wie wir bei den rothen Blutkörperchen gesehen haben (§ 61), nur in einem niederen Grade, viele Formveränderungen in Folge von äusserem Druck, nach dessen Hebung sie sofort ihre normale Gestalt wieder annehmen. Hinsichtlich ihrer Struktur, so erscheinen die farblosen Blutkörperchen als Antagonisten der rothen; denn auch ihre Textur ist eine ganz andere, nicht homogene, sondern durch und durch granulirte, so dass jedes vollkommene, farblose Körperchen oft nicht weniger als 20 bis 30 distinkte Körperchen enthält, die seinem Umrisse ein etwas ausgerundetes, granulirtes Ansehen geben: man kann sie oft, besonders nach Zusatz von Wasser und einiger anderer Reagentien, im Zustande grosser Agitation innerhalb ihrer Körperchen erblicken. Wir begegnen übrigens einem entgegengesetzten Verhalten beider Arten von Blutkörperchen nur beim Menschen und den Säugethieren. Die des Frosches, und ohne Zweifel noch anderer Reptilien, sowie jene der Vögel und Fische haben einen zusammengesetzten Bau; der umhüllende oder transparente Theil derselben lässt sich in Bezug auf

Struktur durchaus nicht vom menschlichen Blutkörperchen unterscheiden, und der Kern ist ebenfalls, zwar nicht dem Ursprunge aber doch der Beschaffenheit nach, identisch mit den farblosen Blutkörperchen nicht blos der Säugethiere, sondern der Reptilien, Vögel und Fische. Die Form des Nukleus beim Frosch u. s. w. entspricht der des ganzen Körperchens, d. h., er ist elliptisch; Wasser afficirt ihn, wie Mandl zuerst beobachtet hat, ganz auf dieselbe Weise wie das Körperchen selbst, indem er dadurch wie dieses sphärisch wird. Wenn man in diesem Zustande Essigsäure zusetzt, so löst sich die Hülle auf und der Kern bleibt unversehrt und Hassall hat zwischen diesem und dem farblosen Blutkörperchen selbst mit einem der besten Mikroskope nicht die mindeste Texturverschiedenheit entdecken können, nur dass der Kern drei bis viermal so klein ist als ein farbloses Körperchen von gewöhnlicher Dimension. Der Kern nimmt manchsmal das ganze Innere des Körperchens ein, so dass nur noch ein schmaler durchsichtiger Rand ohne Kernchen die Ausdehnung desselben anzeigt; gewöhnlich beträgt er aber etwa ein Drittheil des Körperchens und ist häufiger excentrisch als central. Er ist dunkler als der Rest des Körperchens und scheint eine grössere Anzahl von Molecule zu haben. Manchmal hat er ganz das Ansehen, als ob er eine Oeffnung habe.

[1] a. a. O. S. 28 ff.

## § 70.

Die übrigen Charaktere der farblosen Blutkörperchen weichen nicht weniger von den der rothen ab, als ihre Form und Struktur. So wirkt Essigsäure, welche die letzteren auflöst, auf jene etwas zusammenziehend und lässt die darin enthaltenen Körnchen deutlicher hervortreten; Wasser macht die rothen Blutkörperchen rund und kleiner im Umfang, während es die farblosen nach allen Dimensionen beträchtlich aufschwellt, bis sie endlich bersten und ihren granulösen Inhalt ausschütten. In Pottaschenlösung werden sowohl die rothen, als die farblosen Körperchen zerstört und aufgelöst, aber in den letztern sieht man zuvor einige interessante Veränderungen vorgehen: unmittelbar nach der Anwendung des Alkali bemerkt man, dass die im Innern enthaltenen Molecule in eine lebhafte Bewegung gerathen; kurze Zeit nachher bersten die Körperchen oder explodiren und entladen zahlreiche Körnerchen — manchmal bis zu 30 oder 40 — welche endlich gleichfalls wie der durchsichtige Stoff des Körperschens aufgelöst werden. Adisson[1] sagt: „Nicht selten, wenn die Kalilösung weniger kräftig einwirkt, geben diese Körperchen einen plötzlichen Ruck und wachsen in einem Moment auf's Zwei- und Dreifache ihrer früheren Grösse an, ohne ihren kreisförmigen Umriss zu verlieren; die Molecule und Körnerchen in ihnen treten weit auseinander, werden aber nicht durcheinander geworfen, sondern erscheinen entweder aneinander oder an die Hülle des Körperchens mittelst feiner Fäden angeheftet. Diese eigenthümliche und instruktive Veränderung dauert indess nicht lange: unter fortgesetzter Einwirkung des Alkali's berstet die Hülle des Körperchens und dessen Inhalt wird zerstreut und aufgelöst."

[1]) Hassall S. 30.

### 3. Moleküle des Blutes.

#### § 71.

Neben den rothen und farblosen Blutkörperchen hat man im Blute, wie schon erwähnt (§ 53), noch eine dritte Gattung von festen Formbestandtheilen, die „Moleküle" wahrgenommen; sie sind gleichbedeutend mit Vogel's „napfförmigen" Körnchen, Donné's „Globulin" und M. Barry's „primären Körperchen" oder „Scheiben" (primary discs). Der Ausdruck „Moleküle" oder Körnchen ist für diese Theile am besten bezeichend, da kein anderer den Begriff ihrer ausserordentlichen Kleinheit in sich schliesst, welche man selten auf mehr als $\frac{1}{30000}$'' (= $\frac{1}{7864}$ Par. L. = 0,00038 Par. $L_t$ = 0,00085$^{mm}$) berechnet hat. Sie kommen in grosser Menge im Blute vor, bald einzeln durch dasselbe zerstreut, bald zu kleinen unregelmässigen Massen zusammengehäuft. Man betrachtet sie gewöhnlich als die Elemente, aus welchen die Blutkörperchen gebildet werden; doch fehlen direkte Beobachtungen über diesen Punkt, und es ist wahrscheinlicher, dass nicht die rothen, sondern nur die farblosen Körperchen, und zwar nur durch einfache Vereinigung oder Aggregation aus ihnen hervorgehen (Hassall).

#### § 72.

Auch die mikroskopische Untersuchung des Blutserums ist bei der Untersuchung von Blutflecken von grosser Wichtigkeit. Zu diesem Zwecke löst man das getrocknete Blut in destillirtem Wasser auf, und lässt es in einem verschlossenen Glase ruhig stehen bis der Faserstoff und der aufgelöste Blutfarbstoff sich abgesetzt haben. Die darüber stehende Flüssigkeit, welche das Serum enthält, wird mit der Pipette von dem rothen Bodensatze entfernt, durch Kochen von ihrem Eiweiss befreit und so dünn als möglich auf eine Glasplatte aufgetragen und der Selbstverdünnung überlassen, wo man dann unter dem Mikroskop charakteristische Kristallformen von Salzen finden wird, als da sind: phosphorsaures Natron, welches dendritisch geordnete rhombische, und Kochsalz, welches einzelne Würfel und Oktaeder darstellt (siehe Abbildung Fig. 3). Salpetersaures Silberoxyd zersetzt jene Salze und bildet Chlorsilber und phosphorsaures Silberoxyd. Wird letzteres durch Salpetersäure aufgelöst, so erscheint sodann das allein noch übrig bleibende weisse Chlorsilber unter dem Mikroskop in Gestalt der bekannten übereinander geschichteten Würste, welche vor der Anwendung der Salpetersäure nur undeutlich wahrzunehmen sind. — In einem aufweichten menschlichen Blutflecken auf Tuch der 24 Monate der Luft ausgesetzt war, will Friedberg[1]) eine besondere Art von Krystallen gefunden haben, die er rothe Hämatinkrystalle nennt und so charakteristisch sein sollen, dass man mit voller Sicherheit die Anwesenheit von Blut in der untersuchten Substanz zu erkennen vermöge, wenn man diese Krystalle darin aufgefunden hätte. Diese Pigmentkrystalle stellen schiefe rhombische Säulen von verschiedener Grösse dar. Virchow[2]) fand die lange Seite = 0,0042''', die Breite = 0,0021'''; den diagonalen Durchmesser von dem einen spitzen Winkel der vorliegenden Fläche bis zum andern = 0,0053'''; die absolute Breite (senkrecht auf beiden Seitenlinien) 0,0024'''; absolute Dicke = 0,0011'''; den stumpfen Winkel schätzte er ungefähr auf 135 Grade (siehe Abbildung Fig. 4).

[1]) Histologie des Blutes. Berlin 1852. S. 71.
[2]) Archiv Bd. I. Heft 2. S. 390.

§ 73.

Ausser zur Ermittelung der dem Blute eigenthümlichen charakteristischen Bestandtheile (§ 53) hat man anderer Zeit das Mikroskop auch benützt zur Ermittelung der Quelle, aus welcher das Blut seinen Ursprung nahm; denn es kann in konkreten Fällen von der höchsten Wichtigkeit sein, zu bestimmen, aus welchem Theile des Körpers das Blut abstamme, ob es z. B. aus einer Hirn- oder andern Wunde geflossen sei, ob es vom Nasenbluten herrühre oder aus der Schleimhaut der Mundhöhle, der Luftröhre, des Magens oder Darmkanals, des Harn- oder Geschlechtsapparates abstamme. In dieser Richtung hat Friedberg[1]) eine Reihe von Versuchen angestellt, welche wir hier zur Mittheilung bringen wollen.

a. Blut aus Geschwüren. Stammt der Blutfleck von Geschwüren her, so wird er mit Eiterzellen vermischt sein. Weicht man ihn mit Zuckerwasser oder Serum auf, so findet man die ihrem Baue nach den farblosen Blutzellen gleichkommenden Eiterkörperchen. Mit verdünnter Essigsäure behandelt, werden sie blass- und

zeigen ihren einfachen Kern oder zwei mehr oder weniger isolirte Kerne, oder drei eben solche. In der Regel finden sich im Eiter grosse Fettkörnchenzellen vor, welche bisweilen ebenfalls durch Essigsäure heller werden und ihren Kern zeigen. Auch Cholesterintafeln und Detritus organischer Gewebe findet man bisweilen vor.
*b.* **Blut aus Hirnwunden.** Bei Kopfwunden können dem ausgeflossenen Blute kleine Partikelchen von Haaren anhaften, welche durch das Mikroskop als solche erkannt werden; bei Hirnwunden aber kann Hirnmasse, mit Blut gemischt, dem verletzenden Instrumente ankleben oder auf Kleidungsstücke etc. gelangen. Neuerdings noch hatte Orfila[2]) eine derartige Untersuchung in foro zu veranstalten. Gewöhnlich wird der chemische Weg hiebei eingeschlagen, wie von Orfila im erwähnten Falle und von Lassaigne[3]) u. A.; der kürzeste und sicherste Weg soll indessen, nach Friedberg, auch hier die mikroskopische Untersuchung sein. Ist die zu untersuchende Masse noch nicht getrocknet, so hebe man von den weichen dem Blute beigemischten Flocken, deren Oberfläche, nach dem Abstreifen des Blutes, die Farbe der Hirnmasse zeigt, ein möglichst dünnes Stratum mit dem Messer ab und bringe es auf den Objektträger, woselbst es von Zuckerwasser oder Serum umspült, unter dem Deckglase möglichst wenig gedruckt werden muss. Ist die Masse trocken, so ist sie oft so brüchig, dass man mit dem Messer nur Detritus abhebt. Man muss sie desshalb zuvor mit Zuckerwasser oder Serum aufweichen, bevor man sie der Untersuchung unterwirft. Je dicker die dem Blute beigemischten Theile der Hirnsubstanz sind, desto später trocknen sie. Friedberg hat bei Flecken von Blut mit Hirnsubstanz, die 1 bis 2''' dicken Lagen der letztern im Zimmer, bei 15°, nach vier Tagen noch feucht gefunden, während das Blut schon sechs Stunden nach dem Aufstreichen vollständig getrocknet war. Noch dickere Lagen Strata Hirnsubstanz können selbst vierzehn Tage feucht bleiben. Sie nehmen hiebei eine lederartige Beschaffenheit an, welche allmählig in die erwähnte brüchige übergeht. Meist wird den in Rede stehenden Blutflecken Rindensubstanz der Hemisphäre des grossen oder kleinen Gehirnes beigemischt sein; die Oberfläche der Windungen des grossen Gehirns bildet unter dem Mikroskop ein sehr dünnes weisses Stratum, welches aus vielfach sich krümmenden, äusserst feinen, meist nur aus der Axenfaser bestehenden primitiven Nervenfaser besteht und nur noch mit Mühe erkennbare Contouren enthält und aus einzelnen in eine blasse, körnige, dem Inhalte der Nervenzellen ähnliche Grundlage, eingebetteten Nervenzellen, welche 0,006''' gross und mit einer dem kernhaltigen Kerne ziemlich eng anliegenden Membran versehen sind, die in einen oder zwei äusserst feine, lange, sich mit einander vielfach kreuzende

Fasern ausläuft. Unter diesem weissen Stratum liegt die eigentliche graue Hirnsustanz. Diese unterscheidet sich von der erstern durch die breitern aus Axenfaser, Markscheide der Hülle bestehenden, doppelt kontourirten, hier und da varikös anschwellenden, primitiven Nervenfasern, welche in das Netz der äusserst feinen eintreten und durch die grossen Nervenzellen (0,004'''), welche sehr zahlreich in der körnigen, blassen, viele freie Kerne enthaltenden Grundsubstanz an einander gedrängt liegen, theils rundlich, theils mannigfaltig gestaltet erscheinen und häufig einen pigmentirten, Fettkörnchen enthaltenden, den kernhaltigen Kern mehr oder weniger verdeckenden Zelleninhalt und 2 bis 6 Anfangs einfache, in ihrem Verlaufe sich verästelnde Fortsätze der Zellenmembran zeigen. Unter der eigentlichen grauen Lage befindet sich die unmittelbar an die weisse Central-Substanz angrenzende gelbröthliche, in welche die senkrecht aufsteigenden Nervenfasern der letztern eintreten, um sich aufzulösen, der Oberfläche der Hirnwindungen parallele zu verlaufen, und sich untereinander vielfach kreuzend, ein viel freie Kerne enthaltendes Maschenwerk zu bilden. Auch in der gelbröthlichen Substanz sind die grossen Nervenzellen in der blassen, körnigen Grundmasse, aber bei weitem nicht so zahlreich als in der grauen. — Die Oberfläche der Windungen des kleinen Gehirns besteht aus einer grauen äussern und einer gelbröthlichen innern Schicht, von dem angegebenen Baue. Wird ein Theil der weissen Centralsubstanz mit der Rindensubstanz abgetrennt, so erkennt man diese an den breiten, doppelt kontouirten, durchweg parallel verlaufenden Nervenfasern von dem beschriebenen Baue — (Friedberg).

Anmerkung. In den allerseltensten Fällen darf man indessen erwarten, die Lagerung der im § genannten Strata der Hirnsubstanz in der regelmässigen Anordnung bei den gerichtlichen Untersuchungen vorzufinden. Gewöhnlich kommen sie hier vielfach durch einander vermischt, gedrückt, zerrissen etc. vor. Immer aber zeigen sie, nach Friedberg, den geschilderten Bau und die ihnen zukommenden histologischen Elemente, mit zahlreichen Kapillaren durchzogen. Bei der Behandlung der primitiven Nervenfasern mit koncentrirter Essig- oder Chromsäure, mit Aether, Alkohol, Jod oder Sublimat lässt sich der Bau derselben sehr deutlich machen. Die Axenfaser tritt scharf hervor, die Markscheide (Nervenmark), welche schon beim Erkalten sich trübt, wird krümlich, zeigt Körnchen, und bisweilen deutliche Krystalle, und hie und da ausgetretene Tröpfchen, und die strukturlose Scheide wird straffer und kontrahirt sich. Auch die Nervenzellen werden durch Behandlung mit den genannten Reagentien deutlicher, indem ihr Inhalt krümmlich wird, der Kern schärfer hervortritt, und die Membran sich kontrahirt. Wenn die Hirnmasse weich ist, fällt es bisweilen sehr schwer, derartige Präparate anzufertigen, welche ein deutliches Bild zu geben vermögen.

[1]) Histologie des Blutes. Berlin 1852. S. 94 ff.
[2]) Bulletins de l'Academie nationale de médecine. 1850. T. XV. p. 873.
[3]) La Presse médical de Bruxelles. 1850. Nr. 40.

### § 74.

*c.* **Blut aus verschiedenen Höhlen.** Stammt das Blut aus den mit einer Schleimhaut ausgekleideten Organen, so ist es häufig mit den Epithelialzellen der ersteren und mit dem, den letzteren eigenen Sekrete vermischt. Oder wenn das Blut Höhlen passirt, so kann ein Theil des Inhaltes derselben ihm beigemischt sein. Diese Vermischung kann den Gerichtsarzt ermächtigen, den Quell des Blutes anzugeben. Keineswegs darf man jedoch erwarten, diese Beimischung immer vorzufinden, so dass das Nichtvorkommen derselben nichts beweist. Die Schleimkörperchen in dem Sekrete der Schleimhäute sind in ihrem Baue den farblosen Blutzellen und Eiterkörperchen vollkommen gleich, und bei allen Schleimhäuten dieselben. Die Epithelialzellen hingegen bieten Verschiedenheiten, welche diagnostisch verwerthet werden können.

*α.* **Blut aus der Nasenhöhle.** Die Schleimhaut der Nase ist in ihrem vordern Theile, da nemlich, wo sie an den Nasenknorpel angeheftet ist, mit über einander geschichteten Pflasterepithelien besetzt; an dem hinteren, mit den, die Nasenhöhle konstituirenden Knochen verbundenen Theile hingegen zeigt sie eine einfache Lage Flimmerepithelien. Friedberg hat bei einer Rhinorrhagie beide Arten der Epithelien, mit dem Blute vermischt, auf dem Taschentuche vorgefunden, und als er das Blut sofort nach dem Ausschnauben, in Kochsalzlösung verdünnt, untersuchte, beobachtete er noch die Bewegung der Cilien der Flimmerepithelien; sobald die Flecken getrocknet waren, konnte er aber nach dem Aufweichen wohl noch die Cilien sehen, aber keine Bewegung mehr bemerken. Nach 14 Tagen fand er nur hier und da einzelne Anhängsel an dem breiteren peripherischen Ende der Cylinderepithelien, welche er für Cilien halten musste. Die Fortsetzungen der Zellenmembran scheinen so zart zu sein, dass sie zerfallen, wenn sie längere Zeit der atmosphärischen Luft ausgesetzt sind.

*β.* **Blut aus der Luftröhre und Lunge.** Im Kehlkopf beginnt das Flimmerepithelium schon oberhalb der oberen Stimmbänder, und bedeckt von da abwärts die Schleimhaut bis in die feineren Bronchien; weiterhin bis in die Lungenbläschen ist diese mit Pflasterepithelien besetzt. Stammt das Blut aus dem Kehlkopfe oder den Luftröhren, so können ihm jene Flimmerepithelien beigemischt sein. Sind gleichzeitig Ulcerationen in den Verzweigungen der feineren Bronchien, oder in den Lungenbläschen vorhanden, so finden sich oft in den Sputis elastische Fasern, welche von der unter der Schleimhaut gelegenen elastischen Schicht herstammen. Die alsdann ausser den Schleimkörpern dem Blute beigemischten Eiterkörperchen lassen sich nicht bestimmt von jenen unterscheiden.

γ. **Blut aus der Rachen- und Mundhöhle.** Da das Blut bei Pneumorrhagie die Rachen- und Mundhöhle passirt, so können dem Blute auch Pflasterepithelien von der Schleimhaut der letzteren, durch ihre ungewöhnliche Grösse ausgezeichnet, auch Speichel und selbst Speisereste beigemischt sein. Das Verhalten gegen Zusatz von kaustischem Kali, welches die Epithelialzellen aufquellen und durchsichtig, einen oder zwei Kerne sehr deutlich sehen macht, ist den obersten Schichten der Epitheliallage der Mundschleimhaut eigen, während deren tiefere Epithelialschicht kleinere und grössere Zellen, von fast sphärischer Gestalt, mit ziemlich zarter Membran, feinkörnigem Inhalte und mehr oder weniger verdecktem Kerne zeigt. Beim Gerinnen des Blutes umhüllt der Faserstoff die Epithelialzellen und der Schleim trägt beim Eintrocknen das Seinige bei, um jene und die Blutzellen noch mehr zu verdecken. Am Rande des aufgeweichten Objektes sieht man indess einzelne Zellen, und will man sich über die Epithelialzellen grössere Gewissheit verschaffen, so schüttle man einen Theil der zu untersuchenden Masse mit Wasser vorsichtig, um den Schleim und Faserstoff abzuspülen; ein nochmaliger Zusatz von wässeriger Jodtinktur lässt die Membranen der Blutzellen und der Epithelien deutlich erkennen.

δ. **Blut aus dem Magen und Darmkanal.** Die Schleimhaut des Magens und Darmkanals zeigt überall Cylinderepithelien mit dem schmalen der Schleimhaut zugekehrten, und mit dem freien, breiten, geraden, oder schwach konvexen Ende, dem feingranulirten Inhalte und einem oder zwei, in der Mitte der Zelle befindlichen Kerne. Die Epithelien bilden bekanntlich eine einfache Lage, und die jüngeren zeigen Uebergangsformen zu sphärischen Zellen, gerade so wie diejenigen der Pflasterepithelien. Beim Aufweichen der getrockneten Cylinderepithelien findet man diese bisweilen in zwei oder mehrere Stücke getheilt, welche man indess bei einiger Uebung als ihnen angehörig erkennt. Finden sich die in der Zersetzung begriffenen Pilze in dem Blute, welche man Sarcine nennt, mit dem Blute vermischt vor, so ist dessen Ursprung aus dem Magen und Darmkanal unzweifelhaft. Sie erscheinen in Form platter, kernhaltiger Zellen, welche meist sehr regelmässig zu vier, oder acht, oder sechszehn an einander gefügt sind.

ε. **Blut mit Sperma vermischt.** Das Auffinden von Samenfäden (§ 190) in Blutflecken ist ein untrüglicher Beweis für die Anwesenheit von Sperma, und kann bei der Untersuchung auf Stuprum entscheidend sein. — (Friedberg.)

## Zweiter Abschnitt.

### Pathologische Betrachtung des Blutes.

#### § 75.

Verschiedene Krankheitsprozesse an und für sich, sowie der innerliche und äusserliche Gebrauch verschiedener, dagegen gerichteter Mittel bringen in der Mischung des Blutes eine mehr oder minder beträchtliche Veränderungen zum Vorschein. Diese krankhaften Alterationen sind zahlreich und betreffen nicht nur die festen Formbestandtheile — die rothen und farblosen Körperchen, sondern auch die flüssigen Elemente des Blutes — die Fibrine und den Eiweissstoff. Andral und Gavarret[1] haben eine sehr grosse Reihe gemeinschaftlich angestellter Analysen des Blutes, in verschiedenen Krankheiten vorgenommen und hierbei gefunden, dass die Maxima und Minima in den Blutbestandtheilen folgende Verhältnisse zeigen: Das Wasser variirt zwischen 915 und 625; der Gehalt an festen Bestandtheilen somit zwischen 85 und 275; das Flbrin variirt zwischen 0,9 und 10,5; der Gehalt an festen Serumbestandtheilen zwischen 57 und 114; der an Blutkörperchen zwischen 21 und 185. Zu ganz ähnlichen Resultaten gelangte auch Simon;[2] er fand nämlich den Gehalt des Wassers variirend zwischen 871 bis 757; die Quantität der festen Bestandtheile zwischen 243 und 129; den Gehalt an Fibrin zwischen 1,5 und 9,1; den Fettgehalt zwischen 0,69 und 4,3; den Gehalt an Globulin zwischen 34 und 106; den Gehalt an Albumin zwischen 63 und 126; den Gehalt an Hämatin zwischen 1,8 und 8,7; den Gehalt an extraktiven Materien zwischen 7,6 und 16,5.

[1] Annales de Chimie et Physique T. LXXIV. p. 225. — Canstatt's Jahresbericht I. „medic. Chemie." S. 24.
[2] a. a. O.

#### § 76.

Die so eben § 75 erwähnten Verschiedenheiten in der Mischung des Blutes, in Folge von Krankheitsprozessen, treten indessen nicht einzeln auf, so dass z. B. nur die Blutkörperchen in geringster, die andern Bestandtheile in normaler Menge zugegen wären; auch treten sie nicht zusammen auf, so dass alle Maxima, oder alle

Minima gleichzeitig zugegen wären; sondern es finden zwischen den einzelnen Blutbestandtheilen gewisse Beziehungen statt, welche sehr leicht zu erkennen sind. So findet man, dass, je grösser die Menge des Fibrins, um so geringer die Menge der Blutkörperchen ist, und diese Beziehung ist, nach Simon, sehr allgemein und durchgreifend, wie er auch durch die Resultate seiner Untersuchungen nachgewiesen hat. Andral und Gavarret (a. a. O.) haben dagegen aus ihren Untersuchungen den Gegensatz zu den eben bemerkten Resultaten geliefert. Sie haben nämlich beobachtet, dass in gewissen Krankheiten in demselben Grade, wie das Fibrin abnimmt, die Blutkörperchen zunehmen, und ein solches Verhältniss kann leicht eintreten; aber auch eine absolute Vermehrung der Blutkörperchen, bei unveränderter Menge von Fibrin, ist von ihnen beobachtet worden.

### § 77.

Le Canu[1]) gelangte bei seinen Untersuchungen des Blutes von kranken Individuen zu folgenden Resultaten:

1) Bei Kindern, welche an Zellgewebsverhärtung leiden, ist das Eiweiss in einem ganz besondern Zustande, oder wird durch eine von selbst koagulirende Materie ersetzt.

2) Beim Bluthusten und beim Scharlach enthält das Blut verhältnissmässig mehr Kügelchen und weniger Wasser, als im normalen Zustande.

3) Beim Diabetes, Ikterus, Typhus, bei Herzkrankheiten, bei der Chlorosis enthält das Blut verhältnissmässig mehr Kügelchen und weniger Wasser, als im normalen Zustande.

4) Beim Diabetes mellitus enthält es keineswegs (?), wie mehrere Chemiker angenommen haben, den Zuckerstoff, welcher sich im Urin findet.

5) Beim Ikterus enthält es die gelben und blau färbenden Principien der Galle; aber man trifft darin weder die Galle selbst, noch ihre wirklich charakteristischen Bestandtheile, z. B. Pikromel.

6) Bei der Cholera enthält das Blut bisweilen die doppelten Verhältnisse der festen Bestandtheile, im Vergleiche mit dem Blute gesunder Leute.

7) Bei Herzkrankheiten scheint es, der Aderlass modificire den Organismus so, dass die Verhältnisse der Blutkügelchen vermehrt, die des Wassers vermindert werden, ganz im Gegensatze damit, was bei Entzündungskrankheiten stattfindet.

8) Das gewöhnlich sogenannte milchige Blut verdankt gewöhnlich seine eigenthümliche milchige Beschaffenheit gleichzeitig der

Beimischung eines fetten Stoffes von verschiedener Natur, und dem Verschwinden der rothen Kügelchen.

9) Auf eine allgemeinere Weise ist bei Plethora und Entzündungskrankheiten das Verhältniss der Kügelchen stärker, das des Wassers schwächer, als im gesunden Zustande; das Gegentheil findet bei Anämie und adynamischen Krankheiten statt.

¹) a. a. O.

## § 78.

Mit den so eben § 77 aufgeführten Resultaten stimmen im Wesentlichen auch die später von Andral, Gavarret und Delafond ¹) gemeinschaftlich angestellten Versuche überein. Allein ausser den bereits erwähnten Veränderungen in den normalen Blutbestandtheilen, in Folge von Krankheiten, findet man denselben bisweilen Stoffe beigemischt, die dem Blute gewöhnlich fremd sind, wie Zucker, Gallenstoff, Harnstoff, Eiter und Fett, deren Anwesenheit im Blute Le Canu (§ 77) theilweise läugnet. Indessen ist es Simon ²) einmal gelungen, das Vorhandensein von Zucker im Blute der an Diabetes mellitus Leidenden nachzuweisen, und glaubt, dass dieses nach der Trommer'schen Methode in Zukunft leichter und häufiger geschehen werde. Gallenstoff und Gallenfarbstoff findet man häufig im Blute Gelbsüchtiger. Le Canu ³) und Zacharelli ⁴) fanden in dem weissen Blute einer, in Folge von Trunksucht erkrankten Person, den Faserstoff ganz fehlend und den Farbstoff beinahe verschwunden. Aehnliche Fälle erwähnen Scherer, ⁵) Simon ⁶) u. A.

¹) Annales de Chimie et Physique Juill. 1842. T. V. — Canstatt's Jahresbericht II. Bd. III. S. 101. ff.
²) a. a. O.
³) a. a. O.
⁴) Omodei Annali univers. 1835. — Berzelius's Jahresbericht XVI. 1837. S. 376.
⁵) Simon's Beiträge Heft I. — Canstatt's Jahresbericht 1843. Bd. I. Heft I. S. 98.
⁶) a. a. O. Heft II. S. 287. — Canstatt's Jahresbericht a. a. O. S. 99.

## § 79.

Zimmermann ¹) gelangte durch viele sorgfältige Untersuchungen über die Veränderungen des Blutes in Folge äusserer Verletzungen, zu nachstehenden, für unseren Zweck interessanten Resultaten: Schon in Folge nicht sehr bedeutender Verwundung oder chemischer Reizung verändert sich das Blut in höchst auffallender Weise. Diese Veränderung ist wahrscheinlich sehr verschieden, je nachdem das Blut, vor der Einwirkung der schädlichen

Ursache, normal oder schon abnorm konstituirt war. Man findet, dass die feste Substanz im Blute erheblich abnimmt, und zwar nicht so sehr in Folge der Blutentziehung, welche bei der Verwundung, Behufs der Blutuntersuchung nöthig war, als derjenigen Vorgänge, welche im Organismus durch die Verwundung und deren Folgen angeregt und längere Zeit unterhalten werden. Die gefärbten Blutkörperchen haben abgenommen, während die Zahl der farblosen Blutformgebilde sich nicht blos gleich geblieben ist, sondern wohl gar zugenommen hat. Die Menge des Fibrins hat sich, in Folge der Verwundung anfänglich vermehrt, sodann aber abgenommen; und zwar scheint diess mit Zunahme und Abnahme der durch den mechanischen Eingriff gesetzten Stase u. s. w. gleichen Schritt zu halten.

[1]) Griesinger's und Wunderlich's Archiv für physiologische Heilkunde. Jahrgang VII. Heft 2 und 3. — Oesterr. medizinische Wochenschrift. 1848. Nr. 36. S. 436.

## § 80.

Ausser Krankheitsprozessen wirken auch gewisse innerlich und äusserlich angewandte Mittel verändernd auf die Blutmasse ein. So fand Simon,[1]) beim innerlichen Gebrauche des Leberthrans, eine nachweisbare Menge der riechenden Fettsäure des Leberthrans im Blute. Nach anhaltendem Eisengebrauch beobachtete Simon,[2]) Andral und Gavarret[3]) eine ausserordentliche Zunahme der Blutkörperchen. Nach längerem Gebrauch von Säuren zeigt sich, nach Nasse,[4]) gewöhnlich die Menge des Fibrins verändert. Autenrieth und Zeller[5]) fanden, nach der Anwendung von Quecksilber, dieses Metall im Blute, dieselbe Beobachtung machte auch Buchner,[6]) welcher aus 7 Unzen Blut $\frac{1}{4}$ Gran regulinisches Quecksilber aus dem Blutkuchen eines Kranken erhielt, bei dem die Inunktionskur bis zur Salivation angewendet wurde. Ayres[7]) analysirte das Blut eines Kranken, der wegen einer heftigen Augenentzündung mit Merkur bis zur Salivation behandelt worden war. Er stellte seine Untersuchungen am Blute sowohl vor als nach der Salivation an, und erhielt folgende Resultate:

Das erste auffallende Faktum war die bedeutend vermehrte relative Koncentration des Blutes während der Salivation; indem die Menge des Serums um 6,908 Gran in 1000 Gran abgenommen hatte. Der Faserstoff war sehr vermindert, so dass eine Differenz von mehr als $\frac{1}{4}$ der ganzen, ursprünglich im Blute enthaltenen Menge eingetreten war. Auch das Albumin hat die bedeutende Verminderung von beiläufig $\frac{1}{10}$ des Ganzen erlitten. Dagegen hatte das Hämatin um 13,430 Theile zugenommen.

Ficinus und Seiler [6]) entdeckten im Blute Blei- und Silbernitrat; auch Tiedemann und Gmelin [9]) fanden Blei im Blute, nach Anwendung des essigsauren Bleioxyds; auch Devergie [10]) hat dieses Mittel im Blute eines an Bleitoxikation Verstorbenen nachgewiesen. Devergie und Henry [11]) fanden, selbst im normalen Zustande, im Blute eine kleine Menge Blei, Kupfer und Mangan, welche Stoffe nur durch den Genuss der Nahrungsmittel dahingelangt sein konnten, da nach Sarzeau [12]) in mehreren Vegetabilien, wie: Waizen, Kaffee, China, Färberröthe u. s. w. und nach Guenther [13]) auch im grünen Thee Kupfer enthalten ist.

[1]) a. a. O.
[2]) a. a. O.
[3]) Wagner's Handwörterbuch der Physiologie a. a. O.
[4]) a. a, O.
[5]) Experimenta quaedam circa effectus hydrargyri in animalia viva. Tub. 1808.
[6]) Toxikologie 2. Aufl. S. 739.
[7]) Oesterreichische medizin. Wochenschrift. 1845. S. 495.
[8]) Zeitschrift für Natur- und Heilkunde. Bd. II. Ziff. 2.
[9]) Versuche über die Wege, auf welchen Substanzen aus dem Magen und Darmkanal ins Blut übergehen. Heidelb. 1820.
[10]) Annales d'Hygiène. Juil. 1840. p. 180.
[11]) Ibid.
[12]) Journ. de Pharmacie. Nov. 1837.
[13]) Journ. für prakt. Chemie. Bd. X. 1837.

## § 81.

Der normale Geruch des Blutes (§§ 12 und 45) erleidet nicht allein durch Krankheiten, sondern auch durch den Geruch verschiedener Mittel eine mehr oder minder auffallende Abweichung. So hat, nach Haller, das Blut im Skorbut und in den zusammenfliessenden Blattern einen ekelerregenden Geruch; denselben Geruch hat es auch bei bösartigen, oder Faulfiebern; ja Huxham behauptet, schon einen fauligen Geruch bemerkt zu haben, wie das Blut aus der Ader floss. Zacharelli [1]) fand, bei dem von ihm untersuchten milchigen Blute, den Geruch desselben ganz verändert — es roch wie Milch. Emmert, [2]) Schubarth [3]) und Hufeland [4]) erkannten durch den Geruch die Gegenwart von Cyanwasserstoffsäure im Blute; Magendie [5]) und Beck [6]) von Alkohol, Tiedemann und Gmelin [7]) von Kampher und Moschus, Asand u. s. w. Wurzer [8]) erwähnt einen Fall, wo das durch Nasenbluten, nach einer unangenehmen Gemüthsbewegung entleerte Blut einen Moschusgeruch zeigte. Unter diesen Verhältnissen tritt der gewöhnliche Blutgeruch mehr in den Hintergrund und der eigenthümliche und fremdartige der erwähnten Substanzen tritt mehr hervorstechend zum Vorschein.

¹) a. a. O.
²) Meckel's Archiv Bd. IV. 1818. S. 20.
³) Horn's Archiv 1823. Jul. und Aug. S. 51.
⁴) Dessen Journal der prakt. Heilkunde. 1815. Heft 1. S. 87.
⁵) Vorlesungen über organ. Physik. Lpz. 1840. S. 13.
⁶) Herr, über den Einfluss der Säfte auf die Entstehung der Krankheiten. Freiburg 1834. S. 36.
⁷) a. a. O.
⁸) Archiv der Pharmacie Bd. XXX. S. 247. — Pharmaceutisches Centralblatt 1842. Nr. 58. — Schmidt's Jahrbücher Bd. XXXVIII. S. 281.

§ 82.

Endlich erleidet auch die Farbe des Blutes, namentlich durch Krappwurzel und Indigo, wenn diese Stoffe innerlich genommen werden, auffallende Veränderungen. Nach Rutherford¹) soll die in reichlicher Menge genommene Färberröthe dem Blute eine merklich rothe Farbe ertheilen, und von dem Indigo erwähnen Tiedemann und Gmelin²) und Barbier³) eines Falles, wo in dem entzogenen Blute eines Frauenzimmers, welches sich absichtlich mit einer mit Wasser verdünnten Lösung des Indigos in Schwefelsäure vergiftet, ein **schwarzblaues** Serum sich zeigte, was hier um so eher einer Erwähnung verdient, als diese beiden Stoffe neuerer Zeit nicht selten als Arzneisubstanzen gegen Krankheiten in Anwendung kommen.

¹) Schwarze's systematische Arzneimittellehre. 3. Aufl. Lpz. 1834. Bd. II. Abth. 2. S. 241.
²) a. a. O.
³) Traité élémentaire de matière médicale. Paris 1830. T. III. p. 398.

---

Dritter Abschnitt.

## Diagnose der Blutflecken von andern rothen Pigmentflecken.

§ 83.

Die Blutflecken sind nichts anders, als dünne Strata von Blut, in denen die Gerinnung und das Eintrocknen auf die oben (§§ 21 und 43) angegebene Weise vor sich ging und könnten daher bei einer blos oberflächlichen Betrachtung und seichten Untersuchung, leicht mit Flecken von anderweitigen mehr oder weniger ähnlichen rothen Farbstoffen verwechselt werden, wenn wir nicht im Stande wären, von jedem Farbstoffe besondere unterscheidende Charaktere anzugeben und so gleichsam eine Diagnose von Blutflecken und anderer rothen Pigmentflecken zu begründen. Eine solche Verwechselung wäre namentlich mit folgenden im Handel vorkommenden und mitunter fast ausschliesslich als Farbstoffe benutzten Substanzen möglich: **Flechtenroth, Lakmusroth, Krapproth, Coccusroth, Fernambukroth, Safflorroth, Alkannaroth, Sandelholzroth, Orlean, Ratanhia, Katechu, Kino und Drachenblut.** Ferner nach Bayard und Boutigny [1]) mit Flecken aus dem Safte verschiedener Pflanzen: **Mohn, Gänsedistel (Sonchus oleraceus et palustris), Lactuca virosa, Tragopogon, Tabak** und mit **Mistjaucheflecken**. Ferner mit Flecken aus dem Safte verschiedener Beeren: **Vaccinium oxycoccus, Vacc. vitis idaea, Rubus idaeus, rother Kirsche, mehrerer Ribesarten und Erdbeeren.** Endlich kann bei Blutflecken auf eisernen Instrumenten eine Verwechselung mit **Rostflecken** statt finden. Abgesehen von diesen Färbungen mit Farbstoffen, bemerkt man bisweilen an Mehlspeisen, Brod u. dgl. blutrothe Flecken, welche von der sogenannten Purpurmonade herrühren und hier ebenfalls zur Sprache gebracht werden müssen. Zuletzt soll noch von den Unterscheidungsmomenten zwischen ursprünglichen Blutflecken und Flecken von Flöhen und Wanzen die Rede sein. Diess der allgemeine Rahme vom Inhalte dieses dritten Abschnittes.

[1]) **Friedreich's** Centralarchiv für die gesammte Staatsarzneikunde. 1845. Heft I. — Oesterr. medizin. Wochenschrift 1845. Nr. 11. S. 343. ff.

## § 84.

Die soeben aufgeführten (§ 83) eigenthümlichen Farbstoffe zerfallen, je nachdem sie in Wasser und Alkohol **löslich** oder in Wasser **unlöslich** sind, sehr naturgemäss in zwei Klassen. Die Wasser und Alkohol zugleich löslichen haben im Allgemeinen die Natur und Charaktere des Extraktivstoffes, d. h. nach **Vauquelin**, sie sind nicht flüchtig, erscheinen gewöhnlich dunkel gefärbt, sind nicht krystallisirbar in Wasser und wässerigem Alkohol löslich u. s. w. Dieses sind die **extraktiven** Farbstoffe. Auf der andern Seite gibt es aber wieder mehrere rothe Farbstoffe, die sich in Wasser nicht auflösen, wohl aber in Alkohol und wässerigen Alkalien u.s.w., und diese haben die allgemeine Charaktere der Harze und werden deshalb auch **harzige** Farbstoffe genannt. Das Blutroth gehört zu den extraktiven Farbstoffen (§ 32). Wir erhalten hiernach folgendes Schema:

### A. Extraktive Farbstoffe.

Flechtenroth, Lakmusroth, Krapproth, Coccusroth, Fernambukroth und Blauholzroth, Ratanhia, Katechu, Kino, Blutroth und die § 83 aufgeführten Säfte von Pflanzenstengeln und Beeren.

### B. Harzige Farbstoffe.

Saflorroth, Alkannaroth, Sandelholzroth, Orlean und Drachenblut.

---

### A. Extraktive Farbstoffe.

#### § 85.

Die Farbstoffe dieser ersten Reihe besitzen, wie wir bereits § 84 schon erwähnt haben, die allgemeinen Charaktere des Extraktivstoffes, und sind daher in Wasser und wässerigem Alkohol, nicht aber in wasserfreiem Alkohol, Aether und Oelen löslich; sind nicht krystallisirbar. Allen hierher gehörigen Farbstoffen kommt die gemeinschaftliche Eigenschaft zu, dass sie einen Stoff enthalten, dessen wässerige Lösung beim Abdampfen an der Luft mehr oder weniger braun wird, und endlich ein braunes schwer lösliches Pulver absetzt, mit einem Worte einen Absatz bildet, welcher aus einer alkalischen Lösung durch Säuren niedergeschlagen wird, wobei er sich mit einem Theil der Säure verbindet und saure Reaktion zeigt. —

#### 1. Das Flechtenroth.

#### § 86.

Mehrere Flechten, namentlich *Parmelia rocella (Lichen rocella L.)* und *Parmelia tartarea (Lichen tartareus L.)*, enthalten einen farblosen, krystallinischen Stoff, der sich unter gewissen Umständen in eine rothe Substanz verwandelt, und den Heeren aus diesem Grunde „Erythrin" — Rothstoff genannt hat. Durch vereinte Einwirkung von Ammoniak, Sauerstoffgas und Wasser wird das Erythrin in das sogenannte Flechtenroth verwandelt, welches der färbende Bestandtheil der im Handel vorkommenden Orseille, Archil und des Persico (Cudbear) ist — zwei Farbstoffe, welche in der Färberei sehr häufig angewendet werden, namentlich um die Teinte anderer Farben zu erhöhen, und ihnen mehr Glanz zu geben. Die Farbe des Flechtenroths ist dunkelroth, sich in's Violette ziehend; es löst sich schwer in Wasser, nicht in Aether, leicht, mit karmoisinrother Farbe, in Alkohol, mit prachtvoll violetter Farbe in ätzenden und kohlensauren Alkalien, und wird daraus durch Säuren als ein brennend karmoisinrothes Pulver gefällt; seine alkoholische Lösung wird durch Säure nicht gefällt, sondern nur heller gefärbt.

§ 87.

Vergleichen wir nun die chemischen und physischen Eigenschaften des Flechtenroths im Hinblicke auf § 32, mit jenen des Blutrothes, so finden wir zwar übereinstimmende, aber auch mehr oder minder wesentlich verschiedene Charaktere, die wir hier synoptisch neben einander zur Vergleichung hinstellen wollen.

a. Blutroth.

1) Farbe dunkelroth mit Stich in's Dunkelbraune.

2) Im geronnenen Zustande unlöslich in Wasser, Alkohol und Aether, im nicht koagulirten Zustande dagegen in allen diesen Lösungsmitteln, ziemlich leicht mit scharlachrother Farbe löslich.

3) Die wässerige Lösung koagulirt bei Zusatz von Alkohol, sowie auch die alkoholische Lösung mit theilweiser Koagulation verbunden ist.

4) In ätzenden und kohlensauren Alkalien mit mehr oder minder hochrother — blutrother Farbe löslich, und Fällung durch Säuren mit Scharlachfarbe.

5) Hauptbestandtheile Albumin, Fibrin und Eisen, und ein diesen entsprechendes chemisches Verhalten.

b. Flechtenroth.

1) Farbe dunkelroth mit Stich in's Dunkelviolette.

2) Immer schwer löslich in Wasser, unlöslich in Aether, leicht löslich in Alkohol mit karmoisinrother Farbe.

3) Nichts Analoges wird hier beobachtet.

4) In ätzenden und kohlensauren Alkalien mit prachtvoll violetter Farbe löslich, und Fällung durch Säuren mit brennend karmoisinrother Farbe.

5) Hauptbestandtheile eine albumin-, fibrin- und eisenfreie Pflanzenbasis — Erythrin, und ein dieser entsprechendes chemisches Verhalten.

## 2. Lakmusroth.

### § 88.

Dieselben Flechten, welche das Flechtenroth und die Orseille liefern (§ 86), liefern auch das Lakmusroth, ja die Orseille wird, wenn sie längere Zeit im feuchten Zustande aufbewahrt wird, immer dunkler, und nimmt zuletzt das reine Blau des Lakmus an. Die Orseille ist daher als ein unvollendeter Lakmus zu betrachten. Das reine Lakmuspigment ist bläulich-violett gefärbt. Diese bläulich-violette Farbe wird durch Alkalien blau, durch Säuren roth. Es ist leicht löslich in Wasser und Alkohol, und der wässerige Aufguss, dem man gewöhnlich, um der Zersetzung vorzubeugen, Alkohol zusetzt, enthält als solcher, ausser dem Farbstoff, mehrere fremde Substanzen, Salze u. s. w. gelöst. Mit Säuren versetzt liefert die Lakmuslösung eine rothe, klare Flüssigkeit, die durch Alkalien augenblicklich gebläut wird. Es ist übrigens der Lakmus eine sehr vergängliche Farbe, die an der Luft und dem Lichte bald verschiesst. Das Lakmuspigment unterscheidet sich daher vom Flechtenroth (§ 86) durch seine leichte Löslichkeit in Wasser, während Flechtenroth in Wasser fast unlöslich ist; durch die Verwandlung seiner Auflösung, auf Zusatz von Säuren, in eine rothe klare Flüssigkeit, während Flechtenroth, aus seiner alkalischen Lösung, durch Säuren, als ein fast unlöslicher Körper gefällt wird. Endlich verwandeln überschüssige Alkalien das Flechtenroth in Flechtenblau, während das durch Säuren geröthete Lakmuspigment durch Alkalien augenblicklich wieder gebläut wird.

### § 89.

Die wesentlichsten Unterscheidungsmerkmale zwischen Blutroth und Lakmuspigment bilden die folgenden:

| a. Blutroth. | b. Lakmusroth. |
|---|---|
| 1) Dunkelbraunrothe Farbe. | 1) Farbe blauviolett. |
| 2) Löslich in Wasser und Alkohol, im ungeronnenen Zustande, mit blutrother Farbe, welche auf Zusatz von Alkalien und Säuren immer roth bleibt. | 2) In Wasser und Alkohol mit violetter Farbe löslich, die auf Zusatz von Alkalien blau und von Säuren roth wird. |
| 3) Die wässerige Lösung koagulirt auf Zusatz von Alkohol, | 3) Nichts Analoges wird in dieser Richtung beobachtet. |

| a. Blutroth. | b. Lakmusroth. |
|---|---|
| sowie auch die Lösung in Alkohol theilweise Koagulation bewirkt. | |
| 4) Hauptbestandtheile Alubmin, Fibrin und Eisen. | 4) Hauptbestandtheile keine der erwähnten Substanzen. |

### 3. Krapproth.

#### § 90.

Das Krapproth bildet eins der wichtigsten organischen Pigmente für die Färberei überhaupt, und für das Färben der Holzfaser unstreitig das allerwichtigste, und ist in der Wurzel von Rubia tinctorum — Färberröthe, Krapp — enthalten. Diese Wurzel enthält, nebst zwei rothen-Pigmenten, einen gelben Farbstoff, der die schöne Farbe des rothen schmutzig macht. Die zwei rothen Pigmente bilden das Alizarin und Purpurin, welche ein verschiedenes gegenseitiges Verhalten zeigen, und je nach Verschiedenheit der Länder, in welchen der Krapp gebaut wird, in verschiedenen relativen Mengen verhanden sind. Charakteristisch für die rothen Farbstoffe der Krappwurzel ist, dass sie eine vorherrschende Neigung haben, mit Kalkerde eine Verbindung einzugehen, so dass, wenn sie mit Kreide und Wasser gekocht werden, erstere allen Farbstoff in sich aufnimmt.

#### § 91.

Das Alizarin bildet, durch Sublimation bereitet, gewöhnlich goldgelbe, glänzende, lange Nadeln; die Farbe dieser Nadeln variirt übrigens bedeutend, je nach dem Grade ihrer mechanischen Zertheilung und der Temperatur, bei welcher sie sublimirt worden sind; sie können blassgelb oder dunkelroth sein. Die Lösung der Nadeln in Alkohol und Aether röthet Lakmus. Das Alizarin löst sich sehr wenig in kaltem, leichter in kochendem Wasser, mit rosenrother Farbe; wässerige Säuren schlagen es daraus in hellbraunen Flocken nieder, und lassen nur wenig mit gelblicher Farbe gelöst. Wässerige Alkalien, z. B. Ammoniak, lösen es viel reichlicher, als reines Wasser, mit schön violettrother Farbe auf. In Alkohol löst es sich, in fast jedem Verhältniss, noch leichter in Aether, der davon eine goldgelbe Farbe annimmt; auch in fetten Oelen und Terpentinöl u. s. w. ist es löslich, und färbt diese Flüssigkeiten gelb. Von Vitriolöl wird das Alizarin nicht zersetzt. In wässerigem Alkohol löst es sich mit schmutzig braunrother Farbe sehr wenig auf, ohne bei Zusatz von Alkali einen Krapplack zu geben.

§ 92.

Das Purpurin scheint dem Alizarin sehr nahe verwandt zu sein; lässt sich in purpurrothen Nadeln krystallisiren; seine Auflösung in Alkohol und Aether ist dunkelroth; es löst sich auch in alkalischen Flüssigkeiten mit hellrother Farbe auf. Vom Alizarin unterscheidet er sich hauptsächlich durch seine Löslichkeit in Alaunauflösung, aus welcher es, bei Zusatz von Alkali, sich als Krapplak (Verbindung der Alaunerde mit Purpurin) niederschlagen lässt. Zur Kalkerde besitzt der Krapppurpur eine so grosse Verwandtschaft, dass, wenn er mit einem Gemische von Wasser und Kreide gekocht wird, er sich damit vereinigt, so dass, wenn die Kreide hinreichend war, diese allen Krapppurpur aufnimmt.

§ 93.

Vergleichen wir die so eben angeführten physischen und chemischen Charaktere der so eben erwähnten, in der Krappwurzel sich findenden beiden Farbstoffe, mit jenen des Blutroths (§ 32), so ergeben sich folgende Unterscheidungsmomente:

| a. Alizarin. | b. Blutroth. | c. Purpurin. |
|---|---|---|
| 1) In krystallinischen, blassgelb bis dunkelrothen Nadeln sublimirbar. | 1) Wird bei höherer Temperatur zersetzt; nicht sublimirbar. | 1) Lässt sich in purpurrothen Nadeln krystallisiren. |
| 2) Sehr wenig in kaltem, leichter in kochendem Wasser mit rosenrother Farbe löslich. | 2) Leicht mit blutrother Farbe in kaltem Wasser, und geronnen, löslich; in kochendem Wasser zu einer in Wasser unlöslichen Masse gerinnend. | 2) Schwerer löslich in Wasser. |
| 3) In Alkohol und Aether vollkommen mit goldgelber Farbe löslich. | 3) Ungeronnen in Alkohol und Aether mit theilweiser Koagulation und blutrother Farbe löslich. | 3) Mit Alkohol und Aether eine dunkelrothe Lösung bildend. |

| a. Alizarin. | b. Blutroth. | c. Purpurin. |
|---|---|---|
| 4) Flüssiges Ammoniak und alkalische Flüssigkeiten, leichtere violettrothe Lösungen bewirkend. | 4) Ammoniak und alkalische Flüssigkeiten die Löslichkeit mit mehr blutrother Farbe befördernd. | 4) Alkalische Flüssigkeiten bewirken eine hellrothe Lösung. |
| 5) Hauptbestandtheil eine Pflanzen-Basis, ohne Albumin, Fibrin und Eisen. | 5) Hauptbestandtheile Albumin, Fibrin und Eisen. | 5) Verhält sich wie das Alizarin. |

## 4. Coccusroth.

### § 94.

Alle zu dem Genus „Coccus" gehörigen Insekten scheinen einen und denselben Farbstoff — das Coccusroth zu enthalten; gewöhnlich aber bedient man sich der Cochenille zur Darstellung des Coccusrothes, welches folgende physische und chemische Eigenschaften zeigt:

Es ist purpurroth, fein krystallinisch, körnig, luftbeständig, schmilzt bei $+50°$, zersetzt sich bei höherer Temperatur, ohne eine Spur von Ammoniak zu entwickeln. Es löst sich leicht im Wasser; schon eine kleine Menge Coccusroth färbt eine grosse Menge Wassers; die karmoisin- (blau-) rothe Lösung giebt beim Abdampfen einen Syrup, aber keine Krystalle. Löst sich auch leicht in Alkohol, aber um so weniger, je wasserfreier er ist; in Aether, flüchtigen und fetten Oelen ist es unlöslich. Chlor, langsamer Jod, zerstört den Farbstoff und färbt gelb, es entsteht dadurch in der wässerigen Lösung desselben, bei Abwesenheit von thierischer Materie, kein Niederschlag. Salpetersäure zersetzt ihn schnell; unter Bildung von Nadeln, die Kalkwasser nicht fällen, mithin nicht Oxalsäure sind. Durch Vitriolöl wird er verkohlt; durch koncentrirte Salzsäure, ohne Verkohlung, in eine gelbe, bittere Substanz verwandelt. Verdünnte Säuren dagegen lösen das Coccusroth; — keine fällt seine wässerige Lösung, und es erfolgt auch keine Zersetzung des Rothes, wenngleich die Farbe sich ändert. Wässerige Lösungen von Alkalien lösen es ebenfalls, es tritt aber schon in der Kälte, schneller in der Wärme, eine Zersetzung des Farbstoffes ein. Säuren verändern die Farbe von Karmoisinroth in Gelbroth, zuletzt in Gelb; Weinstein und Sauerkleesalz in Scharlachroth; Alkalien dagegen bewirken violette Färbung. — Indessen muss hier bemerkt werden, dass man sich nie des reinen Farbstoffs der Cochenille zum Färben und zur Darstellung der Lacke bedient; sondern in der Regel nimmt man hierzu ein wässeriges Dekokt der Cochenille, welches ausser dem Farbstoff noch eine thierische Materie enthält, die durch Säuren gefällt wird, und mit dem Farbstoffe niederfällt, während der reine Farbstoff durch Säuren nicht gefällt wird.

§ 95.

Das Coccusroth zeigt gegenüber dem Blutroth folgende eigenthümliche Charaktere:

a. Blutroth.

1) Eine feste, dunkelbraune, nicht krystallinische Masse.

2) Zersetzt sich bei höherer Temperatur, unter Entwickelung von Ammoniak und Zurücklassen einer ammonikalischen Flüssigkeit.

3) Löst sich in Wasser mit braunrother Farbe, und die Lösung erlangt, bei Hinzutritt der atmosphärischen Luft, nach und nach eine höher rothe Farbe.

4) Die wässerige Lösung wird durch Zusatz von Alkohol theilweise koagulirt.

5) Ist in Alkohol und Aether mit theilweiser Koagulation löslich.

6) Chlor zerstört die Farbe des Blutroths und verwandelt dasselbe in einen weissen, flockigen, in der sauren Flüssigkeit unlöslichen Körper.

7) Die mit Chlor behandelte wässerige Lösung enthält in ihrer Flüssigkeit Eisenchlorid.

8) Salpetersäure löst das Blutroth mit brauner Farbe.

b. Coccusroth.

1) Eine purpurothe, fein krystallinische körnige Substanz.

2) Zersetzt sich bei höherer Temperatur, im reinen Zustande, ohne eine Spur von Ammoniak zu entwickeln.

3) Löst sich in Wasser mit karmoisinrother Farbe, ohne an der atmosphärischen Luft sich höher zu röthen.

4) Nichts Analoges findet statt.

5) Ist in Alkohol leicht, in Aether aber unlöslich.

6) Chlor zerstört den Farbstoff und färbt ihn gelb, ohne, im reinen Zustande, einen Niederschlag zu bilden.

7) Ist nicht eisenhaltig.

8) Salpetersäure zerstört schnell das Coccusroth, unter Bildung von Nadeln.

### a. Blutroth.

9) Kaustische und kohlensaure Alkalien lösen das Hämatin mit blutrother Farbe.

10) Mit Säuren geht das Blutroth Verbindungen ein, die stets eine rothe Farbe haben.

11) Immer findet sich in seiner Zusammensetzung Albumin, Fibrin und Eisen.

### b. Coccusroth.

9) Alkalien bewirken violette Färbung.

10) Säuren verändern die Farbe von Karmoisinroth in Gelb.

11) Wenn auch thierische Substanz dem Farbstoff beigemengt ist, so ist diese doch nie eisenhaltig.

### 5. Fernambukroth.

§ 96.

Nahe verwandt mit dem Coccusroth ist der rothe Farbstoff des Fernambukholzes *(Caesalpinia brasiliensis)* und des Brasilienholzes *(Caesalpinia bijuga)*. Dieser Farbstoff, der sich, nach einer neuen Angabe von Chevreul, in kleinen, rothgelben Nadeln erhalten lässt, ist sowohl in Wasser, als in Alkohol löslich. Säuren machen seinen gelben Aufguss blässer, färben, bei grösserer Menge von Säure, roth, bei noch grösserer, oder bei längerer Einwirkung gelb; Alkalien färben violett. Neutrale alkalische, besonders essigsaure Salze färben die kalte Infusion von Fernambuk rosenroth; verdünnte Phosphorsäure, sowie koncentrirte oder verdünnte Zitronensäure färben das Fernambukroth dauerhaft schön gelb. Die Unterschiede dieses Pigmentes vom Blutroth ergeben sich somit von selbst; indessen ist doch zu bemerken, dass dem Fernambukroth leicht etwas Leim beigemischt sein könnte, insofern bei seiner Bereitung Leim, zur Fällung des Gerbstoffes, angewendet wird, und daher leicht eine Verwechselung mit Faserstoff geschehen könnte. Allein auch abgesehen hiervon, dass das Fernambukroth selten in seiner reinen krystallinischen Gestalt zum Färben angewendet wird, so lässt sich aus den § 73 ff. angeführten Verhältnissen Faserstoff ziemlich leicht vom Leime unterscheiden; zudem ist auch dem Blutroth stets eine ziemliche Quantität Eisen beigemengt.

### 6. Blauholzroth.

§ 97

Das Blauholz oder Campechenholz *(Haematoxylon campechianum)* enthält, ausser freier Essigsäure und verschiedenen Salzen, einen besondern Farbstoff, dem man den Namen „Hämatin" beigelegt hat, der aber nun durch einen andern vertreten werden muss, nachdem man in der neuesten Zeit mit demselben Ausdrucke auch das Blutroth bezeichnet hat. Im reinen Zustande bildet das Blauholzroth gelblich-rothe, glänzende, krystallinische Schüppchen und Kügelchen, von schwach herbem, bitterem und scharfem Geschmacke. Löst sich in 1000 Theilen Wasser zu einer, in dünnen Schichten, gelben, in Masse morgenrothen Flüssigkeit, welche sich durch Abdampfen bedeutend koncentriren lässt, und beim Erkalten undeutlich krystallisirt. Seine wässerige Lösung wird durch eine geringe Menge einer Säure blassgelb, durch mehr Säure roth; Kohlensäure und schweflige Säure färben sie blos gelb. Eine geringe Menge der eigentlichen Alkalien färbt die wässerige Lösung purpurn, eine grössere violett, und diese Farbe geht nach einiger Zeit ins Braunrothe, zuletzt ins Braungelbe über. Bei der trockenen Destillation liefert das Blauholzroth brenzliche, zum Theil mit Ammoniak verbundene Essigsäure, und es bleibt eine halbgeschmolzene, glänzende Kohle zurück. — Trotz der manchen übereinstimmenden Eigenschaften des Blauholzrothes mit dem Blutroth, bestehen doch, bei genauerer Vergleichung beider Stoffe, Eigenschaften, welche nicht leicht eine Verwechslung zulassen dürften, und namentlich fehlt der Hauptcharakter: Eisen, in Verbindung mit Fibrin und Albumin.

§ 98.

Viele getrocknete Pflanzensäfte theilen bekanntlich den Geweben eine braunrothe Farbe mit, die zur Annahme von Blutflecken verleiten kann. Bayard und Boutigny (a. a. O.) theilen folgenden Fall mit: Ein Pächterjunge wurde als des Mordes schuldig verhaftet, und ihm vorgehalten, dass seine blaue Blouse und Hose eine grosse Anzahl brauner und rother Flecken hatten, die wie Blutflecken aussahen und durch Abwischen entstanden zu sein schienen. Die chemische Untersuchung zeigte, dass die Flecken von vegetabilischen Säften kamen, worauf der Verhaftete antwortete, dass er am Abende vor der Verhaftung mit seinen Händen Gras abgerissen habe, worunter sich viel Mohn befand, dass er es mit dem Fusse zusammengetreten und dann in seiner Blouse heimgetragen habe. — Weisse Leinwand, mit dem Milchsaft der Gartengänsedistel (Sonchus oleraceus) befleckt, theilt demselben, nach Bayard und Boutigny, braunrothe Flecken mit, die beinahe so aussehen, wie mit Schmutz gemischte Blutflecken. Das Gewebe war steif, die befleckten Theile matt. Ein Stück wurde macerirt, und erhielt so eine noch matter braune Farbe. Die Macerationsflüssigkeit war gelblich, ohne besonderen Geruch, erhitzt trübte sie sich nicht, Salpetersäure machte keinen Niederschlag darin. — Sonchus palustris macht, nach denselben Beobachtern, Flecken, welche röthlich aussehen, wie die von gefärbtem Blutserum. Die Maceration entfärbt das Gewebe zum Theil und lässt auf der Oberfläche einen hellrothen Fleck zurück. Die Macerationsflüssigkeit ist gelblich. Hitze trübt sie nicht, Salpetersäure macht einen wolkigen Niederschlag. — Der Saft von Lactuca virosa und Tragopogon gibt Flecken, die auf weissen Zeugen sich von Blutflecken leicht, auf dunkeln Stoffen aber schwer unterscheiden lassen. Lactuca macht eine hellviolette, Tragopogon eine grüngelbliche Färbung, wie die Fäkalstoffe. Aus diesen und noch andern ähnlichen Versuchen ergeben sich also, nach Bayard und Boutigny folgende Unterscheidungsmerkmale:

1) Die unvollständige Entfärbung der Gewebe, oder auch die tiefere Färbung, welche sie an den befleckten Stellen erhalten.

2) Das Fehlen jeder Entfärbung der Flüssigkeit durch Hitze.

3) Die Bildung einer bräunlichen Wolke durch Salpetersäure, welche salzige Theile verkohlt. Ein zwar weniger gewichtiges, aber doch beachtenswerthes Zeichen ist der aromatische oder giftige Geruch der Lösungen. — Die mikroskopische Untersuchung lässt ausserdem an den Flecken adhärirende Pflanzentheile erkennen, von der Epidermis oder dem Parenchym; wären Stärkemehlkügelchen darunter, so müsste Jodwasser sie blau färben.

Tabackflecken. Wenn die Inculpaten Taback rauchen oder kauen, so haben ihre Hosen und Blousen nicht selten braune, glänzende Flecken, deren Natur man durch Maceration, Geruch und die reichlichen grünen Niederschläge mit Eisensalzen erkennt.

Die Flecken von Mistjauche sind fast immer mit Stücken Stroh oder Mist vermengt; man löst sie in Wasser auf, und erkennt sie an der gelben Farbe, dem Geruche und den Pflanzentheilen.

## B. Harzige Farbstoffe.

### § 99.

Die hierher gehörigen Farbstoffe haben im Allgemeinen die Charaktere des Harzes, und sind daher in Wasser unlöslich, löslich in Alkohol, Aether und wässerigen Alkalien. Diese Lösungen werden, je nach ihrer Koncentration, durch Zusatz von Wasser und Säuren mehr oder weniger reichlich gefällt. Die Löslichkeit in

Alkohol und Aether ist übrigens sehr verschieden; einige lösen sich schon in kaltem Alkohol in grosser Menge auf, andere kaum in kaltem und nur in siedendem, noch andere lösen sich selbst in siedendem Alkohol sehr wenig auf. Nicht minder gering ist die Neigung, mit Säuren Verbindungen einzugehen. Die harzigen Farbstoffe schmelzen bei höherer Temperatur, sind theils indifferent — weder basisch noch sauer, — theils sauer, und im letzteren Falle bilden sie nicht blos salzähnliche Verbindungen, sondern ihre alkoholische Lösung röthet auch Lakmus. Unter diese Kategorie gehören, unter den rothen Farbstoffen: das **Safflorroth**, **Alkannaroth**, **Sandelholzroth**, **Orlean** und **Drachenblut**, welche wir hier besonders herausheben und einer speciellen Erörterung würdigen wollen.

### 1. Safflorroth.

§ 100.

Die Blumen des Safflors *(Carthamus tinctorius)* enthalten einen ausserordentlich schönen, rothen Farbstoff, der aber geringe Dauer besitzt, und an der Sonne bald verschiesst; zugleich enthalten sie einen gelben Farbstoff. Im reinen Zustande bildet ersterer ein dunkelrothes Pulver, unlöslich in Wasser und Säuren, welche jedoch seine Farbe erhöhen. Löst sich in wässerigen, kohlensauren Alkalien mit gelber Farbe auf, und wird daraus durch Säuren in rothen Flocken gefällt. In ätzenden Alkalien löst sich das Safflorroth unter Zersetzung auf. Alkohol löst es in geringer Menge mit schön rosenrother, beim Erhitzen jedesmal in Pomeranzgelb übergehender Farbe auf; Aether löst es in noch geringerer Menge und mit minder schön rother Farbe; flüchtige und fette Oele lösen es gar nicht auf. Es röthet feuchtes Lakmus, und soll, nach Döbereiner, wirkliche farblose Salze, namentlich in Verbindung mit Natron, seidenglänzende Nadeln bilden, wesswegen er diesem Farbstoffe den Namen „Carthaminsäure" gegeben hat. Bei der trockenen Destillation liefert es ein saures Wasser, brenzliches Oel, fast kein Gas, und Kohle als Rückstand. Auf Porzellan oder Papier gestrichen und getrocknet, überzieht es sich allmählig mit einer gelben, gleichsam metallisch glänzenden, mit der Zeit grün werdenden Schicht, die aber mit etwas reinem, oder mit Essigsäure vermischtem Wasser angefeuchtet, die lebhaft rothe Farbe wieder annimmt. Die Verschiedenheit des physischen und chemischen Verhaltens des Safflors im Vergleiche mit Blutroth ergiebt sich hiernach von selbst, so dass es wahrer Zeitverlust sein würde, wenn wir uns hier noch weiter aufhalten würden.

## 2. Alkannaroth.

### § 101.

Die Wurzeln mehrerer Pflanzen aus der Familie der Boragineae enthalten einen rothen harzigen Farbstoff, und die Wurzeln selbst, die man gewöhnlich nicht von einander unterscheidet, werden falsche Alkanna, Orcanette genannt. Dieser Farbstoff bildet eine dunkelbraunrothe Masse, von harzigem Bruch, schmilzt schon unter $+ 60^0$, und liefert bei der trockenen Destillation die gewöhnlichen Produkte stickstofffreier organischer Substanzen. Löst sich nicht in Wasser, reichlich in Alkohol, mit kolombinrother Farbe, welche durch Säuren lebhafter, durch Alkalien blau wird. Der Farbstoff wird aus dieser Lösung nur dann durch Wasser gefällt, wenn sie durch Sättigung von wasserfreiem Alkohol mit Farbstoff erhalten worden war, in welchem Falle nur wenig Farbstoff mit rosenrother Farbe gelöst bleibt, während eine schwache Tinktur durch Wasser nicht getrübt wird. Aether löst den Farbstoff noch leichter als Alkohol; flüchtige und fette Oele lösen ihn mit schön rother Farbe auf, und treten dann an Alkohol nur einen Theil davon ab. Geringe Mengen von Alkali bilden mit dem Farbstoff unlösliche Verbindungen, grössere lösen ihn mit blauer Farbe, die durch Säuren geröthet wird. Beim Kochen der mit Wasser vermischten Lösung des Farbstoffes in Alkohol wird derselbe verändert, man erhält ihn beim Abdampfen als eine dunkelblaue oder schwarze Masse. — Im vergleichenden Hinblicke auf § 32 ergeben sich die charakteristischen Unterscheidungsmomente zwischen Blutroth und Alkannaroth von selbst, abgesehen davon, dass letzteres, wegen der Vergänglichkeit seines Pigmentes in der Färberri keine Anwendung findet, so dass hiernach kaum je zu einer Verwechselung in dieser Rücksicht Veranlassung gegeben werden möchte.

## 3. Sandelholzroth.

### § 102.

Das Sandelholz (von *Pterocarpus santalinus*) enthält einen ähnlichen rothen Farbstoff, harziger Natur, den man durch kaustisches

Ammoniak ausziehen und durch Salzsäure fällen kann. Er stellt ein rothes, bei $+100^0$ schmelzendes Harz dar, ist im Wasser unlöslich, löslich in Alkohol, wird aber daraus durch Wasser gefällt; ist noch leichter löslich in Aether; wird aber daraus durch Wasser nicht gefällt. Flüchtige Oele werden davon roth gefärbt, lösen aber wenig auf; fette Oele werden nur schwach davon gefärbt. Essigsäure löst den Farbstoff leicht auf, und die Lösung wird durch Wasser nur dann gefällt, wenn sie völlig mit Farbstoff gesättigt war. Die Auflösung des Sandelholzrothes fällt den thierischen Leim mit rothgelber Farbe, und Alkohol entzieht die Farbe dem Niederschlage nicht. Das Sandelholz liefert bei der trockenen Destillation dieselben Produkte, wie die Harze, ohne Spur von Ammoniak. Auch hier fallen die Unterschiede zwischen Blutroth und Sandelholzroth zu sehr in die Augen, als dass wir etwas hinzuzufügen für nöthig erachten sollten.

§ 103.

Zur Diagnose der rothen Dinte, Karmin, Drachenblut, Orleans, Kino, Katechu, Ratanhia, Krapproth und Fernambukbrühe, des Saftes von Vaccinium oxycoccos, V. vitis idaea, Rubus idaeus, Kirschen, mehrerer Ribesarten, Erdbeeren gibt Schmidt[1]) folgendes mikroskopische Verfahren an, welches eine Verwechselung eines Blutfleckens mit einem der hier genannten Farbstoffe unmöglich machen soll.

1) Zu einem Tropfen des wässerigen Auszuges des betreffenden Fleckens wird auf der Glasplatte (Objektträger? Ref.) eine kleine Quantität ($\frac{1}{4}$ Volumen) Salpetersäure gesetzt, so dass sich die beiden Tropfen eben berühren. War die Flüssigkeit Blut, so bildet sich an der Berührungsfläche ein graues, dickes Koagulum von Albuminintrat, während sämmtliche Farbstofflösungen oder Fruchtsäfte keine, oder nur eine unbedeutende Trübung zeigen.

2) Zu einem zweiten Tropfen wird auf dieselbe Weise ein kleiner Tropfen Ammoniakflüssigkeit gesetzt; Blutroth bleibt unverändert; alle andern Farbstoffe, mit Ausnahme von Orleans, werden violett oder braun:
    violett: Fernambuk, Cochenille, rothe Dinte, rothe Beeren,
    braun: Katechu, Kino, Drachenblut, Ratanhia.

3) Ein dritter Tropfen wird vorsichtig über der Weingeistlampe erhitzt; etwas unter dem Siedpunkte trübt er sich plötzlich, entfärbt sich und verwandelt sich in einen schmutzig grauen Brei von geronnenem Hämatin und Albuminaten, der sich in kaustischem Kali leicht wieder zu einem rothbraunen Fluidum auflöst; wenn die

Flüssigkeit Blut enthielt. Keiner der erwähnten Farbstoffe oder Beerensäfte zeigt diese Erscheinung.

4) Ein vierter Tropfen wird mit ungefähr dem gleichen Volumen wässeriger **unterchloriger Säure** zusammengebracht; Blutroth wird plötzlich dunkel rothbraun, die Pigmente und Beerensäfte aber heller, bis zur Entfärbung.

5) Ein fünfter Tropfen endlich wird auf dem Platinblech, über einer kleinen Weingeistlampe, durch vorsichtiges Erwärmen **eingetrocknet** und dann **geglüht**. Die Lösung der oben erwähnten Farbstoffe hinterlässt keine, oder eine weisse, unter starkem Aufbrausen — von entwickelter Kohlensäure — in Essigsäure lösliche Asche; Blutlösung dagegen einen rostfarbenen, stark eisenoxydhaltigen, mit Säuren schwach aufbrausenden, zum Theil in Essigsäure unlöslichen Glührückstand, der einen Streifen darauf gelegtes, feuchtes, geröthetes Lakmuspapier intensiv blau färbt, d. h. stark alkalisch reagirt.

Hat man mehrere Tropfen koncentrirter Blutlösung zur Verfügung, so erhitzt man etwas in einem kleinen Probiercylinder bis zum Sieden, filtrirt die über dem schmutzig-grauen Koagulum befindliche farblose, alkalisch reagirende Flüssigkeit durch ein kleines Filter von Berzeliuspapier in ein flaches Uhrenglas, und überlässt das Filtrat der Selbstverdunstung. Es hinterbleibt ein starker krystallinischer Rückstand von Chlornatrium und phosphorsaurem Natron, der, unter das Mikroskop gebracht, zahlreiche, isolirte Würfel mit oktaëderförmig nach innen vertieften Flächen (Chlornatrium), und dazwischen baumförmig verästelte, unter schiefen Winkeln aneinander gereihte, rhombische Tafeln (Natronphosphat) zeigt. Bringt man zu der koncentrirten Lösung desselben etwas salpetersaures Silberoxyd, so erhält man einen dicken, gelblichen, käsigen Niederschlag von Chlorsilber plus phosphorsaurem Silberoxyd; fügt man einige Tropfen Salpetersäure hinzu, so wird derselbe schneeweiss und die käsige Beschaffenheit tritt viel deutlicher hervor, indem das ganze Silberphosphat, von der Salpetersäure gelöst, reines Chlorsilber zurücklässt. Dieser Niederschlag erscheint, unter dem Mikroskop, als Haufwerk undurchsichtiger, bei auffallendem Lichte weisser, amorpher, wurstförmig aneinander gereihter Molekülgruppen.

[1] Carl Schmidt: Die Diagnostik verdächtiger Flecken in Criminalfällen. Mitau und Leipzig. 1848. S. 28 ff.

## § 104.

Flecken auf **Stahl** und **Eisen** können, ausser von Blut, auch von den § 83 aufgeführten Farbstoffen, besonders aber von Oxydation des Eisens und Stahls ihren Ursprung nehmen, und mit einander verwechselt werden. Wenn nämlich Eisen der Nässe ausgesetzt, oder mit organischen Säuren, z. B. beim Durchschneiden saurer Früchte, Aepfel, Citronen u. dgl., oder mit Essig getränkter Substanzen, z. B. Gurken, Salat etc. in Berührung gebracht wird, so erleidet es an der Oberfläche einen gelblich rothen Anflug von Eisenrost und Eisenoxyduloxyd-Salzen, welcher leicht zur Verwechselung mit Blutflecken Veranlassung geben kann, durch folgende Charaktere sich aber wesentlich von einander unterscheiden.

Blutflecken sind dunkelkarmoisinroth, Rost ockergelb, gelblichroth oder roth. Die Eisenoxydverbindungen jener organischen Säuren, im unreinen Zustande, wie sie sich bei den erwähnten Veranlassungen bilden, sind dunkelbraunroth, bis schwarz, zerfliesslich, je nach der grösseren oder geringeren Menge der eingewirkten Säuren.

Ein Tropfen destillirtes Wasser darauf gebracht, löst Blut mit karmoisinrother, die Eisenoxydsalze jener organischen Säuren, je nach dem Grade ihrer Reinheit, mit rothbrauner, oder mehr oder weniger braunrother Farbe, erscheint also, bei Gegenwart einer dieser Substanzen, nach einer viertel bis halben Stunde gefärbt, während Eisenrost gar nicht angegriffen wird, und der Wassertropfen daher ungefärbt bleibt. Wird ein Tropfen reine Hydrochlorsäure auf den Rost gebracht, so wird er in dem nemlichen Augenblicke gelb; der Rost verschwindet, und wenn man die angewendete Säure mit destillirtem Wasser verdünnt, so erhält man eine gelbliche Auflösung, die sich gegen Reagentien wie Eisensalze verhält. Lag das Stahl- oder Eisengeräth lange in feuchter Luft, so ist allerdings auch hier ein Theil unter und um den Blutstropfen herum gerostet, doch unterscheidet man das Verschwinden des darüber befindlichen Blutfleckens, beim Behandeln mit Wasser, sehr leicht an dem nachherigen Mangel des dunkelkarmoisinrothen Lichtreflexes, der glänzenden Oberfläche und des Abblätterns bei gelindem Erwärmen auf 25 bis 30°, die den Blutfleck charakterisiren.

Die gefärbte Lösung des Tropfens, mit einem kleinen Tropfen Essigsäure und etwas Ferrocyankaliumsolution zusammengebracht, gibt bei Blut einen grauweissen, ins Röthliche spielenden Niederschlag, von Cyaneisenalbuminaten, während die Eisenoxydsalze jener organischen Säuren damit einen intensiv blauen Niederschlag von Berlinerblau bilden.

Zur Unterscheidung von Farbstoffen und rothen Beerensäften werden jetzt, nachdem die Abwesenheit eines Eisenoxydsalzes erwiesen, die oben § 103 erwähnten Versuche mit Salpetersäure, Ammoniak, unterchloriger Säure, Erwärmen bis zur Siedhitze und

Eintrocknen, Verkohlen und Einäschern auf dem Platinblech angestellt.[1])

Anmerkung. Lassaigne[2]) lässt sich über diesen Punkt folgendermassen vernehmen: „Werden die Blutströpfchen auf Eisen oder Stahl gebracht, so erhält man nach Umständen folgendes Resultat: Ist die Temperatur erhöht und die Luft, wo das Werkzeug liegt, nicht mit Feuchtigkeit gesättigt, folglich die Bedingung zur schnellen Verdunstung vorhanden, so wird das Wasser, welches die Blutstropfen enthalten, verdunsten, und man erhält röthlich glänzende Flecken, welche sich durch Reiben in Schuppen ablösen und alle fixen Bestandtheile des Blutes enthalten. Diese haben keine wesentlichen Veränderungen erlitten, und lassen sich selbst in kleinen Mengen leicht erkennen; man bringe sie nur mit einer kleinen Menge destillirten Wassers in Berührung, worauf sie sogleich ihre unterscheidenden Merkmale annehmen; zu diesen gehört die rothe Farbe der Auflösung, der flockige Niederschlag des Faserstoffes, die alkalischen Eigenschaften der Flüssigkeit, das Gerinnen durch Hitze, durch Schwefel- und Salpetersäure, durch Chlor u. dgl., zuletzt die alkalischen Salze, welche man durch Einäscherung findet. An einem sehr kalten und feuchten Orte hingegen wird die Verdunstung aufgehalten, und das Wasser wird, in Verbindung mit der atmosphärischen Feuchtigkeit, das Metall oxydiren und eine Lage Rost erzeugen, in welcher sich die physischen Merkmale des Blutes nicht erkennen lassen. Es wird leicht sein, die Anwesenheit einer thierischen Substanz darzuthun, indem man einen Theil dieses Oxyds in einer oben verschlossenen Glasröhre erhitzt. Da aber jeder Rost, der sich blos durch den Einfluss der Luft und des Wassers bildet, bei der Destillation Ammoniak und ein empyreumatisches Oel gibt, so ist dieses Verfahren in wichtigen Fällen unsicher, um als Beweis zu dienen. Wir haben durch mehrere Versuche gefunden, dass die meisten Bestandtheile des Blutes, trotz der innigen Mischung mit dem Oxyd, dargestellt und erkannt werden können. Dies beruht auf dem Umstande, dass die fixen Bestandtheile und der Eiweissstoff, die färbenden Substanzen, die alkalischen Salze, keine Verbindung mit dem Eisenoxyde eingehen; man behandelt daher den Rost, bei gewöhnlicher Temperatur, mit etwas destillirtem Wasser, und lässt die Reagentien auf die Auflösung einwirken. Da man gewöhnlich nur kleine Rostpartikelchen zu behandeln hat, so haben wir unsere Methode dahin abgeändert, dass wir in zwei bis drei Gran Rost die Gegenwart von Blut finden konnten. Diese kleine Quantität Rost wird in eine kleine, an einem Ende verschlossene Glasröhre, welche höchstens 1½″ lang ist und 3‴ im Durchmesser hat, mit 1 oder 2 Drachmen destillirtes Wasser in Berührung gebracht. Durch ein schwaches Schütteln lösen sich der Eiweissstoff, ein Theil des färbenden Stoffes und die Salze wieder auf, und wenn sich nach einiger Zeit das Oxyd wieder gesetzt hat, so bemerkt man, dass das Wasser blutroth gefärbt ist, und dass es bei dem Zutritte der Luft schäumt, dass es die rothe Farbe des Lakmus in Blau verwandelt, dass es durch Hitze und Säuren trübe wird und gerinnt, und dass man durch die Verdunstung und Kalcination des Rückstandes in einem Platinlöffel salzsaures Natrum, kohlensäuerliches Natrum und phosphorsauren Kalk erhält, also die Salze, welche die Asche des Blutes bilden. Wir haben Vergleichungen mit mehreren Rostarten angestellt und mit Leichtigkeit den durch Sektionen erzeugten Rost, von dem durch blose Feuchtigkeit entstandenen, unterschieden." Diese Versuche sind Lassaigne selbst nach Verlauf von mehreren Monaten gelungen.

[1]) C. Schmidt a. a. O. S. 30.
[2]) a. a. O.

## § 105.

Unter gewissen, freilich noch unbekannten Verhältnissen, erscheinen auf Brod und andern Nahrungsmitteln lebhaft rothe, blutfarbene Flecken, und die Speisen, welche damit bedeckt sind, gewinnen ganz und gar das Ansehen, als wären oft mehrere Zoll grosse Blutflecken darauf verbreitet. Diese Erscheinung kam im Jahre 1848 in Berlin vor, und es ist Ehrenberg gelungen, durch Inficirung von gekochten Kartoffeln, Käse und Brod, die Erneuerung und Fortpflanzung derselben zu bewirken. Sette[1]) erhielt einmal die rothe Substanz solcher Flecken zur Untersuchung und er fand, mit Hülfe des Mikroskops, dass sie aus Myriaden kleiner runder Körperchen bestand, die er für mikroskopische Pilze hielt und Zaogalactina imetropha nannte. Ehrenberg[2]) dagegen hielt die Körperchen nicht für Pilze, sondern für Infusorien, die er Monas prodigiosa, Purpurmonade nannte. Die meisten dieser runden Körperchen sind $\frac{1}{3000}$ bis $\frac{1}{5000}$ Linie gross, einzeln erscheinen sie durchsichtig, in Masse blutfarben. Der Raum eines Kubikzolls kann, nach Ehrenberg's Berechnung, 46,656,000,000,000 bis 884,836,000,000,000 solcher Monaden fassen. Diese Körperchen sind oval-rund, bewegen sich zuweilen unregelmässig und daher willkürlich; Ehrenberg hat sogar den Rüssel dieser Thierchen erkannt, sowie ihre Fortpflanzung durch Theilung.

[1]) Schleiden's und Froriep's Notizen. 1849 Bd. IX. S. 143. u. Bd. X. S. 345.
[2]) Ebendas.

## § 106.

Das, in der niedern Volksklasse, verhältnissmässig sehr häufige Vorkommen von Blutflecken auf der Leibwäsche kann auf einem verschiedenen Grunde beruhen. Beim weiblichen Geschlechte können diese Flecken von Menstrualblut herrühren, bei beiden Geschlechtern von Dejektionen von Flöhen und Wanzen, oder auch durch wirkliches Zerdrücken dieser Schmarozerthiere, sowie auch angesogener Blutegel auf der Leibwäsche etc. bedingt sein. In gerichtlichen Fällen ist es von der höchsten Wichtigkeit in dieser Richtung sichere Unterscheidungsmomente zu besitzen. — Das Menstrualblut bildet kein reines Blut; es sind ihm verschiedenartige Absonderungsmassen der weiblichen Geschlechtstheile beigemischt. Es führt zwar Blutkörperchen, jedoch in verhältnissmässig geringerer Menge als vollkommen reine Blutmassen. Viele ältere und neuere Forscher haben wahrgenommen, dass das Menstrualblut gar nicht oder weniger, als gewöhnliches Blut gerinnt, und daher auch gar keinen, oder nur geringe Menge Faserstoffs enthalte. Das Menstrualblut besitzt ferner eine dunkle Purpurfarbe und Flecken, welche dasselbe auf Leinenzeug macht, lassen sich leichter als andere Blutflecken auswaschen, weil es mehr reinen, nicht oder fast nicht durch Faserstoff fixirten Farbstoff enthält. — Ebenso enthält auch das **aus Blutegeln ausgdrückte Blut** keinen Faserstoff.[1]) Es scheint, dass eine vollständige Zersetzung und Trennung der Bestandtheile des Blutes innerhalb des Thieres statt findet. — Ebenso verhält es sich mit Dejektionen von parasitischen Thieren; denn in diesem Falle muss das aufgesaugte Blut den ganzen Intestinaltrakt passiren, und auf diesem Wege nothwendig eine Aenderung seiner physikalischen und chemischen Konstitution erleiden. Vollständige Zerstörung der Blutkörperchen war bei der Leichtigkeit mit der sie durch Galle gelöst werden, mehr als wahrscheinlich. Die direkte Beobachtung entspricht auch nach Schmidt,[2]) dieser Voraussetzung: die Blutkörperchen erscheinen der Form und Mischung nach vernichtet. Das sicherste Moment der Diagnose — die Gegenwart oder Abwesenheit letzterer in mikroskopischen Durchschnitten des fraglichen Fleckes nemlich, ergibt sich daraus von selbst. Durch Hinüberführen eines Skalpells, Rasir- oder Federmessers mit feiner Schneide über die etwas erhabene Mitte des Flecks, gelingt es, zur Untersuchung geeignete Schnitte darzustellen. Man lässt den so erhaltenen dünnen, hobelspanförmigen Schnitt in einen, auf den Objektträger gebrachten, Oeltropfen fallen, und deckt ein dünnes Deckplättchen darüber; in der dünnen Schichte fetten Oeles breiten sich die rasch imbibirten Schnitzel flach aus, und können, nach Schmidt, bei etwa 400facher Vergrösserung bequem näher untersucht werden. Indessen darf man bei derartigen Untersuchungen diese Angaben keineswegs als erschöpfend ansehen. Es kann namentlich vorkommen, dass die Flecken durch das Zerdrücken solcher Wanzen oder Flöhe auf der Wäsche etc. entstehen, welche vor Kurzem Menschenblut gesaugt haben. Dieses braucht alsdann nicht destruirt zu sein, und kann Blutzellen und die Bestandtheile des Plasma's enthalten. Friedberg[3]) hat eine vollgesaugte Wanze, eine Stunde nachdem er das Bett verlassen hatte, angeschnitten, und eine Glasplatte rasch über die Schnittfläche weggeführt, und fand wohl erhaltene gefärbte Zellen. Auch bei Flöhen sah er sie, wenn sie kurz vorher sich vollgesaugt hatten. Sind die Flecken nur Dejektionen, dann wird man freilich Menschenblut nicht nachweisen können. Allein, wenn in solchen Flecken die Elemente des Blutes und namentlich gefärbte Blutzellen sich vorfinden, ist, nach Friedberg, der Gerichtsarzt dennoch nicht zu dem Schlusse berechtigt, dass der Fleck nicht von Wanzen oder Flöhen herrühre.

[1] Froriep's Notizen. 3. Reihe. 1849. Nr. 5. S. 80.
[2] a. a. O. S. 32.
[3] Histologie des Blutes. Berlin 1852. S. 84.

## § 107.

In einem Falle, wo ein Mann eines Mordes verdächtig war, weil man in dessen Hemdärmeln Blutflecken fand, kam die Frage zur Entscheidung: „ob diese Flecken wirklich Blut, oder, wie der Mann behauptete, von Wanzenbissen herrührten?" Chevalier[1] ward mit der Beantwortung dieser Frage beauftragt, und er stellte desshalb folgende Versuche an: Wanzen, die kein Blut gesogen haben, geben auf Leinwand oder Papier gedrückt keine rothe Farbe, sondern färben diese Stoffe stark grün. Flecken von Wanzen, die Blut gesogen haben, nehmen, wenn sie einige Minuten lang der Luft ausgesetzt wurden, eine in's Olivengrüne spielende Farbe an; während Flecken von Menschenblut, unter gleichen Umständen, eine braune Farbe annehmen. Nach längerer Zeit untersuchte Chevalier diese Flecken wieder und fand, dass die Wanzenflecken eine mehr oder weniger deutliche olivengrüne Farbe hatten, während die von Menschenblut braun waren und sich nicht verändert hatten. Als Chevalier hierauf die von Menschenblut sowohl, als jene von Wanzenblut befleckte Leinwand in Wasser einweichte, wobei die blutige Färbung des Wassers ungefähr gleich war, und hierauf mit chemischen Reagentien behandelte, so erhielt er folgende Resultate:

a. Mit Menschenblut gefärbtes Wasser.

1) Die Wirkung einer Wärme von 100°, in einer Glasröhre ausgesetzt, hatte sie getrübt und ein grünes Koagulum geliefert, welches in Kali auflöslich war.

2) Salpetersäure hatte die Flüssigkeit zum Gerinnen gebracht; das Koagulum hatte eine rosenrothe Farbe.

3) Der Galläpfelaufguss hat einen graurosenrothen Niederschlag gegeben.

4) Der Alaun hat in der Flüssigkeit nichts verändert.

5) Der Alkohol hat ein fleischfarbiges Koagulum erzeugt.

b. Mit Wanzenblut gefärbtes Wasser.

1) Wanzenblut auf dieselbe Weise behandelt, gab dasselbe Resultat.

2) Das Resultat war dasselbe; das Koagulum hatte aber keine rosenrothe, sondern eine grüne Farbe.

3) Dasselbe Resultat.

4) Gleiches Resultat.

5) Ein ähnliches Resultat.

6) Das Ammoniak hat keine Veränderung hervorgebracht.

7) Das hydrocyansaure Salz hat kein Resultat gegeben.

8) Das Chlor hat keine Veränderung hervorgebracht.

9) Schwefelsäure entbindet den Geruch nach Schweiss.

6) Dieses Reagens hatte die Farbe der Flüssigkeit dunkler gemacht.

7) Dasselbe Resultat.

8) Hat einen weissen, flockigen Niederschlag bewirkt.

9) Die Schwefelsäure hat einen aromatischen Geruch entwickelt, in welcher Chevalier den eigenthümlichen Wanzengeruch zu erkennen glaubte. Zwei andere Personen konnten zwar den Geruch nicht charakterisiren, fanden ihn aber doch aromatisch.

Aus diesen Resultaten ersieht man nun, dass ausser der Farbe der Flecken, die mit der Zeit immer matter wird und in das Olivengrüne übergeht, die Verschiedenheit, die man an den Wassern bemerkt, nicht sattsam hervortretende Resultate liefert, um mit Zuversicht und Ueberzeugung einen Ausspruch thun zu können.

[1]) Journal de Chimie et Pharmacie. Sept. 1830. Nr. XVII.

## § 108.

Schmidt[1]) stellt folgende charakteristische Momente der Diagnose in Form einer Uebersichtstabelle zusammen:

| Blutfleck. | Flohfleck. | Wanzenfleck. |
|---|---|---|
| | a. Physikalische Charaktere. | |
| Rothbraun, rund, bei Kerzenlicht intensiv cochenilleroth durchschimmernd. Rund begrenzt, nicht erhaben, beim Hinüberfahren mit dem Finger rauh, aber nur selten, bei ungewöhnlich raschem Eintrocknen, so dick, als bei Flohflecken. | Braunroth, vielfach verästelt, bei Kerzenlicht mit braunrother Farbe durchschimmernd, beim Hinüberfahren mit dem Finger rauh, in der Mitte dicke, glänzend braune, thurmförmige Erhabenheit. | Braunroth, kreisrund, bei Kerzenlicht mit braunrother Farbe durchschimmernd, beim Hinüberfahren mit dem Finger glatt, ohne die mindeste Erhabenheit in der Mitte: Durchmesser $\frac{1}{4}$ bis $1\frac{1}{4}'''$; oft mehrere dieser kreisrunden Flecken rosen- |

| Blutfleck. | Flohfleck. | Wanzenfleck. |
|---|---|---|
| | | kranzförmig hinter einander, indem das Thier nach dem Vollsaugen den Hinterleib auf dem Boden nachschleppt, übrigens auch nüchtern keine Sprünge machen kann. |

b. Behandlung mit Wasser.

Wässerige Lösung, bei frischen Tropfen karmoisinroth, bei ältern gelblich roth bis rothbraun. Das rückständige Leinengewebe erscheint farblos, wird, mit Jodsolution befeuchtet, gelb, während auf der Stelle des Fleckens ein intensiv braun gefärbtes **Fibringerinnsel** zum Vorschein kommt.

Wässerige Lösung bräunlich, mit Hinterlassung eines schwach bräunlichen Fleckes auf der Wäsche, die Lösung erfolgt langsamer, als bei Blut. **Jodlösung** färbt das Leinengewebe gleichförmig gelb, ohne Hervortreten intensiv gebräunter Fäden von Fibrin. Die Lösung gerinnt nicht oder nur höchst unbedeutend durch Salpetersäure.

c. Mikroskopische Durchschnitte

zeigen wohl erhaltene auf circa $\frac{1}{4}$ des ursprünglichen Flächendurchmessers eingeschrumpf. Blutscheibchen und deren Segmenten. verschiednen Richtungen.

Farbe, namentlich bei Kerzenlicht intensiv karmoisinroth.

erscheinen unter fettem Oel, bei derselben Vergrösserung untersucht, durchaus homogen durchscheinend, ohne die geringste Spur körperlicher Bestandtheile (histologischer Elemente).

Farbe, namentlich bei Kerzenlicht, matt braunroth.

[1]) a. a. O. S. 82 ff.

## Vierter Abschnitt.

**Verhalten des Blutes zu metallenen und hölzernen Werkzeugen, Kleidungs- und Waschstücken.**

### § 109.

Gewöhnlich bringt man die Farbstoffe, je nachdem sie sich mit den zu färbenden Stoffen **unmittelbar**, ohne der Vermittelung eines fremden Körpers zu bedürfen, verbinden, oder blos durch **Vermittelung** eines solchen Körpers eine dauerhafte Verbindung einzugehen vermögen, in zwei Abtheilungen, wovon die erste die **substantiven**, die zweite die **adjektiven** Farbstoffe in sich begreift. Die Körper, welche diese Vermittelung bewirken, hat man **Beitzmittel** genannt, insoferne man annahm, dass sie eine solche mechanische Aenderung in dem Zustande des zu färbenden Stoffes hervorbringen, durch welche derselbe geschickt wird, die Farbstoffe aufzunehmen und zurückzuhalten. So unwesentlich sich übrigens diese Unterscheidung, in wissenschaftlicher Beziehung, auch immer bewähren mag, so ist sie für unsern Zweck doch nicht ganz ohne Interesse, wo es sich um Ausmittelung der Natur des vorliegenden Farbstoffes — des Blutrothes — handelt, insoferne wir hieraus Winke zur Trennung des Farbstoffes von dem gefärbten Stoffe erhalten. Zu den adjektiven Farbstoffen gehören die meisten färbenden Substanzen, und unter diesen auch das Blutroth; ja in einem gewissen Sinne können wir das Blutroth, in Verbindung mit Faserstoff, als einen Farblak betrachten, der sich niederschlägt, wenn das Blut, mittelst des Serums, sich Bahn in das innere Gewebe der zu färbenden Substanz gebrochen, und dieselbe geschickt gemacht hat, sich mit dem Farbstoff zu verbinden. Das Serum bildet somit, in dieser Beziehung, das Beitzmittel, und so haben wir denn alle Analogien, welche zwischen dem Färben mit gewissen Farbstoffen einerseits, und durch Blutroth andererseits bestehen.

### § 110.

Im Allgemeinen sind sämmtliche Stoffe, welche man im gewöhnlichen Leben zu färben pflegt, organischen Ursprungs, und stammen entweder aus dem Pflanzen- oder Thierreiche. Erstere können wir durch die allgemeine Benennung „**Holzfaser**", letztere durch das Wort „**thierische Faser**" bezeichnen. Zu der Holzfaseer gehören, wie das Wort es schon bezeichnet, alles Holzwerk, ausserdem aber die Baumwolle, der Hanf, der Lein und ähnliche Stoffe; zur thierischen Faser die Seide, die Wolle, Haare, Federn und die thierischen Häute, welche insgesammt ein verschiedenes Verhalten gegen verschiedene Farbstoffe zeigen. Die Ursachen dieses verschiedenen Verhaltens zu den Pigmenten, welche in der Faser selbst liegen dürften, sind uns bis jetzt noch unbekannt. Im Allgemeinen hat die Holzfaser eine geringere Affinität zu den Farbstoffen, als die thierische Faser, welch' letztere auch in der Regel sich leichter mit denselben verbindet, und innigere Verbindungen bildet. Uebrigens finden doch auch in dieser Beziehung Ausnahmen statt, so dass sich kein festes durchgreifendes Gesetz hierüber aufstellen lässt. Die organische Faser muss im Allgemeinen in den meisten Fällen eine gewisse Vorbereitung erleiden, um zur Aufnahme der Farbstoffe geschickt zu werden, und diese Vorbereitung besteht, in der Färberei, in Entfernung fremder Materien, theils solcher, welche, wie z. B. Kleister, mit dem das Garn während des Webens imprägnirt worden ist, bei der Verarbeitung der Faser hinzugekommen sind; ja in vielen Fällen muss die Faser vollständig gebleicht werden; während auf der andern Seite, in den meisten Fällen, die Faser durch besondere Mittel — Beitzmittel, — zur dauerhaften Aufnahme des Farbstoffes vorbereitet werden muss — Verhältnisse, welche auch bei Betrachtung der Blutflecken in Anregung kommen müssen, wenn wir dieselben richtig beurtheilen wollen. Bei der zufälligen Färbung von hölzernen Werkzeugen, Kleidungs- und Waschstücken mit vergossenem Blute fallen zwar diese, die Färbung begünstigende Umstände alle weg, oder treffen nur hier und da zufällig zusammen, daher sich auch in der Regel das Blutroth in den meisten Fällen viel leichter von der organischen Faser wieder trennen lässt, als dieses bei der absichtlich und künstlich gefärbten Faser der Fall ist. Indessen macht von dieser Regel das Holzwerk, namentlich sehr poröses, eine Ausnahme, insoferne hier, neben einer gewissen natürlichen Affinität in grösserm oder geringerm Grade zu dem Blute, auch noch die Kapillarität in Wirksamkeit tritt, und hier besonders zu berücksichtigen ist.

Anmerkung. Die Stoffe, welche mit Farben in Berührung kommen, bekunden ein verschiedenes physisches und chemisches Verhalten. Das erstere umfasst vorzüglich zwei Klassen von Erscheinungen, nemlich die, welche durch Vermischung der Farben entstehen, und die, welche in der Juxtapposition, oder in der Nebeneinanderlagerung der Farbe ihren Grund haben. In diesem Falle fasst das Auge nur eine Farbe auf, nemlich die, welche durch die Vermischung entsteht; wenn dagegen zwei Farben nur nebeneinander gelegt sind, so sieht das Auge beide, aber es beurtheilt sie ganz anders, als wenn jede derselben besonders in einem ungefärbten Lichte gesehen wird. Dieser merkwürdige Umstand ist von grosser Wichtigkeit in Betreff der Beurtheilung der Blutflecken, vom blos physischen Standpunkte aus, wenn dieselben auf gefärbten Zeugen sich befinden. Das chemische Verhalten dagegen bezieht sich auf die Kenntniss der Körper, welche beim Färben mit einander in Berührung kommen.

## § 111.

Die organische Faser verbindet sich, vermöge einer chemischen Affinität, mit den Farbstoffen, und eben dadurch unterscheidet sich die Färbekunst von der Malerkunst. Diese Affinität, welche die Verbindung der Farbstoffe mit der Faser bewirkt, ist jedoch immer eine sehr schwache Kraft, ja viele Fälle deuten darauf hin, dass eine wahre mechanische Flächenanziehung und Kapillaritätswirkung hiebei in den Vordergrund tritt; kein einziger Farbstoff vermag z. B. durch seine Verbindung mit der Faser diese letztere in Wasser oder Alkohol löslich zu machen. In Rücksicht auf das Verhältniss derselben Farbenart zu verschiedenen Zeugen ist man im Allgemeinen der Meinung, dass Wolle die grösste, und Baumwolle, Lein und Hanf die geringste Verwandtschaft zu den Farbstoffen hätten. Indessen reichen unsere bisherigen Erfahrungen noch nicht hin, um hierauf eine absolute Affinitätsskale zu begründen. Doch so viel ist gewiss, dass die Faser auf die Dauerhaftigkeit der Farbe einen Einfluss äussert, sei es nun durch die Verwandtschaft, oder durch das Vermögen des Lichtes, in gewissen Fällen, in der organischen Faser eine katalytische Kraft zu erregen. Die Veränderungen der sich verbindenden Körper — des Farbstoffs und der Faser — beschränken sich blos darauf, dass ein in Wasser gelöster Stoff seine Löslichkeit verliert, indem er sich mit der Faser verbindet. Allein selbst diese Veränderung, dass die Farbstoffe, durch ihre Verbindung mit der Faser, ihre Löslichkeit in Wasser verlieren, gehört zu den Seltenheiten, und wenn dieses Verhältniss schon stattfindet, wo die Faser durch zu Gebote stehende Mittel gehörig zur Aufnahme des Farbstoffs vorbereitet worden, so muss dieses in einem noch weit höhern Grade bei der zufälligen Färbung durch Blut — bei den sogenannten Blutflecken — stattfinden, und wir dürfen daher von dieser Seite aus schon mit hoffender Aussicht auf die mögliche Isolirung des Farbstoffs von der Faser hinblicken. Im wahren Lichte betrachtet ist daher die gefärbte Faser nichts anderes, als eine mehr oder weniger innige Verbindung eines farblosen oder gefärbten Körpers — der Faser, mit dem Farbstoffe, der bald die Natur einer Basis, bald einer Säure, bald eines Salzes u. s. w. hat. Insoferne nun das Hämatin mit kaustischen und kohlensauren Alkalien lösliche Verbindungen bildet, spielt es die Rolle einer schwachen

Säure, daher auch diese Verbindungen durch stärkere Säuren zersetzt werden (§ 32).

### § 112.

Zu elementaren Körpern zeigen die Farbstoffe die geringste Affinität, daher werden auch metallene Instrumente vom Blute im wahren Sinne nicht gefärbt, sondern blos mechanisch übertüncht, indem sich der Faserstoff mit dem Blutrothe, vermöge einer gewissen Adhäsion, welche durch das Eiweiss des eingetrockneten Blutwassers noch vermehrt wird, auf der metallischen Oberfläche befestigt. Da nun unter diesen Umständen die aufgetragene Blutschichte allmählig immer mehr und mehr vertrocknet, so hält sie die atmosphärische Luft ab, das betreffende Metall zu oxydiren und so zu einer Basis umzuwandeln, welche mit dem Blute eine Verbindung eingehen und die metallene Fläche so wahrhaft mit Blutroth zu färben vermöchte, welcher Vorgang um so eher nothwendig scheint, als die zu färbende Substanz im Allgemeinen mehr die Natur einer Basis, als einer Säure entwickelt, und das Hämatin selbst die Rolle einer Säure zu spielen scheint (§ 111).

### § 113.

Die Farben im Allgemeinen erleiden durch Wasser, atmosphärische Luft, Sonnenlicht und Wärme mannigfaltige Veränderungen. Hinsichtlich der Einwirkung des Wassers ist der hygroskopische Zustand des gefärbten Stoffes sehr zu berücksichtigen, der bei verschiedenen Zeugen ein verschiedener ist. Chevreul[1]) hat Versuche hierüber angestellt, und die Gewichte von Wasser, welche 100 Theile der genannten als Minimum und Maximum von Feuchtigkeit aufnehmen, in folgender Tabelle zusammengestellt:

|  | Maximum. | Minimum. |
|---|---|---|
| Zeug von Hanf | 35,40 | 24,34 |
| Leinen | 32,87 | 25,65 |
| Baumwolle | 30,87 | 23,30 |
| Seide | 32,20 | 28,91 |
| Wollenzeuge | 36,70 | 28,01 |

was auch für unsern Zweck Berücksichtigung verdient, insoferne Blut um so begieriger von dem betreffenden Zeuge verschluckt zu werden pflegt, je hygroskopischer es von Natur ist. Abgesehen von diesem Verhalten, so äussert auch reines und vollkommen luftfreies Wasser nur auf solche gefärbte Zeuge Wirkung, aus denen die Farbe durch Wasser ausgezogen werden kann, entweder gänzlich, oder, wie gewöhnlich, nur theilweise. Indessen glaubt Chevreul, dass man auch auf andere Farben eine Einwirkung durch Wasser herbeiführen könne, wenn man die Wassermenge so bedeutend mache, dass sie, im Vergleiche mit dem Gewichte des gefärbten Zeugs, für unendlich gross betrachtet werden könne.

[1] Recherches sur la teinture.

### § 114.

Hinsichtlich der Wirkung des Lichtes auf die gefärbten Stoffe, so ist allgemein bekannt, dass dieses imponderable Agens auf alle Farben eine mehr oder minder auffallende, bleichende Einwirkung äussert. Chevreul[1]) hat als Resultat seiner dessfallsigen Versuche gefunden, dass ein zwischen ein gefärbtes Objekt und das Licht gestelltes Glas die Einwirkung des Lichtes bedeutend schwäche, so dass die Bedeckung eines gefärbten Zeuges zum Schutze der gefärbten Gegenstände kräftiger beitrage; während dagegen das bleichende Vermögen des Lichtes von einem weissen Zeuge nur unbedeutend gehindert werde. Ein analoges Verhältniss finden wir bei den Blutflecken auf weissen und dunklern Stoffen; im letztern Falle erhalten sich dieselben viel länger in ihrer ursprünglichen Gestalt, während sie an erstern nach und nach immer mehr gebleicht werden, und hierbei vom Blutrothen ins Kirschrothe, und von diesem ins blass Braunrothe, und am Ende ins schmutziggelb Bräunliche übergehen.

[1] l. c.

### § 115.

Wärme, sowohl atmosphärische als künstliche, äussert, wie auf die Farbstoffe im Allgemeinen, so auch auf das Blutroth insbesondere mehr oder minder ändernden Einfluss. Wie wir früher § 32 schon umständlicher erwähnt haben, geht das Blutroth bei höherer Temperatur, in den koagulirten Zustand über, und ist sodann sowohl in kaltem als kochendem Wasser, Alkohol und Aether unlöslich; während es sich unter diesen gerade entgegengesetzten Verhältnissen in allen diesen erwähnten Flüssigkeiten mehr oder minder vollständig als löslich bewährt. Wenn wir daher von der Löslichkeit oder Unlöslichkeit eines rothen Fleckens in Wasser, Alkohol und Aether, auf die Anwesenheit oder Abwesenheit von Blut einen allgemeinen Schluss ziehen würden, ohne die mögliche Einwirkung der Wärme hierbei gehörig zu berücksichtigen, so würde unser hierauf gegründetes Urtheil stets auf schwankenden Füssen stehen. Indessen muss hier bemerkt werden, dass atmosphärische Wärme einen hohen Grad erreichen muss, wenn sie das Blutroth in den koagulirten unlöslichen Zustand überführen will.

## § 116.

Wenn wir nun die bisher §§ 109 ff. aufgeführten allgemeinen Sätze der Färbekunst auf unsern Gegenstand speziell übertragen, und die wesentlichsten Momente des Färbens der Faser durch Blutroth und durch andere Farbstoffe vergleichen; so finden wir die grösste Analogie zwischen beiden, wie wir im Verlaufe dieser §§ bereits schon angedeutet haben. Das Blutroth ist nämlich in dem Zustande, wie es im Blute enthalten ist, sowohl in Wasser, als in Weingeist und Aether, mehr oder minder vollständig löslich (§ 32), und diese Löslichkeit behält es bei, so lange es nicht in den geronnenen Zustand übergegangen ist; daher lassen sich durch Blut gefärbte Stoffe durch Wasser, Weingeist und Aether mehr oder minder vollständig ihres Farbstoffs berauben, jedoch nie ganz vollständig, insoferne durch den Prozess des Trocknens ein grösserer oder geringerer Theil des Blutrothes in den koagulirten Zustand übergeführt wird, und die Auflösung in Alkohol und Aether stets wieder mit einer theilweisen Koagulation verbunden ist (§ 32). Allein auch abgesehen hiervon, so tragen zu dieser unvollständigen Löslichkeit des Blutroths die in dem Blutwasser enthaltenen und nun eingetrockneten Substanzen nicht wenig bei, als da sind: Fibrine, Eiweiss und verschiedene Salze, welche theils als Beitze, theils als Farblacke wirken, und so wirklich eine mehr oder minder innige Verbindung des Blutrothes mit der Faser bewirken — Umstände, die wohl zu berücksichtigen sind, wenn es sich um Ausmittelung der Natur eines vorliegenden blutverdächtigen Fleckens handelt.

## § 117.

Mögen wir nun unserer Ansicht, in Betreff der Kräfte, welche beim Vorgange des Färbens der Faser in Wirksamkeit treten, die **chemische Affinität**, oder die **mechanische Flächenanziehung und Kapillaritätswirkung** zu Grunde legen, so finden wir doch stets, dass der jeweilige Zustand der zu färbenden Faser einen modificirenden Einfluss auf das Farbprodukt im Allgemeinen und so auch auf den Blutfleck insbesondere äussert, daher wir auch die Beobachtung machen können, dass jeder Blutfleck auf diesem oder jenem Stoffe ein charakteristisches Aussehen darbietet. Alles Blut, welches in der gewöhnlichen Temperatur an irgend einem festen Körper, der es nicht zu zersetzen vermag, eine feste Form angenommen, und endlich eingetrocknet ist, enthält geronnenen Faserstoff, und getrockneten, in Wasser löslichen Eiweissstoff und Blutfarbstoff. Je nachdem der vom Blut besudelte Gegenstand mehr oder weniger hygroskopisch sich bewährt (§ 113), je nachdem die Kapillaritätswirkung mehr oder weniger in den Vordergrund tritt, wird auch der Blutfleck ein verschiedenes äusseres Ansehen zeigen, weil ja Wasser, dem grössten Theile nach, in dem Blute vorhanden ist (§ 8). Kommt z. B. Blut mit ungebleichtem Zeug, bei welchem die auf der Cellulose abgelagerte Korkschichte durch Bleichen noch nicht zerstört ist, so wird dasselbe mehr fleckenweise, vielleicht nur zwischen den Fasern, ich möchte sagen interstitiell gefärbt werden, weil jene noch vorhandene Korkschichte das tiefere Eindringen der im Blutwasser aufgeschwemmten Stoffe bis zur Mitte der Fasern verhindert. Dasselbe findet statt bei verschiedener Appretur der Zeuge, wo die Fasern eine künstliche äussere Hülle erhalten. Ein solcher Blutfleck ist daher auf einen kleinen Raum begrenzt, was ihm aber an Extensität abgeht, wird durch grössere Intensität ersetzt; denn er zeigt eine saturirt dunkelbraune Farbe, ist auf seiner Oberfläche ungleichförmig ausgeflacht, mit erhabenen, nicht selten ungleich dicken Rändern und rissiger Oberfläche. Solche Blutflecken beobachten wir auf Sammet, Leder, Stroh; ferner auf Glas, Porzellan, metallischen Instrumenten. Kommt dagegen Blut mit weicher, gebleichter, abgewaschener Leinwand, deren einzelne Fäden schon mehr aufgelockert sind, in Berührung, so werden dessen flüssige Theile im Augenblicke, noch ehe eine vollständige Gerinnung stattfinden kann, von den einzelnen Fasern aufgesogen und somit zugleich der Faserstoff und Farbstoff des Blutes auf eine grössere, zusammenhängende Fläche, mehr gleichförmig ausgebreitet, und das Gewebe gleichsam von Blut imbibirt. Ein solcher Blutfleck hat eine mehr oder minder saturirte, gleichmässig braunrothe Farbe, mit dunklerer Randbegrenzung, und ertheilt der betreffenden Stelle eine gestreifte Beschaffenheit. Holzwerk steht in der Mitte dieser beiden Kategorien, und sein Verhalten gegen Blut ist abhängig gemacht von der grösseren oder geringeren Porosität seiner Substanz, der verschiedenen Beschaffenheit seiner Fasern, dem Gehalte an verschiedenen Säften, der künstlichen Zubereitung, z. B. Politur, Anstrich u. s. w., so dass sich in dieser Richtung die Verschiedenheit auf die Allgemeinheit zurückführen lässt, dass die Gerinnung des Blutes um so rascher und gleichmässiger erfolgt, je weniger dem gerinnenden Faserstoffe Hindernisse zur Vereinigung seiner Partikelchen dargeboten werden, daher folgt z. B. die Gerinnung auf polirtem Holzwerk schneller, als auf unpolirtem.

## Fünfter Abschnitt.

### Schlussbemerkungen.

**§ 118.**

Als die wesentlichsten und unmittelbaren Bestandtheile des Blutes sowohl im flüssigen, als geronnenen, als auch im eingetrockneten Zustande haben sich, nach den seitherigen Untersuchungen Faserstoff (§§ 11 ff.), Eiweissstoff und Blutroth, bewährt, welche überall, wenn auch in verschiedenen proportionalen Verhältnissen, gleichzeitig und nebeneinander auftreten, wo Blutverguss stattfindet. . Diese drei Substanzen sind für uns die wichtigsten, weil sie bei der einfachsten, keine anderweitige Zersetzung bewirkenden Behandlung sich abscheiden, so dass wir sie allein mit Bestimmtheit für wirkliche Bestandtheile des Blutes, die von den, durch chemische Operation daraus entstandenen Produkten verschieden sind, erklären dürfen. Eine weitere charakteristische und dem Blutroth sehr wesentlich zukommende Eigenschaft ist es ferner, dass dieser Farbstoff in Form von runden Körperchen — den sogenannten Blutkügelchen — auftritt, und in seiner Mischung sich stets eisenhaltig zeigt — Umstände, wodurch sich das Blutroth, auch abgesehen von andern Charakteren (§ 83 ff.), von andern rothen Farbstoffen sehr wesentlich unterscheidet. Wenn es sich daher im Allgemeinen um die Frage handelt: „Lassen sich auf metallenen und hölzernen Werkzeugen, sowie auf Kleidungs- und Waschstücken Blutflecken nachweisen?" (§ 3) so können wir dieselbe mit einem feierlichen „Ja!" beantworten, und zwar stehen uns zu diesem Zwecke zwei Ausmittelungswege offen, nämlich der chemische und der mikroskopische, welche zwar im Stande sind, sich gegenseitig zu ergänzen, aber keineswegs immer mit der nämlichen Sicherheit isolirt zu betreten sind, wie wir sogleich umständlicher erörtern werden.

## A. Chemischer Weg.

### § 119.

Faserstoff (§ 23), Eiweissstoff (§ 40) und Blutroth (§ 32) sind im geronnenen Zustande in kaltem, heissem und kochendem Wasser unlöslich; der Faserstoff lässt sich aber durch Wasser erweichen, das Eiweiss grösstentheils und das Blutroth vollkommen auflösen, wenn sie nicht geronnen, sondern blos bei gewöhnlicher Temperatur in den trockenen Zustand übergeführt worden sind, wie es bei zufällig entstandenen Blutflecken an Instrumenten und Kleidungsstücken in der Regel der Fall ist. Wir können daher, durch einfaches Auslaugen der mit Blut besudelten Gegenstände mit destillirtem Wasser, den Faserstoff erweichen, und auf mechanische Weise vom anklebenden Gegenstande abschaben, das Eiweiss grösstentheils, und den Farbstoff mehr oder minder vollständig auflösen, und so die wesentlichsten Bestandtheile des Blutes ausziehen, und durch chemische Reagentien nachweisen. Unter diesen Umständen wird die Flüssigkeit von oben nach unten, in Form von rothen Streifen, durchlaufen, und der färbende Stoff am Grunde des Gefässes sich ansammeln, das darüberstehende Wasser aber kaum gefärbt erscheinen. Wird die Flüssigkeit bei gelinder Wärme zur Trockene abgedampft, so erhält man einen schichtenweisen braunröthlichen Anflug an der Innenfläche der Abrauchschaale.

### § 120.

Auf die so eben § 119 erwähnte Weise vermögen wir die wesentlichsten Bestandtheile des Blutes: Faserstoff, Eiweissstoff und Blutroth von den vom Blute befleckten Geräthschaften abzusondern. Durch das Verhalten des Faserstoffs gegen Mineralsäuren (§§ 24 und 25); gegen organische Säuren, besonders Essigsäure (§§ 26 und 27); gegen Alkalien, besonders Ammoniak (§ 28): gegen Metallsalze (§ 29), und endlich gegen vegetabilische Stoffe (§ 29) vermögen wir seine Natur näher zu begründen, und durch sein Verhalten, bei Behandlung desselben in der Wärme mit Wasser (§ 23), vom Thierleim zu unterscheiden. Trennen wir durch Abgiessen den § 119 erhaltenen wässerigen Auszug von dem mehr oder weniger roth gefärbten, gleichsam angeschlemmten Bodensatz, so erhalten wir eine mehr oder minder klare und farblose Flüssigkeit, welche geschüttelt einigen Schaum giebt, bis zum Siedepunkt erhitzt, einige geronnene Klümpchen zeigt, welche abgesondert und

117

mit gleichviel koncentrirter Essigsäure behandelt, ähnlich dem Faserstoff, eine gelatinöse Substanz darstellt, welches in Verbindung mit dem Verhalten der filtrirten wässerigen Lösung gegen Metallsalze und kaustisches Kali (§ 42) die Anwesenheit von Eiweissstoff nachweist. Wird endlich der angeschlemmte Bodensatz mit Chlor behandelt, so verliert er seine vorher mehr oder minder braunrothe Farbe, und verwandelt sich in einen weissen, flockigen, in der sauren Flüssigkeit unlöslichen, in Alkohol aber löslichen Körper; die saure Flüssigkeit enthält Eisenchlorid (§ 33). Ammoniak bewirkt keine Veränderung. Wird endlich der Bodensatz zur Trockene verdampft, und nach und nach erhitzt, so bläht sich die Masse stark auf und entwickelt weisse, **stark nach brenzlichtem Thieröl riechende Dämpfe**, und der Rückstand bildet eine poröse, glänzende, eisenhaltige Kohle, die sich nur schwer einäschern lässt, durch welches Verhalten sich der Blutfarbstoff von andern Pigmenten wesentlich unterscheidet (§ 83 ff.).

§ 121.

Durch die so eben § 120 gegebenen Erörterungen glauben wir nun auf eine vollgültige Weise dargelegt zu haben, dass wir zwar im Stande sind, die drei Grundbestandtheile des Blutes: Faserstoff, Eiweissstoff und Blutroth, in konkreten Fällen, an mit Blut besudelten Gegenständen nachzuweisen, ohne bisher auf die zur Nachweisung nöthige Menge Blutes Rücksicht zu nehmen; nun fragt es sich aber, ob wir dieses auch an kleinen Mengen, z. B. einem Tropfen Blutes, noch zu thun vermögen — eine Frage, die für unsere Aufgabe von besonderer Wichtigkeit ist. Zur gehörigen Beantwortung dieser Frage, in ihrer Allgemeinheit, müssen wir die bisherigen diesfallsigen Erfahrungen gehörig berücksichtigen, und unter ihrer Zugrundelegung können wir auch diese Frage bejahend beantworten, insoferne Bleisalze, namentlich **basisch-essigsaures Bleioxyd**, und Quecksilbersalze, namentlich **Sublimat**, und salpetrigsalpetersaures Quecksilber (§ 42 Anm.), sehr empfindliche Reagentien gegen Eiweiss sind, ja Sublimat sogar eine Flüssigkeit, welche nur $\frac{1}{1000}$ Eiweiss aufgelöst enthält, noch deutlich trübt, und salpetrigsalpetersaures Quecksilber noch bei 100,000 facher Verdünnung Eiweiss nachweist, und nach Buchner die letzten bemerkbaren Grenzen der Reaktion des Cyanschwefelkaliums auf Eisenoxyd erst bei einer 1,020,000 fachen, diejenige des Cyaneisenkaliums bei einer 542,000 fachen Verdünnung eintritt, und nach Hartig [1]) zeigt sowohl Eichengerbsäure, als auch rothes Cyaneisenkalium nach einer Weile noch $\frac{1}{150000}$ Eisenoxydul an, und durch Eichengerbsäure wird bis zu $\frac{1}{300000}$, und durch Kaliumeisencyanür bis zu

$\frac{1}{10000}$ Eisenoxyd angezeigt, und mindestens in solcher Menge dürfte noch Eisen in jedem Blutflecken vorhanden und somit durch Reaktion auszumitteln sein, und die Nachweisung dieser beiden Grundbestandtheile genügen, um mit Sicherheit auf die Anwesenheit von Blut schliessen zu können.

[1]) Berzelius. Jahresbericht 1842. S. 161.

### § 122.

Nehmen wir endlich auf alle Verhältnisse Rücksicht, unter welchen Blutflecken, namentlich auf Kleidungsstücken zum Vorschein treten können, so kann uns wohl nicht verborgen bleiben, dass der eine oder der andere der '§ 119 erwähnten Grundbestandtheile fehlen, oder durch äussere Einflüsse in einen veränderten Zustand überführt werden kann. Wir müssen nämlich in ersterer Beziehung **primäre oder unmittelbare**, und **sekundäre oder mittelbare** Blutflecken unterscheiden, und in letzterer Beziehung wohl bedenken, dass durch erhöhte äussere Temperatur, durch Einweichen und Waschen der mit Blut besudelten Gegenstände u. dergl. sowohl der Faserstoff, als der Eiweissstoff, als auch das Blutroth in den koagulirten, und somit in Wasser, Alkohol und Aether unlöslichen Zustand überführt werden und ausserdem der Farbstoff und Eiweissstoff durch die Flüssigkeiten grösstentheils ausgezogen worden sein können (§ 32), was leicht zu Täuschungen Veranlassung geben könnte, wenn gehörige Umsicht nicht zur nöthigen Schutzwehr dient — Umstände, welche ihrer praktischen Wichtigkeit wegen wohl erwogen und beachtet zu werden verdienen. Piria[1]) hat in einem solchen Falle, wo die Blutflecken bereits ausgewaschen waren, durch die Vermuthung, dass dabei der geronnene Faserstoff in dem Zeuge haften bleibe, veranlasst, das Gewebe durch koncentrirte Schwefelsäure zerstört, wobei die Fibrine unversehrt, als zitterndes Netz, zurückbleibt, und sich dann durch Kali ausziehen lässt. Es soll dann Blausäure und bei der Destillation Ammoniak sich entwickeln. Doch glaubt Piria nicht, dass dadurch ein positiver Beweis für die Gegenwart von Blut geführt werde, wohl aber bei dem Nichterfolgen obiger Reaktionen die Abwesenheit von Blut bewiesen werde.

[1]) Annali di Chim. applic. alla medic. 1846. April. — Canstatt's Jahresbericht im J. 1846. Bd. I. S. 109 ff.

### § 123.

Es ist der Fall denkbar, dass ein zur Untersuchung vorliegendes Kleidungsstück etc. mit dem ergossenen Blute in unmittelbare

Berührung kommt, wo sodann sämmtliche Bestandtheile des Blutes von dem betreffenden Stoffe angesaugt und mehr oder weniger innig gebunden, oder unter Umständen auch blos angeklebt werden; es ist aber auch der Fall denkbar, dass die mit Blut befleckten Stoffe nur mittelbar mit dem ergossenen Blute in Kontakt kamen, z. B. mittelst der mit Blut besudelten Hand, oder dass das Westenzeug mit Blut ursprünglich getränkt war, und durchgedrungen erst sekundär dem unterliegenden Hemde die Blutfarbe mittheilte, oder umgekehrt, und dass das ursprünglich mit Blut benetzte Zeug zur Untersuchung nicht mehr vorgelegt werden kann. Im ersteren Falle werden wir zwar wohl im Stande sein, durch die bereits erwähnten Reagentien Faserstoff, Eiweissstoff- und Blutroth nachzuweisen, im letzteren Falle aber wird es schwer, oder sogar unmöglich halten, den Faserstoff nachzuweisen, da derselbe an dem ursprünglich vom Blut benetzten Stoffe koagulirt zurückblieb, und nichtsdestoweniger rührt der rothe Fleck vom Blute her; auch abgesehen von dem Falle, dass in Folge krankhafter Umänderung der Blutmasse der Faserstoff mehr oder weniger vollständig mangeln kann, sowie auch nach einigen Physiologen dem Menstrualblut der Gehalt an Faserstoff abgehen soll. Der Faserstoff kann aber auch noch aus einer andern Ursache fehlen, und der vorgefundene Flecken dennoch ein Blutflecken sein. Es ist nemlich eine physiologische Erfahrungssache, dass, wenn während des Lebens, oder wenige Minuten nach dem Tode eine Ader geöffnet wird, das ausfliessende Blut, in Folge der Gerinnung des Faserstoffes, erstarrt; das einige Stunden nach eingetretenem Tode ausfliessende Blut aber gerinnt, nach Hassall,[1] nicht mehr, da es keinen Faserstoff mehr enthält, der bereits innerhalb des Körpers geronnen ist. An diese Thatsache, meint Hassall, könnte man die Entscheidung der Frage knüpfen, **ob das Blut, welches den Flecken machte, einem lebenden oder todten Körper entflossen ist?** Unter diesen Verhältnissen sind wir vorzugsweise an das Verhalten des Hämatins gegen Reagentien angewiesen, und hierüber etwas umständlicher zu sprechen, müssen wir auf den besondern Theil aufsparen.

[1] a. a. O. S. 80.

§ 124.

Wie wir früher (§ 32 und 113 ff.) erwähnt haben, erleidet das Blutroth, sowie auch die andern Farbstoffe, durch Wärme, Wasser, Luft, Sonnenlicht und andere Agentien mehr oder weniger bedeutende Umänderungen, und es kann dadurch leicht zur Verwechselung Veranlassung gegeben werden. Der vorliegende Blutfleck kann auf mechanische Weise, durch Reiben und Kratzen, durch Besudeln mit Staub u. dgl., durch Auswaschen mit Wasser, Benetzen durch Urin, Schweiss, Speichel u. s. w. in seiner Zusammensetzung eine solche Aenderung erlitten haben, dass es ans Unmögliche grenzt, mit voller Bestimmtheit das Blutroth als färbenden Stoff des zur Untersuchung vorgelegten Fleckens nachzuweisen, und dieses wird namentlich in einem auffallenden und vorherrschenden Grade dann der Fall sein, wenn der betreffende Stoff, an welchem sich die Blutflecken befinden, längere Zeit in Wasser gelegen, anhaltendem Regen ausgesetzt gewesen u. s. w., und hier hat auch unser diesfallsiges Wissen, wie das gesammte menschliche Wissen überhaupt, seine natürlichen Grenzen erreicht, und wir müssen daher die § 118 im Allgemeinen schon beantwortete Frage, nach den bisherigen Erörterungen, dahin motiviren, dass wir sagen:

"Wir vermögen auf metallenen und hölzernen Werkzeugen, sowie auf Kleidungs- und Waschstücken Blutflecken nachzuweisen, wenn dieselben nicht durch verschiedene äussere Einflüsse in ihrer Zusammensetzung und Mischung so verändert worden sind, dass es, nach dem gegenwärtigen Zustande unseres Wissens, unmöglich ist, die wesentlichen Bestandtheile von den zufälligen Beimischungen mit Genauigkeit nachzuweisen.

§ 125.

Anlangend die Bestimmung der Zeit: "wie lange sich, auf metallenen und hölzernen Werkzeugen, Kleidungs- und Waschstücken, Blutflecken nachweisen lassen", eine Bestimmung, welche der so eben beantworteten ersten Frage (§ 124) noch beigesetzt ist (§ 3), so müssen wir diesen Theil der Frage kurz dahin beantworten, dass wir sagen, dass die Chemie gegenwärtig zwar noch nicht im Besitze von Mitteln ist, um mit Bestimmtheit zu erkennen und zu entscheiden, seit wie langer Zeit auf irgend einem Gewebe der betreffende Fleck vorhanden, eben so wenig, als wir im Stande sind, den Zeitraum im Allgemeinen zu bestimmen, innerhalb welchem Blutflecken aufhören, auf chemischem Wege nachweisbar zu sein, da Blutflecken, wie wir oben § 124 erwähnt haben, durch verschiedene äussere Einflüsse bis zur förmlichen Unkenntlichkeit verändert werden können; wo aber der ändernde Einfluss dieser äusseren Verhältnisse von dem Blutflecken abgehalten wird, vermögen wir noch nach Jahr und Tag die Anwesenheit von Blut, als färbende Substanz des zur Untersuchung vorgelegten Gegenstandes mit Bestimmtheit nachzuweisen. Bei der Bearbeitung dieser neuen Auflage benutzte ich unter andern auch Blutflecken, welche ich sieben Jahre zuvor auf verschiedene Stoffe anbrachte, und fand sie nicht wesentlich verändert, obgleich dieselben dem Einflusse des Lichtes, der Luft, den verschiedenen Temperaturen der Atmosphäre, nicht aber der Feuchtigkeit, ausser der atmosphärischen, ausgesetzt waren. — Lassaigne konnte schmutziggrüne, röthliche Flecken, die auf dem Strassenpflaster hafteten, und dem Sonnenlichte, der Luft und reichlichem Regen ausgesetzt waren, noch als Blutflecken erkennen. Ueberhaupt widersteht eingetrocknetes Blut längere Zeit dem zersetzenden Einflusse der Luft, so dass es in dieser Hinsicht keine Schwierigkeit hat, dessen einzelne Bestandtheile noch chemisch nachzuweisen; anders aber verhält es sich mit der mikroskopischen Untersuchung (§ 134 ff.)

### § 126.

Was nun die Frage betrifft: „ob Blutflecken auf eisernen Instrumenten sich von Rostflecken unterscheiden lassen", so müssen wir, um diesen Punkt gehörig würdigen zu können, zu dem, was wir bereits § 112 in dieser Richtung im Allgemeinen erwähnt haben, hier noch den hierüber angestellten Versuchen von Chevalier[1]) eine besondere Stelle gönnen. Dass hier eine geringe Ausbeute von Ammoniak, beim Glühen eines, vom Blute herrührenden, Rostes nicht beweisend sein könne, hat Vauquelin dargethan, indem er fand, dass auch auf solchem Roste, der nur von Wasser herrührte, wo aber das Eisen in einer, mit thierischen Ausdünstungen erfüllten Atmosphäre gehangen hatte, Ammoniak entwickelt wurde. Chevalier schenkte diesem Gegenstande besondere Aufmerksamkeit und stellte vergleichende Versuche hierüber an. Zu diesem Behufe befeuchtete er, zu einer und derselben Zeit, Eisenfeile mit Wasser und mit Blut, und setzte sie einige Monate in einen von thierischen Ausdünstungen entfernten Ort. Er erhielt folgende Resultate:

Nr. 1. Das von Wasser oxydirte Eisen. Die Masse ist hart, porös und schwer zu brechen, pulverisirt wird sie braun, sie hat fast keinen Geschmack.

Nr. 2. Das durch Blut oxydirte Eisen. Die Rostmasse ist weniger hart, aber kompakter; pulverisirt gelbroth, wie Pulver von rother China, der Geschmack ist ziemlich deutlich.

---

[1]) Froriep's Notizen. Dec. 1826. S. 70.

§ 127.

Zehn Gran von Nr. 1 pulverisirt und in das Wasser geworfen, zertheilen sich schnell und gleichmässig durch Schütteln; kocht man es, so wird das Wasser nicht klebrig; filtrirt man es und dunstet es bis zur Trockene ab, so erhält man einen so geringen Rückstand, dass man ihn nicht untersuchen kann.

Zehn Gran von Nr. 2 ebenso behandelt, zertheilen sich nicht, sondern bilden kleine zusammengeklebte Massen, welche sich auch durch starkes Schütteln nicht zertheilen lassen. Durchs Kochen wird das Wasser klebrig, reagirt wie das Blutwasser alkalisch, schäumt und fliesst aus dem Gefässe, wenn man es nicht vom Feuer entfernt. Filtrirt und abgedunstet giebt es einen animalischen Rückstand, welcher dem Osmazom ähnlich ist. Giesst man diesen Rückstand in einen gläsernen Tubus, der an einer Seite verschlossen ist, so erhält man eine Menge kohlensaures Ammoniak und eine, der thierischen ähnliche, Kohle im Rückstande. Hierbei sind jedoch die spätern Beobachtungen von Chevalier [1] zu berücksichtigen, welcher, wie schon Vauquelin, fand, dass sich Ammoniak erzeugt, wenn sich Eisen auf Kosten von Wasser und in Berührung mit Luft oxydirt. Bringt man befeuchtete Eisenfeile in eine Flasche und hängt zugleich ein geröthetes Lakmuspapier hinein, so wird es nach zwölf Stunden durch das gebildete Ammoniak völlig blau. Berzelius [2] hat diesen Versuch wiederholt und bestätigt gefunden. Chevalier hat ferner eine Menge natürlicher Eisenoxyde untersucht und gefunden, dass beim Erhitzen derselben, in einer reinen Glasröhre, immer ein hineingebrachtes rothes Lakmuspapier gebläut wurde, und wenn sie als Pulver zuvor mit verdünnter Salzsäure behandelt wurden, so erhielt er dadurch Quantitäten von Salmiak, worin sich die Gegenwart des Ammoniak bestimmt erkennen liess. Dies war auch mit künstlichem Eisenoxyde der Fall, z. B. solchem, welches sich kurze Zeit zuvor bei einer Feuersbrunst gebildet hatte. Auch dieses hat Berzelius bestätigt gefunden.

[1] Poggendorf's Annalen 1838. Nr. 9. S. 147.
[2] Jahresbericht VIII. 1829. S. 115.

§ 128.

Mit Salzsäure behandelt, löst sich Nr. 1 völlig auf. Die Solution ist dunkelgelb und bildet in blausaurem Kali einen azurblauen Niederschlag.

Nr. 2 ist nur zum Theil in Salzsäure löslich und entwickelt während des Auflösens Schwefelwasserstoffgas. Filtrirt man, so hat die Solution eine gelbliche Farbe und wird von blausaurem Kali grünlich blau niedergeschlagen. Das Residuum gewaschen und getrocknet, ist schwärzlich blau und flockig (Eiweiss); am Feuer liefert es alle Produkte thierischer Substanzen. In einer gläsernen Retorte erhitzt, entwickelt es einen Dampf, welcher geröthetes Lakmuspapier herstellt, und eine Platinsolution präcipitirt; im Tubus bleibt eine glänzende schwarze Kohle.

In Schwefelsäure ist Nr. 1 völlig, Nr. 2 nur theilweise löslich; der Rückstand, auf dem Filter gesammelt, ist flockig und giebt am Feuer alle Producte thierischer Stoffe.

Mit reinem Kali. Lässt man zehn Gran einer Auflösung von Nr. 1 mit sechs Gran Kali in zwei Unzen Wasser fünf Minuten lang kochen, und seihet die Flüssigkeit durch, so fliesst sie gefärbt ab; sättigt man sie mit Säure, so schlagen sich kaum einige weissliche Flocken nieder. Dieselbe Quantität von Nr. 2 ebenso behandelt, giebt beim Durchseihen eine braune Flüssigkeit, und wenn man sie mit Säure sättigt, so fallen eine Menge brauner Flocken nieder, welche sich am Boden des Gefässes vereinigen.

§ 129.

Aus diesen Versuchen §§ 126 bis 128 geht hervor, dass man das durch Wasser oxydirte Eisen von dem durch Blut oxydirten durch physische und chemische Merkmale unterscheiden könne, und hernach, dass das Wasser, die Salzsäure, die Schwefelsäure und das Kali die dazu passenden Reagentien sind. Wie man übrigens in einem speciellen Falle hierbei zu verfahren habe, soll im besondern Theile umständlicher erörtert werden. Wir können hiernach die Frage in Bezug auf Unterscheidung der Blutflecken auf eisernen Geräthschaften von gewöhnlichen Rostflecken, dahin beantworten, dass die Möglichkeit vorhanden ist, durch chemisches und physisches Verhalten der beiden Arten von Flecken gegen Reagentien zu bestimmen, ob dieselben von Blut, oder von gewöhnlichem Roste herrühren, wenn das betreffende Metall durch verschiedene Ausseneinflüsse nicht so verändert und sonst oxydirt ist, dass diese Veränderungen die Oberhand gewinnen und jene durch Blut bewirkte mehr in den Hintergrund stellen und gleichsam umhüllen.

§ 130.

Endlich in Betreff des dritten Theiles der § 3 gestellten Frage, nemlich: „Giebt es Methoden, durch welche in solchen Fällen vor Gericht menschliches und Thierblut unterschieden, und überzeugend, oder auch nur mit Wahrscheinlichkeit nachgewiesen werden kann?" so haben wir §§ 45 bis 48 schon die wichtigsten Momente in dieser Richtung in Anregung gebracht, so dass uns hier nur noch Einiges, hinsichtlich des Werthes der zu diesem Behufe vorgeschlagenen und empfohlenen Methoden zu erwähnen übrig bleibt. Barruel hat zwar geglaubt, dass sich das Menschenblut aus dem specifischem Geruch nach menschlicher Ausdünstung unterscheiden lasse, der sich entwickelt, sobald man es mit starker Schwefelsäure befeuchtet, während das Blut von verschiedenen Thieren, auf dieselbe Weise behandelt, ganz andere eigenthümliche Gerüche von sich giebt, und Gravina (§ 46) hat durch eine Reihe neuer Versuche diese Ansicht zu berichtigen und zu bestätigen gesucht. Allein der Unterschied im Geruche ist, nach Buchner,[1]) obgleich bemerkbar, doch nicht sicher und charakteristisch genug, um darauf eine bestimmte Unterscheidung gründen zu können. Diese von Meli angenommene Meinung wurde auch bald wieder aufgegeben, nachdem Couerbe nachgewiesen hatte, dass derselbe Geruch nicht allein durch Reaktion der Schwefelsäure auf Menschenblut, sondern auch auf viele thierische Sekretionsprodukte entstehe. Wedekind[2]) in Darmstadt veranlasste drei Chemiker, zu untersuchen, ob Barruel's Angabe, hinsichtlich des Verhaltens des Blutes gegen Schwefelsäure, im Stande sei, menschliches vom Thierblut zu unterscheiden. Alle drei Chemiker stimmten zwar darin überein, dass sowohl das Blut verschiedener Thiere als des Menschen, auf diese Art behandelt, einen eigenthümlichen Geruch entwickele, bemerkten aber hierbei, dass dessen Verschiedenheit nur nach langer Uebung erkannt werden könne. Der Referent von Barruel's Entdeckung in der Salzburger medicinisch-chirurgischen Zeitung[3]) bemerkt hierbei, dass, um so etwas zu riechen, eine besondere Barruel'sche Nase erforderlich sei. Soubeiran[4]) macht auf die Trüglichkeit dieses Mittels ebenfalls aufmerksam, und setzt noch besonders hinzu, dass es bei gerichtlichen Verhandlungen kaum werde benutzt werden können. Auch Wagner[5]) hat sich bereits in dem ersten Jahresberichte über die praktische Unterrichtsanstalt für Staatsarzneikunde in Berlin entschieden dagegen ausgesprochen. Horn[6]) in Erfurt hat in der Königl. Akademie gemeinnütziger Wissenschaften daselbst die Resultate dortiger Versuche vorgetragen, welche er, im Vereine mit Apotheker Trommsdorf mit dem Blute von Menschen und verschiedenen Säugethieren, Vögeln und Fischen anstellte, konnte aber nur mit Modifikationen die Angaben von Barruel im Allgemeinen bestätigt finden, so dass er es als sehr wünschenswerth erklärt, wenn sie mehrfach zur Untersuchung gezogen würden. Mandl[7]) gesteht zwar die Verflüchtigung eines eigenthümlichen Prinzipes aus dem Blute zu, wenn dasselbe nach der Barruel'schen Methode behandelt werde, glaubt aber, dass dieses Verfahren keine hinreichende Sicherheit gewähre, um darauf die Verdammung oder Freisprechung eines Angeklagten zu stützen. Auch Nasse muss die Barruel'sche Behauptung zum Wenigsten für sehr übertrieben erklären (§ 46 Anm. 2). Wirklich haben mich auch meine eigenen Versuche mit dem Blute verschiedener warmblütiger Thiere vollkommen überzeugt, dass es wahrhaft schwer hält, die verschiedenen Nuancen der Blutgerüche verschiedener Thiere mit voller Bestimmtheit zu unterscheiden. Ich behandelte in dieser Absicht Blut verschiedener Thiere mit koncentrirter Schwefelsäure, in gut verschlossenen Gefässen, und nach einiger Zeit konnte man wirklich den eigenthümlichen Blutgeruch verschiedener Arten von Blut wahrnehmen, und einige Aehnlichkeit mit der Ausdünstung der betreffenden Thiere und des Menschen finden; allein sobald man die Fläschchen aus der Ordnung verstellte, so dass man durch das äussere Ansehen die Art seines Inhaltes nicht mehr unterscheiden konnte, so war es mir unmöglich, mit absoluter Bestimmtheit jede Art des Blutes aus dem Geruche zu erkennen, obgleich ich sonst ein scharfes Geruchsorgan besitze. Auch fand ich bei diesen Versuchen, dass Blut, welches während des Trocknens einer theilweisen Fäulniss unterlag, und hierbei einen starken Blutgeruch entwickelte, nachher bei der Behandlung dieses Blutes mit Schwefelsäure den eigenthümlichen Geruch sehr vermindert zeigte. Schmidt[8]) gelangte zu ähnlichen Resultaten. Er experimentirte mit dem Blute vom Menschen, Hund, Ochsen, Kalb, Schaf, Schwein, Ziege, Katze, Huhn und Frosche, und fand, dass sich beim unmittelbaren Zusammenrühren des frischen Blutes mit dem $1\frac{1}{2}$ fachen Volumen Schwefelsäure allerdings ein eigenthümlicher, jeder Thierart besonderer Geruch, entwickelt. Allein von sechs dazugezogenen jungen Männern konnten alle sechs Katzen- und Ziegenblut an dem sehr charakteristischen Katzen- und Bocksgeruch, der sich im Momente des Zusammenrührens mit Schwefelsäure entwickelte; vier Hammelblut an einem eigenthümlichen, zwischen dem penetranten Bocks- und dem eines Hammelsbratens schwankenden Geruch; drei Hunde-, einer Schweinsblut an den spezifischen Gerüchen dieser Thiere erkennen. Der Rest, also das Blut des Mannes und Weibes, Ochsen, Huhnes und Frosches zeigte zwar von einander und den früheren ziemlich deutlich unterscheidbare, jedoch nur unbestimmt säuerliche, hintennach ekelhafte, süssliche und fade Gerüche, denen nach einiger Zeit der der schwefligen Säure folgte. — Leinwandlappen in die verschiedenen Blutarten getaucht und vierzehn Tage an der Luft getrocknet, wurden in etwas Wasser gelegt, und die nach einigen Stunden abgegossene Lösung in der erwähnten Weise mit Schwefelsäure behandelt — der Erfolg war derselbe. Dieselben Blutarten auf Stahl und Holz in so dicken Schichten getrocknet, dass das Eintrocknen erst nach 48 Stunden vollständig erfolgt war, entwickelten einen sauren, aber unangenehmen, an Baldriansäure erinnernden, mit dem der Exkremente der betreffenden Thiere nicht übereinstimmenden Geruch. Ziegen- und Hammelblut zeigten auch hier noch den penetranten Bocksgeruch, Hunde und Katzen ebenfalls die eigenthümlichen Gerüche.

1) Grundriss der Chemie Th. II. S. 400.
2) Henke's Zeitschrift für die Staatsarzneikunde. Ergzgsheft XIII. No. VII.
3) a. a. O. 1834. Bd. III. S. 103.
4) Trommsdorff's neues Journal der Pharmacie. Bd. XXI. Stück 2.
5) a. a. O. Berlin 1834. S. 25.
6) Froriep's neue Notizen Band XX. S. 233. — Schmidt's Jahrbücher. Band XXXIV. S. 6.
7) Froriep's neue Notizen Band XXV. S. 249 ff. — Journal des connaisances méd. chirurg. Sept. 1842.
8) a. a. O. S. 19 ff.

## § 131.

Der Einwand Raspail's [1], dass fremde Einmengungen: Speichel, Schleim, Harn, Schweiss, Blut anderer Thiere u. dgl. den Geruch des Blutes bis zur Unkenntlichkeit verändern, veranlasste Schmidt,[2] auch in dieser Richtung eine Reihe von Experimenten zu machen. In der That erhielt er hierbei das Resultat, dass, bei einer Reihe von Versuchen aus Gemischen ein und derselben Blutart mit mehreren der erwähnten Sekrete, sehr verschiedene Gerüche zur Entwickelung kommen; nur beim Katzen-, Hammel- und Ziegenblut drang der penetrante Geruch dieser Thiere immer noch durch. Kalbs-, Ochsen- und Schweinsblut auf der stark durchgeschwitzten Seite (Achselgrubenstelle) eines Mannshemdes eingetrocknet, und nach dem Wiederaufweichen in Wasser mit Schwefelsäure behandelt, zeigte einen starken, von Schweiss herrührenden Essig- und Buttersäuregeruch, der den schwachen Nebengeruch der einzelnen Blutarten selbst vollständig maskirte. Blut mit Harn eingetrocknet, der Barruel'schen Operation unterworfen, zeigt fast den reinen Harngeruch, wie er sich so intensiv beim Zusammenbringen etwas koncentrirten Harnrückstandes mit Schwefelsäure entwickelt. Als Resumè stellt sich demnach, nach Schmidt, heraus, dass Barruel's Methode nur für Bocks-, Hammels- und Katzenblut unter allen Umständen charakteristische, bei den übrigen aber nur sehr zweifelhafte Resultate gibt.

1) Annales des sciences d'observat. T. II. Avril 1829.
2) a. a. O. S. 21.

§ 132.

Statt der Schwefelsäure wendet Casanti[1]) Phosphorsäure von 1,180 spez. Gew. als ein Mittel an, um das Blut der Säugethiere von jenem des Menschen zu unterscheiden, und verfährt hiebei auf eine ganz neue Weise. Seine ersten Versuche machte er mit dem Blute von Säugethieren und andern Wirbelthieren, z. B. Hühnern. Nachdem er beider Blut durch Verdunstung in vollkommen trockenen Zustand versetzt hatte, behandelte er es mit einem Ueberschusse von Phosphorsäure. Das Blut der Säugethiere verwandelt sich in eine klebrige, glänzende, gleichmässige, zusammenhängende, mehr oder weniger zähe Masse, während das ebenso behandelte Blut der Hühner ganz andere Eigenschaften annahm. Dieser Zustand von Kohäsion unterscheidet sich von der Koagulation dadurch, dass das Blut sich nicht wieder erweicht und flüssig wird, sondern sich vielmehr zusammenzieht, so dass es hart und fast lederartig wird, nicht mehr klebt und seine Beschaffenheit sogar nicht verändert, wenn es auch bis zu 100° Cels. erhitzt wird. Nachdem nun Casanti durch wiederholte Versuche über die Möglichkeit der Unterscheidung der genannten Blutarten Gewissheit erlangt hatte, dehnte er seine Experimente auch auf das Blut des Menschen aus. Er nahm 9 Gran feingepulvertes Menschenblut, überschüttete es in einem Glase mit 9 Gran Phosphorsäure, rührte es mit einem Glasstäbchen um, und bemerkte, dass das Blut an Volumen zunahm, sich erweichte, und in eine sehr stark glänzende, leberfarbige Masse verwandelte, welche die Konsistenz eines dicken Extraktes hatte, nicht klebrig, wohl aber fest zusammenhängend und ziemlich formbar war. Drückte er die Masse mit dem Glasstäbchen, so gab sie dem Drucke nach, ohne sich zu theilen; sie wurde im Gegentheile desto gleichartiger und kohärenter, je mehr und länger man sie zusammenpresste. Sich selbst überlassen wurde sie härter und schwerer zu brechen, ohne an ihrem Glanze etwas zu verlieren; Pferdeblut hingegen verwandelte sich bei gleicher Behandlung in eine krümelige Masse, die leberfarbig, sehr hart und glänzend war, und durchaus keinen Zusammenhalt hatte. Unter dem Drucke eines Glasstäbchens zeigte sie wenig Kohärenz und fast gänzlichen Mangel an Plastizität; sie wurde im Gegentheil desto mehr zersplittert, je mehr man sie drückte, und je mehr man sich bemühte, sie in einen Klumpen zu kneten. Auch verlor sie sehr bald ihren Glanz. Das Blut des Ochsen, Kalbes, Maulesels, Schweines, der Ziege und des Meerschweinchens nimmt bei gleicher Behandlung ganz gleiche Eigenschaften, wie das des Pferdes an. Das Katzenblut hingegen geht, wie das des Menschen, in eine gleichartige Masse über; allein diese hat weniger Dichtigkeit, Zähigkeit und Zusammenhalt; auch zertheilt sie sich beim Drucke sogleich in mehrere Stücke, und unterscheidet sich so vom Menschenblute. Zahlreiche Versuche hatten immer dasselbe Ergebniss. Selbst Alter, Geschlecht, gesunder oder kranker Zustand, sollen auf die durch Behandlung mit Phosphorsäure aus dem Menschenblut hervorgehende Masse nicht den geringsten ändernden Einfluss äussern. Menstrualblut verwandelte sich bei Behandlung mit Phosphorsäure nach der oben vorgeschriebenen Weise zwar auch in eine gleichartige, dem Drucke nachgebende Masse, allein bald zerbröckelte sich dieselbe unter fortgesetztem Kneten in einen Haufen trockener, unregelmässiger Krumen, die jeden Zusammenhalt verloren hatten. Indessen sind die nach dieser Methode erlangten Unterscheidungsmomente zwischen menschlichem und thierischem Blut sehr unwesentlich, und im Hinblicke auf das verschiedene Verhalten der Phosphorsäure gegen den Faserstoff des Blutes, je nach ihrem Alter (§ 25) nur von untergeordnetem Werthe.

[1]) Gazz. Toscana delle scienze med. Fisiche 1847. — Gazette medicale de Paris. 1848. No. 32. - Oesterreichische medizinische Wochenschrift. 1848, No. 48. S. 1516 ff. — Froriep's und Schleiden's Notizen. 1848. Bd. VII. No. 22. S. 350.

§. 133.

Vergleichen wir nun die §§ 45 bis 48 aufgeführten Untersuchungsresultate mit den Erfahrungen der so eben § 130 ff. aufgeführten Autoren, mit Inbegriff unserer eigenen Erfahrungen, so können wir uns des Ausspruches nicht wohl enthalten, **dass es zur gegenwärtigen Zeit uns noch an Mitteln und Wegen fehlt, durch welche es uns möglich gemacht wird, mit absoluter Bestimmtheit Menschen- von Thierblut zu unterscheiden, dass es aber durch die §§ 45 bis 48 angegebenen Methoden uns doch vergönnt ist, je nach Umständen, mit grösserer oder geringerer Wahrscheinlichkeit auf diese oder jene Blutart zu erkennen.** Indessen dürfen wir uns auch hier nicht verhehlen, dass sogar diese Wahrscheinlichkeit bis zum gänzlichen Verschwinden in den Hintergrund treten und sich verwischen kann, wenn der Blutfleck, der zur Untersuchung dargelegt, nur klein und zudem noch mit andern riechenden Substanzen, Dünger, Schweiss, Schleim, Urin (§ 131), Exkrementen, moderiger Erde u. dergl. vermengt ist, so dass diese beigemengten Substanzen durch ihren stärkeren Geruch den Blutgeruch bis zur Unkenntniss maskiren, ja gänzlich verdrängen können. Dieser Zufall begegnete selbst den grössten Vertheidigern dieser Untersuchungsmethode: Orfila, Barruel und Chevalier[1]) als sie unter andern den Auftrag erhielten, zu entscheiden, ob das Blut, welches mit Erde vermengt war, menschliches Blut sei etc.? wo sie durch den Schimmelgeruch der dem Boden beigemengten Stoffe, als da sind: Moos, Blätter, u. dgl. nicht im Stande waren, durch Behandlung der darauf befindlichen Flecke mit Schwefelsäure, den charakteristischen Blutgeruch zur Entwickelung zu bringen; auch abgesehen hiervon, dass durch gewisse Krankheiten der Blutgeruch bis zur Unkenntniss alienirt werden kann (§ 81).

¹) Annales d'Hygiène publique. Oct. 1834.

## B. Mikroskopischer Weg.

### § 134.

Nach A. Meckel¹) soll schon Jacopi²) mit Hülfe des Mikroskops einen Rechtsfall entschieden haben, indem er an dem Kleide einer des Mordes verdächtigen Person befindliches Blut für Ochsenblut erkannt habe. Orfila bediente sich sodann im Jahre 1827 zuerst des Mikroskops, behufs der Erkennung von Spermaflecken und von verschiedenen Arten Bluts. Später wandte es Ratier, Bailly, Duverger und Bayard zu demselben Zwecke an. Einmal sollte auch Olivier d'Angers entscheiden, ob an einer blutigen Klinge haftende Fasern Bart- oder Kopfhaare seien, wozu er sich ebenfalls des Mikroskops bediente. Und so hat denn die Anwendung des Mikroskops in der gerichtlichen Medizin bereits manchen Nutzen gewährt. Hewson wollte durch das Mikroskop und die durch dasselbe wahrgenommene, mehr oder minder bedeutende Grösse der Blutkörperchen die Verschiedenheiten des Blutes bestimmen. Panizza³) versichert ebenfalls, dass der Unterschied, wie er sich an dem verschiedenen Blute unter dem Vergrösserungsglas darstellt, so grell wäre, dass er auch dem Unkundigen nicht entgehen könne. Die Höfe — *areae* — welche man an den frischen Blutkörperchen bemerkt, haben nach ihm zwei charakteristische Unterscheidungsmerkmale: die Grösse und Gestalt; in den vom Menschen genommenen Blutkörperchen sei ausserdem noch ein dunkler Centralpunkt charakteristisch. Am kleinsten sollen die Höfe bei den vierfüssigen Thieren sein; etwas grösser beim Menschen, noch grösser bei den Vögeln und am grössten bei Reptilien und Insekten. Die Gestalt der Höfe ist beim Menschen, wie bei den Quatrupeden, kugelförmig. Im getrockneten Zustande hat das Blut zwar nicht alle, aber doch so viel vollkommene Höfe, dass die Unterscheidung nicht schwer fällt. Im gewöhnlichen Wasser aufgelöst, erscheinen diese Höfe, nach Panizza, ungefärbt, aber der Centralpunkt bleibt einige Zeit unversehrt.

[1]) Lehrbuch der gerichtlichen Medicin. Halle 1821. S. 46.
[2]) G. Jacopi, elementi di Fisiologia e anotomia comparativa. Miolani 1808 et 1809. 2 Vol.
[3]) a. a. O. S. 6.

§ 135.

Bertazzi[1]) hat gefunden, dass wenn dieselbe Quantität Blutes verschiedener Thiere, in einer bestimmten Quantität destillirten Wassers aufgelöst, und diesen Auflösungen eine geringe Menge fein gepulverten Jods beigemengt wird, dieselben roth sich färben, etwas aufbrausen und einige derselben, nach kurzer Zeit, einen mehr oder minder voluminösen Niederschlag zeigen, während andere einen solchen Niederschlag nicht wahrnehmen lassen. Bertazzi wurde durch diese Erscheinung bewogen, den ohne Präcipitat gebliebenen Solutionen eine grössere Menge des Jods beizumengen, und dies geschah mit dem Erfolge, dass auch in ihnen jener Niederschlag sichtbar wurde. Von hier an stellte er eine grosse Reihe von Versuchen an über diesen Gegenstand, und es bezogen sich dieselben grösstentheils auf die kleinsten Quantitäten von Blut, namentlich auf Blutflecken in Leinwand. Nach Dumas und Prevost enthalten 100 Theile Hühnerblut 15, 100 Theile Menschenblut 12, und dieselben Theile Ochsenblut 9 Theile Blutkörperchen. Bertazzi hat diese Angabe bestätigt gefunden und theilt, um die verschiedenen Arten des Blutes zu unterscheiden, dieselben in drei Klassen. Der ersten Klasse gehören diejenigen an, welche die grössere Menge von Blutkügelchen zeigen; zu ihnen gehört das Blut der Hühner, Tauben und der Vögel überhaupt; der zweiten Klasse diejenigen, welche eine mittlere Menge von Blutkörperchen enthalten, und diese sind das Blut des Menschen, des Hundes, des Hahns, des Schweins und sämmtlicher vierfüssiger Karnivoren; der dritten Klasse endlich diejenigen, welche eine geringere Quantität von Blutkörperchen nachweisen, und diese sind das Blut sämmtlicher vierfüssiger Herbivoren, des Ochsen, des Pferdes, des Hasen u. s. w. Vergleichende Experimente haben auch in derselben Klasse genannter Eintheilung noch einige, aber so geringe Verschiedenheiten nachgewiesen, dass es schwer wird, sie zu bezeichnen; so z. B. präcipitirte die Auflösung des Blutes des Hundes, unter übrigens gleichen Umständen, schneller, als das des Hahns, weil, wie die Angaben von Dumas und Prevost sagen, das Blut des Hundes 38,000 mehr an Blutkörperchen, als das des Hahnes enthält; das arterielle Blut präcipitirt eher, als das venöse: und letzteres bei entzündlichem Zustande des Körpers schneller, als beim gesunden. Ebenso hat Bertazzi beobachtet, dass das Präcipitat des Schweineblutes, statt klar aufgelöst zu bleiben, trübe und weisslich sich darstellte, was bei andern Arten des Blutes nie beobachtet wurde. Obgleich diese Methode von Bertazzi strenge genommen der chemischen Ausmittelungsweise der Blutflecken beizuzählen ist, und somit den § 119 u. ff. zu unterstellen gewesen wäre, so haben wir es doch vorgezogen, ihr hier eine Stelle einzuräumen, da die Anwendung des Jods, in schwierigen Fällen, der mikroskopischen Untersuchung sehr fördernd sein dürfte, namentlich wo es sich nur um kleine Quantitäten Blutes handelt, wie dieses auch Mandl, bei seinem Verfahren (§ 136) wirklich empfohlen hat.

[1]) Omodei annali universali. April 1839. — Schmidt's Jahrbücher Bd. XXVI. S. 83 ff.

### § 136.

Nur dem Mikroskop darf man, nach Mandl a. a. O., die Entscheidung einer so schwierigen Frage, wie die in Rede stehende ist, anheimstellen. Indessen sind die Versuche von Orfila mit diesem Instrumente nicht allemal geglückt, so dass er selbst zu dem Schlusse gekommen ist, dass es häufig unmöglich ist, die Gegenwart von Blutkörperchen nachzuweisen und ihre Form anzugeben. Allein Mandl tadelt die Untersuchungsweise Orfila's, da die auflösende Flüssigkeit nur Farbstoff und sehr wenig Blutkörperchen enthält; überdies untersuchte man den Tropfen Flüssigkeit auf einer Glasplatte, ohne sie mit einer zweiten zu bedecken, und so sah man nur die auf der Oberfläche schwimmenden Partikelchen. Mandl glaubt, dass sein Verfahren, wenn es gleich nicht die ganze Aufgabe löse, doch hinreiche, das Blut des Menschen und der Säugethiere von dem der Vögel, Reptilien und Fische zu unterscheiden. Von der Ansicht ausgehend, dass die Kügelchen nicht in der die Maceration bewirkenden Flüssigkeit, sondern mit der unauflöslichen Fibrinschicht vermischt sich vorfinden, richtete Mandl seine Aufmerksamkeit auf die Fibrine selbst. Zu dem Ende bringt er auf eine zur mikroskopischen Untersuchung dienende Glasscheibe einen Tropfen destillirten Wassers, löst dann von dem Flecke einige Partikelchen los, und bringt sie mit dem Wassertropfen in Verbindung; hierauf lässt er einen Theil der Flüssigkeit verdunsten, und der Rest genügt alsdann vollkommen, um die verschiedenen Elemente der Partikelchen, welche zur Erkennung nothwendig sind, aufzufinden. Gehören die vorhandenen Flecken den Säugethieren an, so bemerkt man eine, hier und da mit weissen Kügelchen versehene, amorphe Schicht; die rothen Kügelchen hingegen nimmt man nicht wahr, weil sie entfärbt sind. Untersucht man hingegen Blut von einem Vogel, so sieht man auf der amorphen Schicht eine Menge länglicher Kerne, welche gegeneinander gedrängt sind. Man kann auch die Blutkügelchen deutlicher bemerkbar machen, wenn man die koagulirte Schicht mit einer geringen Menge einer sehr leichten Jodlösung in Verbindung bringt. Das Verfahren von Mandl ist daher auch in speziellen Fällen anwendbar, wo es z. B. sich darum handelt, zu entscheiden, ob die an einem Angeklagten vorgefundenen Blutflecken wirklich, wie er behauptet, von einem Fisch, oder Vogel herrühren; es bleibt jedoch immer noch zweifelhaft, ob man diesem Verfahren von Mandl immer vollkommene Gültigkeit und Gewissheit zutrauen darf.

§ 137.

Schmidt[1]) erklärt als den einfachsten, bei kleinen Flecken allein ausführbaren Weg zur Lösung der Aufgabe: ob ein vorhandener Blutfleck von Menschenblut, oder von dem Blute dieses oder jenes Thieres herrühre, die **mikrometrische Messung der Blutkörperchen** mit gleichzeitiger Vergleichung des Mittels für die Eintrocknungskoëfficienten. Er geht hiebei von folgenden Gesichtspunkten aus, und sagt:

„In Masse eingetrocknet, schrumpfen die Blutzellen bedeutend zusammen; das Plasma verliert durch Verdunstung Wasser und entzieht, bei der grossen Verwandtschaft des Albuminnatrons zu letzterem, dem Inhalte des Blutkörperchens, einen Theil seines Wassers. Diese Verdunstung und konsekutiv erfolgende Wasserabgabe der Blutzellen an's Plasma gehen bis zum völligen Eintrocknen des Tropfens gleichmässig fort; der Gewichtsverlust der ganzen Masse ist direkt proportional dem Einschrumpfungskoëfficienten des Blutbläschens. — Wird das Blut dagegen in sehr dünnen Schichten, die die Dicke einer einzelnen Blutzelle nicht überschreiten, auf Glasplatten ausgebreitet, so erfolgt das Austrocknen fast in demselben Moment. Die der Oberfläche des Glases zugewendete, kreisförmige oder elliptische Basis des Blutkörperchens adhärirt dem Glase sehr innig; sie bleibt gleich andern, über Glas- oder Krystallplatten ausgespannten, feuchten Membranen, straff gespannt, und ihre Verdunstung erfolgt nur durch die obere Fläche; die Volumenverminderung nur in der Richtung der Dicke (d. h. beim Liegen auf der Basis, der Höhe) der scheibenförmigen Zellen. In diesem Zustande sind dieselben mit der grössten Sicherheit messbar.

Eine einfache Betrachtung zeigt, dass diese erhaltenen mikrometrischen Werthe nothwendig genauer, namentlich aber, was für unsern Zweck doppelt wichtig ist, konstanter sein müssen, als sie bei der sorgfältigsten Messung in frischem, defibrinirtem Blute mittelst des Schraubenmikrometers erhalten werden können. Beobachtet man dünne Blutschichten in der gewöhnlichen Weise, indem man etwas mit Serum verdünntes defibrinirtes Blut auf den Objektträger mit einem dünnen Glasplättchen von 1—1½ ☐ Centimeter bedeckt, unter's Mikroskop bringt, so kann der Mikrometerfaden an keinem Blutscheibchen als Tangente fixirt werden. Durch Wasserverdunstung an den Rändern der dünnen Blutschicht wird eine fortwährende peripherische Strömung hervorgerufen, die die Blutscheibchen mitreisst. Wartet man dagegen, wie es meist geschieht, bis eine Schicht an den Rändern des Deckplättchens vertrockneten Blutes die Strömung bedeutend verlangsamt, so muss die Messung nothwendig zu kleine Diametralwerthe ergeben. — In sehr dünnen Schichten (0,005 bis 0,002 Millimeter Dicke) auf Glasplatten eingetrocknete Blutscheiben dagegen bieten, sagt Schmidt, feststehende Objekte; die Einstellung des tangirenden Mikrometerfadens kann haarscharf bewerkstelligt, dasselbe Objekt Jahre lang unverändert aufbewahrt, die Messung mithin beliebig oft wiederholt und kontrollirt werden. Man gelangt so zur Ueberzeugung, dass die bei Weitem überwiegende Mehrzahl (95 bis 98 Prc.) der Blutscheibchen ein und desselben Thieres, wie es schon der Augenschein bei circa 500 maliger Linearvergrösserung zeigt, nahe dieselbe Grösse besitzt, und die beobachteten Schwankungen grösstentheils in der erörterten Fehlerquelle der Messung, nicht aber in wirklich vorhandenen Differenzen zu suchen sind: ein Resultat, welches vom physiologischen Standpunkte schon a priori wahrscheinlich erschien. Ein Theil der Blutzellen wird im normalen Verlaufe des Stoffwechsels zerstört, das gleiche Quantum in demselben Zeitraume neu gebildet."

[1] a. a. O. S. 2 ff.

## § 138.

Beim Eintrocknen des Blutes in Masse ist also die Volumsverminderung der Blutzelle allseitig, bei der auf soliden Unterlagen, die keine Verdunstung gestatten, wie Glas, Metall etc. einseitig, nur in der Richtung der Dicke, d. h. der Höhe der aufliegenden Scheibe. Eine einfache Schlussreihe ergibt, dass die allseitige Volumsverminderung im ersteren Falle nicht nach beiden Richtungen, der des Flächendurchmessers und der Axe nemlich, gleichmässig erfolgen kann, sondern nothwendig im Centrum der Scheibe am stärksten sein, d. h. eine Scheibe mit aufgewulstetem Rande als Endresultat der Wasserverdunstung liefern muss. Dieselbe Form resultirt nothwendig, sobald dem Inhalte einer sphärischen Zelle durch Diffusion Wasser entzogen wird, und die anfängliche Volumsverminderung bei regelmässiger Abplattung von diametral-entgegengesetzten Seiten dieser Halbkugel (Polen) her stattfindet. Die Aequatorialschichten einer solchen Hohlkugel werden beim Austritte flüsssigen Inhaltes und in Folge davon eintretender Abplattung der Pole immer stärker komprimirt; diese Verdichtung ist am Aequator selbst am stärksten, gegen die Pole hin immer schwächer, in letzteren selbst gleich Null. Die Permeabilität für Flüssigkeiten und Gase nimmt dem entsprechend gegen den Aequator hin immer mehr ab, während sie in den Polen unverändert bleibt. Das Endresultat ist natürlich, dass die Summe der Verdunstungskoëfficienten, d. h. die relative Volumsverminderung, am Aequator viel geringer, als an den Polen ist (Schmidt).

§ 139.

Da das Eintrocknen bei den Blutzellen verschiedener Thiere, isolirt wie in Masse, fährt Schmidt fort, nach denselben Gesetzen der Wasserverdunstung erfolgt, der Wassergehalt derselben aber nur innerhalb sehr enger Grenzen schwankt; so lässt sich voraussetzen, dass die Eintrocknungskoëfficienten, d. h. die Volumsverminderung bei allen nahe dieselben sein müssen. Die mikrometrische Bestimmung bestätigt diese Präsumtion, und gibt uns so die Lösung des schwierigsten Problems — der Diagnostik der einzelnen Blutarten nemlich unter einander, und vom Blute des Menschen im getrockneten Zustande. — Unter den Wirbelthieren besitzen die Säugethiere die kleinsten, die Amphibien die grössten Blutkörperchen. Die der ersten sind beim Menschen und unseren Hausthieren rund; von den übrigen bis jetzt untersuchten zeigt nur das Kameel und Lama die elliptische Form. Die der Vögel und Amphibien sind sämmtlich, die der Fische grösstentheils oval. Unter den Säugethieren besitzt der Mensch die grössten, von unseren Hausthieren die Ziege die kleinsten Blutzellen; bestimmte Beziehungen zwischen der Lebensart, dem Zahnbau, der Grösse und anderen morphologischen oder physiologischen Momenten und den mikrometrischen Werthen der Blutkörperchen haben sich aus den ausgedehnten und sorgfältigen Untersuchungen Gulliver's, durch sämmtliche Klassen der Wirbelthiere, bis jetzt nicht ergeben. Für den vorliegenden Zweck sind genaue mikrometrische Bestimmungen der Blutkörperchen des Menschen und unserer Hausthiere von Wichtigkeit; Schmidt hat sie in der oben erwähnten Weise an trockenen Exemplaren angestellt.

## § 140.

Von diesen Ansichten (§ 137 bis 139) ausgehend, bewerkstelligte Schmidt mikrometrische Messungen von in sehr dünnen Schichten auf Glasplatten und hernach auf Holz oder verschiedenen Geweben eingetrockneten Blutzellen verschiedener Thiere, die er zur bequemeren Uebersicht und Vergleichung in folgenden zwei Tabellen zusammenstellt, und die hierin aufgeführten Zahlen, als diagnostische Momente der Blutarten verschiedener Thiere erachtet und in gerichtlichen Fällen angewendet wissen will. Die beigefügten Zahlen sind Decimalen des Millimeters.

## I. In sehr dünnen Schichten

| | Mensch Mann, 25 J. | Hund männlich | Kaninchen | Ratte | Schwein | Maus |
|---|---|---|---|---|---|---|
| | 0,0070 | 0,0065 | 0,0056 | 0,0058 | 0,0058 | 0,0055 |
| | 70 | 65 | 58 | | 59 | |
| | 70 | 65 | 58 | 59 | 60 | 58 |
| | 72 | 66 | 60 | | 60 | |
| | 72 | 66 | 60 | 60 | 60 | 58 |
| | 73 | 66 | 60 | | 60 | |
| | 73 | 66 | 60 | 60 | 60 | 58 |
| | 73 | 66 | 66 | | 60 | |
| | 74 | 67 | 66 | 61 | 60 | 58 |
| | 74 | 67 | 62 | | 60 | |
| | 74 | 67 | 62 | 61 | 60 | 59 |
| | 75 | 67 | 62 | | 60 | |
| | 75 | 68 | 62 | 61 | 60 | 59 |
| | 75 | 68 | 62 | | 60 | |
| | 75 | 68 | 62 | 63 | 61 | 60 |
| | 75 | 68 | 62 | | 61 | |
| | 76 | 69 | 63 | 63 | 61 | 60 |
| | 77 | 69 | 64 | | 61 | |
| | 77 | 70 | 64 | 64 | 61 | 60 |
| | 77 | | 64 | | 62 | |
| | 78 | 70 | 65 | 65 | 62 | 60 |
| | 78 | 70 | 65 | | 62 | |
| | 78 | 70 | 65 | 65 | 63 | 61 |
| | 79 | 70 | 65 | | 63 | |
| | 79 | 70 | 65 | 65 | 63 | 62 |
| | 80 | 70 | 66 | | 64 | |
| | 80 | 71 | 66 | 66 | 64 | 62 |
| | 80 | 71 | 66 | | 64 | |
| | 80 | 71 | 66 | 66 | 64 | 63 |
| | 80 | 72 | 66 | | 64 | |
| | 80 | 72 | 67 | 67 | 64 | 64 |
| | 80 | 72 | 67 | | 64 | |
| | 80 | 73 | 68 | 68 | 64 | 65 |
| | 80 | 73 | 68 | | 65 | |
| | 80 | 73 | 70 | 68 | 65 | 65 |
| | 82 | 74 | 70 | | 65 | |
| | 82 | 74 | 70 | 68 | 65 | 65 |
| | 84 | 74 | 70 | | 66 | |
| | 86 | 76 | 72 | 70 | 66 | 67 |
| | 86 | 78 | 76 | | 68 | |
| Mittel = | $\frac{0,3090}{40} = 0,0077$ | $\frac{0,2780}{40} = 0,0070$ | $\frac{0,2574}{40} = 0,0064$ | $\frac{0,1274}{20} = 0,0064$ | $\frac{0,2489}{40} = 0,0062$ | $\frac{0,1219}{20} = 0,0061$ |
| Mittlere Schwankungen { Min. | 0,0074 | 0,0066 | 0,0060 | 0,0060 | 0,0060 | 0,0058 |
| { Max. | 0,0080 | 0,0074 | 0,0070 | 0,0068 | 0,0065 | 0,0065 |
| N. Gulliver { Mittel | 0,0074 | 0,0072 | 0,0070 | 0,0068 | 0,0060 | 0,0067 |
| { Min. | | 0,0056 | 0,0051 | 0,0048 | 0,0048 | 0,0048 |
| { Max. | | 0,0088 | 0,0095 | 0,0085 | 0,0071 | 0,0085 |

## auf Glasplatten eingetrocknete Blutzellen.

| Ochs | Katze | Pferd | Schaf | Huhn | | Frosch | |
|---|---|---|---|---|---|---|---|
| 0,0054 | 0,0052 | 0,0052 | 0,0038 | breit | lang | breit | lang |
| 54 | 52 | 53 | 38 | | | | |
| 54 | 53 | 53 | 40 | 0,0070 | 0,0120 | 0,0139 | 0,0199 |
| 54 | 53 | 53 | 40 | | | | |
| 55 | 53 | 54 | 40 | 70 | 120 | 142 | 200 |
| 55 | 54 | 54 | 40 | | | | |
| 56 | 54 | 54 | 41 | 71 | 122 | 143 | 201 |
| 56 | 54 | 55 | 41 | | | | |
| 56 | 54 | 55 | 41 | 71 | 123 | 144 | 201 |
| 56 | 54 | 55 | 41 | | | | |
| | | | | 72 | 124 | 144 | 203 |
| 57 | 55 | 55 | 42 | | | | |
| 57 | 55 | 55 | 42 | 72 | 125 | 145 | 204 |
| 57 | 55 | 55 | 44 | | | | |
| 57 | 55 | 55 | 44 | 73 | 126 | 145 | 209 |
| 58 | 55 | 56 | 44 | | | | |
| 58 | 56 | 56 | 44 | 73 | 126 | 146 | 210 |
| 58 | 56 | 56 | 45 | | | | |
| 58 | 56 | 56 | 45 | 75 | 127 | 146 | 212 |
| 58 | 56 | 56 | 45 | | | | |
| 58 | 56 | 56 | 46 | 76 | 127 | 147 | 214 |
| 59 | 56 | 56 | 46 | 76 | 127 | 150 | 215 |
| 59 | 56 | 56 | 46 | | | | |
| 59 | 56 | 56 | 46 | 77 | 128 | 150 | 216 |
| 59 | 57 | 56 | 46 | | | | |
| 59 | 57 | 57 | 46 | 78 | 128 | 153 | 216 |
| 59 | 57 | 57 | 46 | | | | |
| 60 | 58 | 58 | 46 | 79 | 129 | 153 | 217 |
| 60 | 58 | 58 | 46 | | | | |
| 61 | 58 | 58 | 47 | 80 | 129 | 154 | 218 |
| 61 | 58 | 58 | 47 | | | | |
| 61 | 58 | 59 | 47 | 80 | 130 | 154 | 218 |
| 61 | 59 | 59 | 47 | | | | |
| 61 | 60 | 60 | 47 | 80 | 130 | 155 | 219 |
| 61 | 60 | 60 | 47 | | | | |
| 62 | 60 | 60 | 48 | 80 | 130 | 156 | 220 |
| 62 | 60 | 60 | 48 | | | | |
| 62 | 60 | 60 | 48 | 81 | 133 | 157 | 223 |
| 62 | 61 | 60 | 49 | | | | |
| 62 | 61 | 62 | 50 | 81 | 135 | 159 | 224 |
| 62 | 62 | 64 | 50 | | | | |
| 0,2338 | 0,2259 | 0,2268 | 0,1785 | 0,1515 | 0,2539 | 0,3071 | 0,4229 |
| 40 | 40 | 40 | 40 | 20 | 20 | 20 | 20 |
| =0,0058 | =0,0056 | =0,0057 | =0,0045 | =0,0076 | =0,0127 | =0,0154 | =0,0211 |
| 0,0054 | 0,0053 | 0,0053 | 0,0040 | 0,0070 | 0,0120 | 0,0142 | 0,0201 |
| 0,0062 | 0,0060 | 0,0060 | 0,0048 | 0,0081 | 0,0135 | 0,0157 | 0,0220 |
| 0,0060 | 0,0058 | 0,0054 | 0,0055 | | | | |
| 0,0048 | 0,0054 | 0,0048 | 0,0032 | | | | |
| 0,0071 | 0,0064 | 0,0072 | 0,0064 | | | | |

## II. In Masse auf Holz oder verschiedenen Geweben getrocknete Blutzellen.

| | Mensch (Mann, 25 J.) | | Schwein | Ochs | Pferd | Schaf | Huhn | |
|---|---|---|---|---|---|---|---|---|
| | | | | | | | breit | lang |
| | 0,0036 | 0,0040 | 0,0030 | 0,0028 | 0,0026 | 0,0020 | 0,0038 | 0,0070 |
| | 37 | 40 | 30 | 28 | 26 | 20 | 38 | 70 |
| | 37 | 40 | 30 | 28 | 27 | 20 | 39 | 70 |
| | 38 | 40 | 32 | 29 | 27 | 20 | 39 | 71 |
| | 38 | 40 | 32 | 29 | 27 | 20 | 40 | 75 |
| | 38 | 40 | 32 | 29 | 28 | 20 | 40 | 75 |
| | 38 | 40 | 33 | 30 | 28 | 21 | 41 | 75 |
| | 39 | 41 | 34 | 30 | 28 | 22 | 41 | 76 |
| | 39 | 41 | 34 | 30 | 29 | 22 | 41 | 77 |
| | 40 | 41 | 34 | 30 | 29 | 23 | 42 | 78 |
| | 40 | 42 | 35 | 30 | 29 | 23 | 42 | |
| | 40 | 42 | 35 | 30 | 29 | 23 | | |
| | 40 | 42 | 35 | 30 | 29 | 23 | | |
| | 40 | 43 | 35 | 30 | 29 | 23 | | |
| | 40 | 43 | 36 | 30 | 30 | 24 | | |
| | 40 | 44 | 37 | 31 | 30 | 24 | | |
| | 40 | 44 | 37 | 31 | 30 | 25 | | |
| | 40 | 45 | 37 | 31 | 30 | 25 | | |
| | 40 | 45 | 37 | 33 | 31 | 25 | | |
| Mittel = | $\dfrac{0{,}1614}{40}$ | | $\dfrac{0{,}0680}{20}$ | $\dfrac{0{,}0597}{20}$ | $\dfrac{0{,}0567}{20}$ | $\dfrac{0{,}0435}{20}$ | $\dfrac{0{,}0400}{10}$ | $\dfrac{0{,}0738}{10}$ |
| | = 0,0040 | | = 0,0034 | = 0,0030 | = 0,0028 | = 0,0022 | = 0,0040 | = 0,0074 |
| Mittlere Schwankungen { Minimum | 0,0037 | | 0,0030 | 0,0028 | 0,0026 | 0,0020 | 0,0038 | 0,0070 |
| Maximum | 0,0045 | | 0,0037 | 0,0031 | 0,0031 | 0,0025 | 0,0042 | 0,0078 |

§ 141.

Wenn gleich die neueren Lehrbücher der gerichtlichen Medizin von Schürmayer, Krahmer u. A. die Angaben Schmidt's (§ 137 ff.) als Norm bei der Diagnose der Blutflecken betrachten, so können wir dieser Ansicht dennoch nicht beistimmen. Ziehen wir in Betracht, dass bei der Vertrocknung der Blutkörperchen eine Umlagerung der Moleküle des Zelleninhaltes eintritt und die hiebei sich niederschlagenden und kondensirenden Theile desselben Unebenheiten, Höcker, Körnchen, Runzeln und Zacken bilden, denen sich die Membran, so lange sie ganz ist, genau anschmiegt, so dass die eingeschrumpften Zellen mannigfaltig verunstaltet erscheinen, so ergibt sich schon auf den ersten Blick, dass blose Wasserdunstung einzig und allein die Mannigfaltigkeit der Formen nicht erzeugen könne. Meine Versuche wenigstens liessen mich nicht finden, was Schmidt gefunden hat und ebenso erging es auch Dr. H. Friedberg.[1]) Letzterer hat, wie Schmidt, feine Schnitte getrockneten Blutes mit Oel versetzt, sehr oft mikroskopisch untersucht, ohne dass es ihm gelungen wäre, jene Werthe mikrometrisch zu ermitteln. Schon die frischen Blutzellen, auch wenn er sie, wie Schmidt, auf einer Glasplatte trocknete, und als normal gestaltet vorfand, differirten doch an Grösse, die getrockneten mussten es also ebenfalls. Nun könnte man freilich die mittleren Werthe beider, wie Schmidt es will, mit einander vergleichen, wenn man überhaupt nur eine grössere Zahl so gestalteter Zellen in dem getrockneten Blute vorfände, dass man sie genau messen könnte. Die meisten hievon aber sind so verunstaltet, in die Länge gezogen, zusammengeschrumpft, zackig mit getrockneter, fast anhaltender, durch ausgetretenes Albumin blutroth gefärbter Intercellularsubstanz besetzt etc., dass eine derartige Messung gar nicht möglich ist. Ja es lässt sich häufig nicht einmal bestimmen, ob der vorliegende Körper eine Blutzelle, oder nur ein Fragment einer oder mehrerer Zellen, oder ein Bruchstück der gefärbten Intercellularsubstanz sei. Trotz zahlreicher und sorgfältiger Untersuchungen muss desshalb Friedberg leider bekennen, dass die Lösung des schwierigsten Problems — die Diagnostik des Blutes des Menschen und der einzelnen Arten der Säugethiere, im getrockneten Zustande, wie sie Schmidt als zuverlässig ein für allemal hinstellt, noch immer ein pium desiderium sei, und dass sie nach jetzt bekannten Untersuchungsmitteln nicht wohl möglich sein dürfte, und die Resultate meiner vielfältig angestellten Untersuchungen berechtigen mich, diesem Ausspruche vollkommen beizustimmen. Bei dem Eintrocknen des Zelleninhaltes verliert nemlich auch die Membran ihren Wassergehalt und wird spröde. Wahrscheinlich reisst sie hiebei ein, wozu mehrere Umstände beizutragen scheinen; denn es gelingt nur bisweilen, dass die Zellen eine der normalen sich nähernde Gestalt annehmen, im Blute, welches erst vor Kurzem getrocknet worden ist. Auch Friedberg[2]) fand nur ausnahmsweise in den tieferen Schichten des an der Luft getrockneten Blutes einige regelmässige Zellen wieder, er mochte sich der verschiedensten Stoffe in verschiedener Koncentration bedienen, um das getrocknete Blut wieder aufzuweichen; Salzlösung, Zuckerwasser, wässerige Jodlösung, nicht austrocknende Oele (Oliven- oder Mandelöl), welche sonst zur Erhaltung der frischen Blutzellen so geeignet sind, vermögen nicht, den getrockneten ihre normale Form wieder zu geben. Was man bei dem Aufweichen der getrockneten Zellen sieht, sind die Membranen, denen häufig der Kern mit einem Theile des Albuminblutrothes anhaftet. Dauert die Einwirkung des hinreichend flüssigen Aufweichungsmittels fort, so löst sich auch dieser auf, jenes nimmt eine gleichmässige schwachgelbe Farbe an, und enthält die Membranen zusammengerollt oder ausgebreitet, und die Kerne suspendirt. Der Luft lange Zeit ausgesetzt zerfallen die Blutzellen zu Pulver, in welchem man höchstens die Kerne der drei unteren Wirbelthierklassen erhalten sieht. Friedberg[3]) untersuchte nach zwei Monaten mehrere Blutflecke auf leinenen und wollenen, im Zimmer aufbewahrten Lappen und fand, bei den von Menschen herrührenden, Körperchen, welche er für verunstaltete Zellen ansah, und nach dem Zusatze von Jodtinktur eine Menge Zellenmembranen; während in denen von Tauben, Karpfen und Fröschen herrührenden mehrere charakteristische Kerne theils isolirt, theils mit einem grösseren oder kleineren Fetzen der Membran in der mannigfaltigsten Form an ihnen haftend waren. Dauernde Einwirkung der Sonnenstrahlen, trockene, warme Luft, polirte Unterlage, besonders von Stahl und Porzellan, begünstigen das Zerfallen, und führen es viel früher herbei. Nur wenn das Blut in einer äusserst dünnen Schicht auf einer polirten Unterlage sich befindet, zeigen sich die gefärbten Zellen bisweilen nach mehr als einem Jahre noch wohl erhalten; die Schicht muss aber so dünn sein, dass sie kaum gefärbt erscheint. Bei dickeren Blutstratis sieht man in den tieferen Lagen gewöhnlich noch Formen, welche als Blutzellen mit Bestimmtheit sich erkennen lassen, während diess bei den obersten Schichten durchaus unmöglich ist. Den bisher aufgeführten, und vielleicht auch andern, noch nicht aufgeklärten Einflüssen ist es wohl zuzuschreiben, dass man die gefärbten Zellen bisweilen nach so langer Zeit, und bisweilen schon nach einigen Tagen nach dem Eintrocknen nicht mehr erkennen kann, so dass man hieraus keinen Aufschluss über das Alter des getrockneten Blutes zu erhalten vermag.

[1]) Histologie des Blutes, mit besonderer Rücksicht auf die forensische Diagnostik. Berlin 1852. S. 57.
[2]) Ebdas.
[3]) Ebdas.

§ 142.

Wenn es sich darum handelt, zu ermitteln, ob der vorgefundene Blutfleck von Menschen- oder Thierblut herrühre, so werden wir hiebei, sagt Hassall[1]), durch das Mikroskop vortrefflich, und zwar besser, als auf irgend einem andern Wege erreichbar ist, unterstützt. Wenn wir uns auch nicht durch die mikroskopische Untersuchung eines Blutfleckens, welcher keine anderen Bestandtheile beigemischt enthält, zu dem positiven Ausspruche, es sei Menschenblut, berechtigt sehen sollten, so werden wir doch häufig im Stande sein, das Gegentheil bestimmt auszusagen, nemlich dass das fragliche Blut nicht Menschenblut sei, ein Zeugniss, von welchem das Schicksal des Angeklagten gerade abhängig sein kann. Finden wir Blutkörperchen von runder Form und ohne Kern, so können wir nach Hassall sicher schliessen, dass sie von einem Thiere der Säugethiere, mit der § 56 angeführten Ausnahme, herstammen, werden jedoch kaum vermögen, die Spezies selbst zu bestimmen; sind sie dagegen elliptisch und mit einem Kerne versehen, so können wir eben so gewiss sein, dass sie nicht jener, sondern der Klasse der Vögel, Fische oder Reptilien angehören. Auch die Grösse der Körperchen kann, nach Hassall, einigermassen schliessen lassen, welchem Thiere sie angehörten, und wenn wir nicht positiv hierüber absprechen können, so lassen sich doch jederzeit negative Resultate aufstellen, es lässt sich aussagen, dass das Blut von dem oder jenem namhaft gemachten Thiere nicht herstamme, was zu wissen dem Richter manchmal schon sehr wichtig sein kann. Indessen ist, um die mikroskopische Untersuchung der Blutflecken nicht missglücken zu lassen, sagt Hassall, namentlich eine Vorsicht durchaus nothwendig: man hüte sich, sie mit Wasser, oder irgend einer Flüssigkeit von geringerer Dichtigkeit, als das Blutserum, zu behandeln, weil dadurch eine Entfärbung und Umgestaltung der Blutkörperchen gesetzt werden würde (§ 57); sowohl die kreisrunden aber abgeplatteten der Säugethiere, als die elliptischen der übrigen Wirbelthiere nehmen, in Folge hievon, eine kugelige Gestalt an, und wir werden eines der hauptsächlichsten Unterscheidungsmerkmale zwischen beiden dadurch beraubt. Man muss sie daher mit einer Flüssigkeit anfeuchten, deren Dichtigkeit mit der des Blutserums nahe übereinstimmt, wozu sich Hassall Eiweiss am vortheilhaftesten gezeigt hat (§ 58).

¹) a. a. O. S. 79.

### § 143.

Ziehen wir nun in Betracht die grosse Subtilität der mikroskopischen Untersuchung überhaupt und des Blutes insbesondere; den grossen Einfluss der Struktur des hiebei benutzten Instrumentes; die Fälle von Möglichkeiten optischer Täuschungen, denen allen selbst der geübteste Beobachter auf dem mikroskopischen Felde nicht immer zu entgehen vermag; ferner die grosse Nichtübereinstimmung der Form, Grösse, Struktur u. s. w. der Blutkörperchen (§ 52 ff.); rufen wir die von Gulliver beobachtete grosse Wandelbarkeit dieser Molekulargebilde des Blutes, in Beziehung auf Form und Grösse, sogar schon unter dem Einflusse physischer Einwirkungen (§ 54), und ihre Veränderungen unter dem Einflusse des Trocknens und Wiederaufweichens in Wasser (§ 67) uns in Erinnerung; erwägen wir ferner die Wandelbarkeit der Anzahl der dem Blute beigemengten farblosen Blutkörperchen (§ 68) und anderer Molekulargebilde (§ 71), und endlich ihre Vermischung mit anklebenden Partikelchen von dem Stoffe, auf dem sie sich vorgefunden, mit Staub, Schleim, Schweiss, Urin u. dgl. anderen zufällig oder absichtlich dazu gemischten Theilen; so kann uns nicht wohl entgehen, dass der mikroskopische Weg der Untersuchung der Blutflecken nicht zu jenem zuverlässigen untrüglichen Resultate führen kann, wie Mandl (§ 136), Schmidt (§ 137) u. A. von diesem Instrumente so unumwunden erwartetet, und namentlich gilt dieses von der Schmidt'schen mikrometrischen Methode (§ 137 ff.). Diese Untersuchungsmethode stützt sich nemlich auf Präsumtionen, die noch sehr einer tieferen Begründung bedürfen. Einmal beruft sich diese Methode auf das Gesetz der Diffusion, deren Vorgang unter dem Einflusse einer so grossen Menge äusserer verwickelter Agentien steht, dass sie sich, von dem theoretischen Standpunkte aus, durchaus nicht allseitig verfolgen lassen, und dieses am allerwenigsten an so kleinen Gegenständen, wie sich die Blutkörperchen so allgemein bewähren. Hernach ist die Zahl der Blutkörperchen in einer gleich grossen Quantität Blut bei verschiedenen Individuen derselben Spezies, und unter verschiedenen Lebensumständen, durchaus nicht so konstant, dass wir durch Mikrometrie ein unwandelbares Gesetz aufzustellen vermöchten. Ferner kreisen in dem Blute, ausser den rothen Blutkörperchen noch andere farblose Körperchen, welche sich, ihrer Anzahl nach, nach Wagner¹) zu einander verhalten

= 5 : 1, und ausser ihrer Farbe noch andere Verschiedenheiten darbieten, die von verschiedenen Beobachtern verschieden gedeutet worden sind. Diese farblosen Blutkörperchen vermehren sich nach Remak [2]), wenn ein Mensch oder ein Thier grosse Mengen von Blut verloren hat, so dass sich hiernach ein grosser Irrthum herausstellen könnte, wenn man die Berechnungen Schmidt's in allen vorkommenden diessfallsigen forensischen Fällen allgemein zu Grunde legen wollte, wie wir § 141 näher nachgewiesen haben. Endlich ist diese mikrometrische Diagnostik der Blutflecken von so delikater Natur, dass nur ein äusserst geübter mikroskopischer Forscher, im Besitze eines ausgezeichneten Instrumentes und sehr genau verfertigten Mikrometers, übereinstimmende Resultate möglicherweise zu erhalten vermöchte — Voraussetzungen, welche aber nicht überall und nicht immer zu finden sind. Nach diesen Bemerkungen können wir daher der mikroskopischen Untersuchungsmethode, namentlich in Beziehung auf die Diagnostik von Menschen- und Thierblut, durchaus nicht jenen positiven und untrüglichen Werth vindiciren, welcher derselben von andern Seiten mitunter zugeschrieben wurde, sondern müssen ihr in dieser Richtung eine sehr untergeordnete Stelle unter den diessfalls vorgeschlagenen Verfahrungsarten einräumen, und auf ihren isolirten Erfund nie mit voller Gewissheit uns verlassen und zu einem positiven Ausspruche verleiten lassen; aber in Verbindung mit dem chemischen Wege (§ 119 ff.) kann und soll auch dieser mikroskopische betreten, ja sollte füglich nie umgangen werden, da wir durch ein solches verbindendes Verfahren die hier in Rede stehende so wichtige Angelegenheit von verschiedenen Seiten aus zu beleuchten und zu ergänzen uns versprechen dürfen.

[1]) Handwörterbuch der Physiologie Bd. I. S. 99.
[2]) Diagnostische und pathologische Untersuchungen. Berlin 1845. S. 24 und 105 ff.

# II. Besonderer Theil.

### Erster Abschnitt.

**Geschichtlicher Abriss der bisherigen Leistungen, hinsichtlich der Ausmittelung von Blutflecken, sowohl im Allgemeinen als im Besondern.**

### § 144.

Obgleich wir durch die seitherigen Erörterungen der § 3 aufgestellten Preisfrage in allen ihren Theilen vollkommen Genüge geleistet haben, und es somit ausserhalb des Planes derselben zu liegen scheint, hier einen speciellen Theil noch beizufügen, welcher das bisher in dieser wichtigen Angelegenheit geleistete historisch-kritisch zur Betrachtung bringt; so glauben wir doch nichts ganz Unzweckmässiges unternommen zu haben, da wir durch dieses unser Verfahren nicht nur einen wissenschaftlichen Zusammenhang in unser diesfallsiges Wissen bringen, sondern uns dadurch auch ein gewisser Plan vorgeschrieben wird, nach welchem wir unsere eigenen Untersuchungen anzustellen, und zur Mittheilung zu bringen haben. Allein um durch dieses unser, vom vorgeschriebenen Plane abweichendes, Verfahren nicht ermüdend zu werden, wollen wir uns hier besonders der Kürze befleissigen und nur Interessantes und Wichtiges in unseren Plan aufnehmen, um hieraus ein allgemeines Untersuchungsverfahren in vorkommenden Fällen abstrahiren zu können.

## § 145.

Orfila (a. a. O.) befasste sich mit der speziellen Untersuchung der **Blutflecken auf Eisen** oder **Stahl**, und auf **Zeugen**, und giebt zu diesem Zwecke folgendes Verfahren und folgende Anhaltspunkte an:

*a.* `Blutflecken auf Eisen oder Stahl.` Ist das Blut nur in geringer Menge vorhanden, so sind die Stellen hellroth; ist es aber in grösserer Menge zugegen, so sind sie dunkelbraun roth. Setzt man die Theile dieser Metalle, woran sich eine Blutlage von beträchtlicher Dicke befindet, einer Temperatur von $+$ 25 bis 30° aus, so löst sich das Blut in Gestalt von Schuppen ab, und hinterlässt das Metall ziemlich glänzend. Wenn man in einer kleinen Glasröhre einen Theil trockenen Blutes erhitzt, so erhält man ein flüchtiges ammoniakalisches Produkt, welches dem gerötheten und über den oberen Theil der Röhre gehaltenen Lakmuspapiere die blaue Farbe wiedergiebt. Da aber auf gewöhnliche Weise gerostetes Eisen, nach den Versuchen von Chevalier (§ 126 ff.) ebenfalls Ammoniak entwickelt, so lässt sich aus der blossen Entwickelung von Ammoniak noch auf nichts Bestimmtes schliessen. Da aber Orfila weiter unten das Nämliche sagt, so ist es offenbar, dass er durch diese Kennzeichen die Blutflecken nicht von den Rostflecken, sondern von den Flecken durch Citronensäure unterschieden wissen will. Wenn man auf einen trockenen Blutfleck einen Tropfen reine Hydrochlorsäure giesst, so wird er weder gelb, noch verschwindet er, noch wird das Eisen glänzend, wie dieses bei, durch Citronensaft oder Rost hervorgebrachten, Flecken der Fall ist. Taucht man den befleckten Theil des Metalls in destillirtes Wasser, so nimmt man bald röthliche Streifen wahr, die von oben nach unten gehen, und der Farbstoff sammelt sich bald auf dem Grunde der Flüssigkeit an; diese bleibt, mit Ausnahme ihres untern Theils, farblos; nimmt man zu dieser Zeit das Metall wieder heraus, so bemerkt man an den auf diese Weise mit Wasser behandelten fleckigen Theilen weissliche, oder schwach-röthliche Fasern; diese, durch den Faserstoff des Blutes gebildeten Fasern dürften, wenn der Fleck, den man behandelt, nicht sehr dick war, leicht nicht wahrgenommen werden. Wird die wässerige Flüssigkeit, aus welcher man das Eisen wieder herausgenommen hat, mit einer gläsernen Röhre umgerührt, so nimmt sie, je nachdem sie eine mehr oder weniger beträchtliche Menge des Farbstoffs ausgezogen hat, eine rosige, oder rothe Farbe an. Sie besitzt folgende ausgezeichnete Eigenschaften: sie stellt selbst nach Verfluss einiger Stunden die Farbe des, durch eine Säure gerötheten, Lakmuspapieres nicht wieder her; das in geringer Menge angewendete Chlor grünt sie, ohne einen Niederschlag zu bilden; das in grösserer Menge angewendete Chlor entfärbt sie, ohne ihre Durchsichtigkeit zu vermindern; bald nachher aber wird sie opalfarbig, und endlich bildet sich eine Ablagerung weisslicher Flocken; das Ammoniak verändert ihre Farbe nicht merklich, während es mehrere rothe Thier- und Pflanzenfarben, z. B. die Cochenille, das brasilianische Holz u. s. w. verändert (§ 103); die Salpetersäure bewirkt darin einen weissgraulichen Niederschlag, und die Flüssigkeit wird beinahe ganz farblos; die koncentrirte Salpetersäure veranlasst darin einen gleichen Niederschlag nur wenn sie in ziemlich grosser Menge angewendet wird; das eisenblausaure Kali trübt sie nicht; der wässerige Galläpfelaufguss bewirkt darin einen Niederschlag von der nämlichen Schattirung, wie die Flüssigkeit ist; auch entfärbt sich diese, oder behält wenigstens, nachdem sie filtrirt worden ist, nur die gelbliche Farbe des verdünnten Galläpfelaufgusses bei; wird die in Rede stehende Flüssigkeit der Hitze ausgesetzt, so gerinnt sie, wenn sie nicht zu sehr verdünnt ist; denn dann wird sie nur opalartig und gerinnt nur erst, wenn eine beträchtliche Menge Wassers durch Kochen verdampft worden ist. Wenn man das mit Blut befleckte Eisen, statt es in dem Augenblicke, wo die Flüssigkeit an ihrem untern Theile roth gefärbt wird, herauszuziehen, mehrere Stunden lang unter der Berührung der Luft in Wasser lässt, so geht das Eisen in den Zustand des gelbröthlichen Tritoxyds über, welches zum grössten Theile in der Flüssigkeit schwebend bleibt, und ihr eine gelbliche Färbung mittheilt; ein anderer Theil dieses Tritoxydes vermischt sich, indem er sich ablagert, mit der rothen färbenden Materie, welche den Grund des Gefässes einnimmt, und verändert deren Farbe; allein man braucht nur zu filtriren, um alles Tritoxyd zu trennen, und dann geht die Flüssigkeit klar, hellrosenroth, dunkelrosenroth oder roth gefärbt durch, und hat alle Eigenschaften, die wir von dem mit Blut gefärbten Wasser angegeben haben. Wenn das Wasser, worin man das mit Blut befleckte Instrument getaucht hat, nur eine sehr kleine Menge der färbenden Materie enthält, oder mit andern Worten, wenn der Flecken, auf den man einwirkt, nicht sehr bemerklich war, so trübt sich die Flüssigkeit noch durch Galläpfel- und durch Salpetersäure.

§ 146.

Wird ein eisernes Instrument, welches mit der Luft in Berührung ist, mit Citronensaft befleckt, so bildet sich bald braunrothes, citronensaures Eisen, welches, beim ersten Anblicke, mit trockenem Blute verwechselt werden kann. Die Stellen des eisernen Instrumentes, auf denen sich nur eine geringe Menge Citronensäure befindet, sind rothgelblich, während sie eine, dem trockenen Blute ähnliche, dunkelbraune Farbe darbieten, wenn die Citronensäure in grösserer Menge angewendet worden ist; in diesem letzteren Falle bröckelt sich der Fleck ab, löst sich das citronensaure Eisen los, und lässt das Metall glänzend zurück, wenn man die Temperatur auf 25 oder 30° erhöht. Erhitzt man in einer kleinen gläsernen Röhre einen Theil dieses citronensauren Salzes, so erhält man ein flüchtiges, saures Produkt; auch wird ein, am obern Theil der Röhre angebrachtes und vorher befeuchtetes Lakmuspapier bald roth. Giesst man auf den in Rede stehenden Flecken einen Tropfen reine Hydrochlorsäure, so wird die Flüssigkeit gelb; und das Eisen in dem nämlichen Augenblicke glänzend; es hat sich hydrochlorsaures Eisen gebildet; auch giebt das destillirte Wasser, womit man diesen, schon mit Hydrochlorsäure behandelten Flecken wäscht, mit eisenblausaurem Kali und Galläpfelinfusum ähnliche Niederschläge, wie die sind, welche man mit einer Eisensalzauflösung erhält. Taucht man den befleckten Theil in destillirtes Wasser, so löst sich das citronensaure Eisen bald auf, und es färbt die Flüssigkeit gelb; diese Auflösung röthet das Lakmuspapier, wird durch das Galläpfelinfusum mehr oder weniger dunkel violett, durch Alkalien grün oder roth, je nachdem sich das Eisen als Deutoxyd oder Tritoxyd findet, und durch eisenblausaures Kali blau niedergeschlagen; manchmal muss man, um diese letztere Schattirung zu erhalten, etwas Chlor zusetzen.

§ 147.

Die Farbe der eigentlichen Rostflecken ist gelbröthlich, ockergelb, oder roth. Wird solches rostiges Eisen einer Temperatur von 25 bis 30° ausgesetzt, so bröckelt es sich nicht ab, wie es mit den Blut- und Citronenflecken der Fall ist. In einer gläsernen Röhre erhitzt, liefert der Rost Ammoniak, wie dieses Vauquelin und Chevalier dargethan und wir § 126 ff. schon erwähnt haben; auch wird das rothe Lakmuspapier, wenn man es über den obern Theil der Röhre hält, blau. Wird ein Tropfen reine Hydrochlorsäure auf den Rost gebracht, so wird er in dem nämlichen Augenblicke gelb; der Rost verschwindet, und wenn man die angewendete Säure mit destillirtem Wasser verdünnt, so erhält man eine gelbliche Auflösung, die sich gegen die Reagentien wie die Eisensalze verhält. Wird der Rost in destillirtes Wasser gebracht, so löst er sich zwar nicht auf, wird aber doch los, und bleibt zum Theil im Wasser schwebend, zum Theil setzt er sich auf den Grund des Gefässes; die Flüssigkeit färbt sich, durch den in Suspension befindlichen

Theil, gelb; allein um sie wieder farblos zu machen, braucht man sie nur zu filtriren, was niemals der Fall ist, wenn Eisen mit Blut oder Citronensaft befleckt worden war. Da diese filtrirte Flüssigkeit kein Eisen aufgelöst enthält, so wird sie, wenn man sie einige Stunden nach dem Anfange des Versuchs untersucht, weder durch die Alkalien, noch durch das Gallusinfusum, noch durch das eisenblausaure Kali getrübt.

### § 148.

*b.* Blutflecken auf Kleidungsstücken. Wenn Zeuge mit Blut befleckt sind, die trockene Blutlage eine gewisse Dicke hat, und der Flecken von allen Bestandtheilen des Blutes, mit Ausnahme des Wassers, herrührt, so schneide man, nach Orfila, das rothbraun gefärbte Stück ab, und tauche es in destillirtes Wasser; bald nachher wird sich der färbende Stoff des Blutes loslösen, die Flüssigkeit von oben nach unten in Form von rothen Streifen durchlaufen, und sich am Grunde des Gefässes ansammeln; während sich das darüberstehende Wasser kaum färbt. Nach Verfluss einiger Stunden, wenn sich der färbende Stoff wenigstens zum grössten Theile aufgelöst hat, findet man auf dem Zeuge, statt des Fleckens, den Faserstoff des Blutes, in Form einer weichen, mit dem Nagel leicht wegnehmbaren, weissgraulichen, oder weissröthlichen Materie; diese Faserstofflage wird beim ersten Anblick um so mehr ins Auge fallen, je mehr sie durch das Wasser ausgewaschen worden, und je brauner die Farbe des Zeuges ist, auf dem sich das Blut befand; in dem Falle, wo sie zu dunkel wäre, um erkannt zu werden, würde man das Zeug aufs Neue einige Stunden lang in reines destillirtes Wasser tauchen, um noch einen Theil des färbenden Stoffes wegzuschaffen. Wird die Flüssigkeit, auf deren Grund sich der Farbstoff angesammelt hat, mit einer gläsernen Röhre umgerührt, so nimmt sie eine röthliche Farbe an, und verhält sich gegen die Hitze, die Säuren, das Chlor und die anderen Reagentien wie bereits § 145 schon angegeben wurde. — Wenn der Flecken, anstatt eine beträchtliche Dicke darzubieten, nur Folge des blossen Eintauchens des Zeuges ist, wie z. B. wenn man die Theile der Wäsche untersucht, welche die Stellen, an welchen das Blut befindlich ist, umgeben, oder auch wenn er von anderen Blutflecken herrührt, die, nachdem sie getrocknet waren, gerieben oder gewaschen worden sind, so lässt sich der Faserstoff nicht nachweisen, weil er niemals bei solchen Flecken vorhanden ist, welche Folge des Eintauchens sind, und weil er in solchen Fällen, wo der Fleck gerieben oder gewaschen worden ist, sich losgelöst haben dürfte. Man muss dann blos durch destillirtes Wasser den färbenden Stoff trennen, die Auflösung wie im vorigen Falle behandeln, und wenn sie die schon erwähnten Kennzeichen darbietet, so kann man annehmen, dass der Fleck durch den färbenden Stoff des Blutes entstanden ist. So weit die Versuche von Orfila, welche er mit Menschen-, Ochsen-, Hammel-, Hunde- und Taubenblut angestellt hat.

§ 149.

Berzelius (Lehrbuch a. a. O. S. 79) empfiehlt dieselbe Untersuchungsmethode, wie Orfila; Le Canu (a. a. O.) dagegen empfiehlt, die befleckten Gewebe mit schwefelsäurehaltigem Weingeiste auszuziehen; denselben zu verdunsten, den Rückstand zu glühen, die Asche mit Salpetersäure zu behandeln, und den Auszug auf Eisen zu prüfen. Dieses Verfahren würde genügen, wenn die Gewebe vorher nicht wieder gewaschen worden sind. In diesem Falle ist aber der weingeistige Auszug aus geringen Partikelchen solcher Gewebe so wenig gefärbt, dass die mikrochemischen Operationen mit denselben fast unzulässig erscheinen, obgleich das Kochen des Gewebes mit angesäuertem Weingeiste jedenfalls vorzunehmen ist, da sich derselbe auch dann noch merklich färbt, wenn kochendes Wasser gar keinen Farbstoff aus den blutbefleckten Stoffen mehr auszieht (Venghauss).') Unzweifelhafte Spuren von Blut ergeben sich aber, wenn ein auch noch so kleiner Abschnitt des befleckt gewesenen, wieder gewaschenen Gewebes, im Platintiegel eingeäschert, die Asche mit reiner Salzsäure ausgezogen, und der Auszug auf Eisengehalt geprüft wird. Der Auszug eines so behandelten ganz kleinen Blutfleckens, auch noch so sehr mit Wasser verdünnt, zeigte nach Venghauss immer noch eine deutliche Reaktion auf schwefelblausaures und eisenblausaures Kali. — In zweifelhaften Fällen muss aber auch noch die Reaktion auf den Eiweissgehalt der zu untersuchenden Blutspuren hinzutreten. Kleine Läppchen mit Blutflecken, die nicht wieder ausgewaschen sind, geben den Eiweissgehalt bei der Behandlung mit destillirtem Wasser, und nachheriger Prüfung durch Aufkochen, Schäumen beim Schütteln, Salpetersäure, salpetersaures Quecksilberoxydul, Sublimat, Galläpfeltinktur (§ 42) sehr leicht zu erkennen; allein diese Reaktionen wirken auch dann noch, wenn auch nicht so deutlich, doch wahrnehmbar, auf Auszüge aus blutbefleckten Läppchen, die mit heissem und kaltem Wasser wiederholt ausgewaschen wurden. Ist der Eiweissgehalt nicht gar zu unbedeutend, so gelingt es auch, denselben durch Abdampfen und Verkohlen des Auszugs, vermöge des hervortretenden empyreumatischen Geruches, abzusondern. Diese drei verschiedenen Methoden: die von Orfila (§ 103 ff.), die von Le Canu und die von Venghauss dürften einander gegenseitig ergänzen, und daher auch überall vergleichungsweise vorzunehmen sein, wo es Zeit und Umstände erlauben.

Anmerkung. Flecken auf Instrumenten von Metall, oder anderweitigen Gegenständen, sind für die vorzunehmende Prüfung, nach Venghauss, voraus möglichst abzusondern; ein Theil ist mit schwefelsäurehaltigem Weingeist, nach Le Canu's Methode, auszuziehen und der Auszug auf Eisenoxydgehalt zu prüfen; Holzsplitterchen u. dgl. geradezu einzuäschern und die Asche auf Eisenoxydgehalt zu untersuchen; dann aber auch in einem andern Theile der Eiweissgehalt der mit erwärmtem Wasser gemachten Auszüge nachzuweisen. Auf diese Weiss soll es, nach Venghauss, meistens gelingen, die dem forensischen Chemiker gestellte Frage, ob vorhandene Flecken unzweifelhafte Blutspuren seien, oder nicht, mit Gewissheit beantworten zu können.

[1]) Herberger's und Winkler's Jahrbuch der Pharmacie Bd. XI. Heft 3. Sept. 1845. S. 203 ff.

## § 150.

Wenn sich rothe Flecken an eisernen Instrumenten, die mit einem hölzernen Griffe versehen sind, befinden, und dieselben auch auf den letzteren sich fortpflanzen, so kann die Frage entstehen, ob es Rost- oder Blutflecken seien. Einen solchen Fall hatte Siebold und Bunsen[1]) zu begutachten. Man behändigte diesen Beobachtern nemlich ein Beil, an dessen Griff mit ockergelbem Pulver überzogene Stellen und dunkelviollet rothe Flecken sich befanden, um die Natur derselben zu ermitteln. Bevor Bunsen die Gegenwart von Blutspuren durch chemische Mittel untersuchte, unterwarf er die äussere Beschaffenheit des Beiles einer genauen Besichtigung. Es zeigten sich indess weder an der Stelle, wo der hölzerne Schaft in dem eisernen Theile befestigt war, noch am Schafte selbst, noch an irgend einem andern Theile des Beiles verdächtige Flecken, welche, nach dem äusseren Ansehen zu urtheilen, von Blut hätten herrühren können. An dem im Oehre des Beiles befindlichen und vorsichtig herausgezogenen Theile liess sich ebenfalls nichts Verdächtiges entdecken. Der Theil, wo das Beil auf den Stiel geschoben war, und mit dem Holz in Berührung gestanden hatte, war mit einem gelblich-rothbraunen Pulver überzogen, welches sich, dem äusseren Ansehen nach, nicht von gewöhnlichem Eisenroste unterscheiden liess. Dieser Ueberzug zeigte sich an den Punkten, wo das Holz unmittelbar mit dem Eisen in Berührung gestanden hatte, mehr schwärzlich und glänzend. Nach dieser äusseren Besichtigung schabte nun Bunsen an der Stelle, wo der Stiel aus dem eisernen Theile heraustrat, mittelst eines reinen Federmessers, eine kleine Quantität des rothbraunen Pulvers ab und stellte hiemit folgende Experimente an: Eine kleine Quantität dieses Pulvers auf Papier gestrichen, gab einen ockergelben Strich; ein anderer Theil desselben in einer 1½''' weiten und 3'' langen Glasröhre, in der sich zwei Streifen von blauem und geröthetem Lakmuspapier befanden, geglüht, blieb das rothe Papier unverändert, das blaue hingegen wurde schwach geröthet. Ausserdem kondensirte sich etwas Wasserdampf an dem oberen Theile der Röhre. Das Beil und der darin befindlich gewesene Stiel wurde nun, jedes für sich, in zwei möglichst kleine gläserne Cylinder gestellt, und diese mit kaltem, destillirtem Wasser angefüllt, so dass die jene gelblich rothbraunen Flecken enthaltenden Theile vollkommen mit Wasser bedeckt waren. Innerhalb acht bis zehn Stunden, während welcher der Cylinder von Zeit zu Zeit beobachtet wurde, zeigte sich durchaus keine Spur von rothen oder röthlichen Streifen in der Auflösung, welche als das charakteristische Merkmal von sich in Wasser auflösenden Blutflecken angesehen werden kann. Das Beil wurde nun sammt seinem Stiele aus dem Wasser genommen, und das an beiden befindliche braune Pulver vermittelst einer feinen Federfahne, soviel als möglich in das Wasser abgespült. Die in einer Temperatur von 10 bis 18° R. aufbewahrte Auflösung klärte sich bald von dem zu Boden gefallenen Pulver, und wurde, nachdem sie dekantirt, durch folgende Reagentien geprüft: Frisch bereiteter Galläpfelaufguss brachte keine Veränderung darin hervor; Sublimatlösung war ebenfalls ohne Wirkung; Salpetersäure verhielt sich ganz indifferent; Ammoniak zeigte sich ohne alle Reaktion; wurde die Auflösung schnell erhitzt, so blieb sie vollkommen klar, und es schied sich keine Spur von weissen Flocken aus. Salpetersaures Silberoxyd brachte eine kaum bemerkbare Opalisirung hervor, die auf Zusatz von Ammoniak verschwand, durch Salpetersäure wieder beliebig hervorgebracht werden konnte, in einem Ueberschusse von Salpetersäure vollkommen unauflöslich war, und sich am Lichte violett färbte. Sie rührte somit von Chlorwasserstoffsäure oder von einer Chlorverbindung her, und deutete nicht auf die Gegenwart von Serum. — Ungefähr 200 Gramm. dieser wässerigen Auflösung wurden nun in luftleerem Raume über Schwefelsäure, welche keine rauchende Säure enthielt, zehn Tage lang in einer versiegelten Glocke bei + 10 bis 30° R. verdunsten gelassen. Nachdem die Auflösung ungefähr zu einem Gramm verdunstet war, wurde sie folgendermasser geprüft: Die Auflösung war vollkommen klar; Salpetersäure brachte nicht eine Spur einer Trübung hervor; Sublimat verhielt sich vollkommen indifferent. Da dieser Körper, nach Roth's Versuchen, noch $\frac{1}{6400}$ Eiweiss in einer Auflösung anzeigt, die Auflösung aber um das Zweihundertfache verdunstet war, so konnte nicht einmal ein Milliontel Serum in der Auflösung enthalten sein, wodurch also die Abwesenheit von Blut in der Auflösung auf das Entschiedenste dargethan wird. Frisch bereitete Galläpfelinfusion brachte eine purpurrothe Färbung hervor, die nicht auf Eiweissstoff sondern auf Eisenoxydul hindeutet, welches wahrscheinlich als kohlensaures Salz in der Auflösung enthalten war. Die übrigen oben schon angewandten Reagentien verhielten sich auch hier ganz gleich. — Endlich wurde das braune Pulver, welches sich in der Auflösung zu Boden gesetzt hatte, einer Untersuchung unterworfen. Es löste sich in Chlorwasserstoffsäure, unter einer kaum bemerkbaren Effervescenz, mit Hinterlassung eines sehr unbedeutenden Rückstandes, der augenscheinlich aus Sand und abgeschabten Holzfäserchen bestand. Die Auflösung verhielt sich folgendermassen gegen Reagentien: **Aezkali** bewirkte permanente braune Fällung; **Aezammoniak** ebenso; **kohlensaures Kali** und **kohlensaures Ammoniak** permanente hellbraune Fällungen; **Cyaneisenkalium** (Blutlaugensatz) dunkelblaue Fällung; **Galläpfelinfusum** dintenblaue Färbung. Aus diesen Resultaten zog nun Bunsen den Schluss, dass das Beil, dem Anscheine nach, an keiner Stelle seiner Oberfläche, der chemischen Untersuchung aber zufolge, an der zur Untersuchung bezeichneten Stelle durchaus keine Spuren von Blut an sich trage, und stützt diesen Schluss auf die eben erwähnten Untersuchungsresultate.

[1]) Henke's Zeitschrift für die Staatsarzneikunde. 1839. Heft 3. S. 194 ff. Anm.

### § 151.

Der Zufall hat Ollivier d'Angers[1]) zu einem sehr einfachen Mittel gelangen lassen, bei gerichtlichen Besichtigungen die Blutflecken auf Holz zu unterscheiden. Er wurde nemlich beauftragt, nicht nur zwei, eines begangenen Mordes verdächtige, Personen zu untersuchen, sondern auch den Zustand der Oertlichkeit und der Mobilien in der Wohnung der Verdächtigen zu besichtigen. Da diese Untersuchung ohne Verzug vorgenommen werden musste, so geschah sie Abends acht Uhr bei Licht. Dieser Umstand war es indessen gerade, der Spuren entdecken liess, welche bis jetzt unbemerkt geblieben waren. Die Mobilien des Zimmers bestanden aus einem Bette, aus zwei eichenen Kommoden, aus mehreren Stühlen von Eichenholz und wildem Kirschbaumholz u. s. w. Alle diese Gegenstände, sowie auch die Tapete von blassblauem Grunde und der schwarz angestrichene Kamin waren bei Tage sorgfältig untersucht worden, ohne dass man etwas Verdächtiges daran wahrgenommen hätte. Die Aufmerksamkeit Ollivier's richtete sich zuerst auf die Papiertapete, mit welcher die Wand überzogen war, und als er das Licht sehr nahe an die Tapete brachte, entdeckte er auch sogleich eine grosse Zahl dunkelrother Tröpfchen von höchstens $\frac{1}{4}'''$ Durchmesser, die am Tage wie schwarze Pünktchen sich ausnahmen und sich mit denen vermischten, welche zum Dessin der Tapete gehörten. Auf diese Weise erkannte er viele ähnliche Flecken an der Vorderseite einer alten Kommode, deren Holz eine dunkelbraune Farbe besass. Je mehr man das Licht den befleckten Theilen näherte, desto vollkommener trat die natürliche Farbe des Holzes hervor und die Bluttröpfchen hatten einen braunrothen Reflex, der einen sehr merkbaren Kontrast zur braunen Farbe des lackirten Holzes bildete. Er fand auf diese Weise Flecken auf dem Nachttisch und auf mehreren Stühlen. Sehr bemerkbar waren besonders dieselben auf dem aus Stroh geflochtenen Sessel dieser Stühle, und es war leicht, sie von den rosenrothen und andern rothen Farbenabstufungen zu unterscheiden, welche in diesem Stroh hie und da vorkamen. Als er endlich ganz in der Nähe die ganze Oberfläche der beiden Kaminseiten untersuchte, die schwarz angestrichen waren, entdeckte er einen grossen Blutstropfen, dessen rother Reflex augenblicklich bei der Annäherung des Lichtes auf dem schwarzen Grunde hervortrat. Die Nothwendigkeit, zur chemischen Analyse dieser verschiedenen Flecke zu schreiten, bewog Ollivier, die Oertlichkeit nochmals am hellen Tage zu untersuchen. Bei diesem zweiten Besuche des erwähnten Zimmers sah er sich genöthigt, künstliches Licht anzuwenden, um alle diejenigen Spuren wieder zu erkennen, welche er schon beobachtet hatte. Jene so feinen Tröpfchen **waren am Tage gar nicht zu erkennen**, und erst, als er sie mit Hülfe des Lichtes aufsuchte, konnte er sie alle wiederfinden, und sie wegnehmen, um die Substanz dieser Flecken, die offenbar aus Blut bestand, der Analyse zu unterwerfen.

[1]) Archives générales de médécine. Mars 1833. Froriep's Notizen Bd. XXXVI. S. 329 ff.

## § 152.

Ferrari [1]) bediente sich, um zu konstatiren, ob die in vorliegenden Kleidern befindlichen rothen Flecken, Blutflecken überhaupt, menschliches Blut insbesondere, und wie lange sie vorhanden wären, folgender Untersuchungsmethode; es waren ein Paar Beinkleider von Sammt und ein Paar von Barchent:

1) Bei Betrachtung der Flecken an beiden Kleidungsstücken, mit blossem Auge, zeigten sie den Schein von Blutflecken, besonders an der einen Tasche, die aus Leinwand bestand.

2) Zwei Stücke beider Stoffe, des einen aus Sammt, des andern der unter 1) genannten Tasche, liessen unter dem Mikroskop etwas

Besonderes nicht wahrnehmen, weil die Stoffe nicht durchsichtig, der eine dunkelfarbig, der andere zwar weisslicht, aber schmutzig war.

3) Mehrere Tropfen Schwefelsäure auf zwei Flecken von besonderer Stärke des einen und des andern Kleidungsstückes gegossen, liessen den Geruch des menschlichen Schweisses nicht wahrnehmen.

4) Mit etwas Chlorwasserstoffsäure befeuchtet, wurde die Farbe der Flecken etwas heller und deutlicher.

5) Zwei Stücke beider unter 2) erwähnter Stoffe wurden getrennt und in zwei kleinen Bechern drei Stunden lang macerirt, wobei die Flecken sich entfärbten, und die färbende Materie zu Boden sank.

6) Nachdem die Stoffe aus den Bechern genommen, wurde das noch feuchte Barchentstück oberflächlich abgeschabt, die abgeschabte Masse auf einer Glasplatte aufbewahrt und sechs Stunden lang mit koncentrirter Essigsäure übergossen, worauf sie gelatinös wurde.

7) Nach Trennung der Flüssigkeit von dem Sedimente beider Becher wurde ein Tropfen des ersteren und einer des letzteren auf eine Glastafel applicirt und beide unter dem Mikroskope betrachtet. Der erste dieser Tropfen zeigte wenige und kleine, theils undurchsichtige, theils etwas durchsichtige Körperchen, die wenigsten derselben waren von elliptischer, die meisten von verschiedener und unregelmässiger Form. Der Tropfen des Sediments dagegen liess eine unendliche Menge kleiner, grösstentheils schwarzer und undurchsichtiger Körperchen wahrnehmen, die wahrscheinlich vom Schmutze der Stoffe, oder einem Theile des Faserstoffes herrührten.

8) Zwei andere Tropfen der Flüssigkeit und des Rückstandes wurden, nachdem sie auf der Glastafel getrocknet waren, der mikroskopischen Untersuchung unterworfen, und zeigten in Rücksicht der Natur und Form nicht diejenigen Verhältnisse, welche von Einigen den Blutkügelchen zugeschrieben werden.

9) Die Wiederholung der unter 4) und 8) beschriebenen Prüfungen mit der Macerationsflüssigkeit des Sammtstoffes liess dieselben Ergebnisse wahrnehmen.

10) Ein Theil der genannten Flüssigkeit wurde in einem Gläschen geschüttelt und zeigte einigen Schaum.

11) Mit Ammoniak behandelt änderte sich dessen Farbe nicht.

12) Salpetersaures Silber, Schwefelsäure und Alkohol erzeugten in demselben einen braunen Niederschlag.

13) Essigsaures Blei bewirkte ein röthliches Präcipitat.

14) Bis zum Siedepunkte erhitzt zeigten sich in der Flüssigkeit geronnene Klümpchen.

15) Das abgesonderte und mit gleichviel konzentrirter Essigsäure behandelte Gerinnsel verwandelte sich in eine gelatinöse Substanz.

16) Die Wiederholung der unter 11) 12) 13) und 14) genannten Versuche mit der Macerationsflüssigkeit des Sammtstoffes, gab dieselben Resultate, wie sie unter gedachten Nummern bezeichnet sind.

Aus allen diesen Resultaten erklärt Ferrari sich dahin:

*a.* Dass die jene Flecken erzeugende Materie die vorzüglichsten Bestandtheile des Blutes mit deren charakteristischen Eigenthümlichkeiten enthalte, und zwar [5)] färbenden Stoff, [6)] Faserstoff, und [10) 12) 14) und 15)] Eiweissstoff.

*b.* Dass die Chemie nicht im Besitze von Mitteln sei, zu erkennen und zu unterscheiden, seit wie langer Zeit auf irgend einem Gewebe Flecken vorhanden seien, und endlich

*c.* Dass aus den unter 1) 3) 7) und 8) angeführten Beobachtungen und Versuchen kein Beweis dafür gefolgert werden kann, ob die genannten Flecke durch menschliches oder anderes Blut hervorgerufen worden seien.

[1]) Giornale delle sc. medicbe. Aprile 1842. — Schmidt's Jahrbücher Bd. XXXVII. S. 98.

## § 153.

Orfila, Barruel und Chevalier [1]) schlugen in einem von ihnen gemeinschaftlich behandelten Falle folgendes Verfahren ein:

Ein mit Blut beflecktes Stück vom Hemde wurde klein zerschnitten, mit Nadeln wieder zusammengeheftet, und mit destillirtem Wasser in Berührung gebracht, in Folge dessen man bald viele Streifen bemerkte, und die Flüssigkeit dadurch röthlich braun, wie schon etwas altes flüssiges Blut gefärbt wurde. Nach hinlänglicher Maceration wurde die Flüssigkeit von den Fragmenten des Gewebes getrennt, und in zwei Theile geschieden, einer davon wurde von Neuem abgetheilt, und folgende Versuche mit ihm vorgenommen:

1) Eine Partie der Flüssigkeit wurde in eine, an dem einen Ende geschlossene gläserne Röhre gebracht und erhitzt; sogleich trübte sich die Flüssigkeit, und bildete ein grünlichtgraues Gerinnsel, das, mit Kali behandelt, sich wieder auflöste; die Farbe dieser Flüssigkeit war nun in der Reflexion braun-graulicht, in der Refraktion roth-bräunlicht, welche Merkmale anzeigen, dass die Flüssigkeit Blut enthalte.

2) Eine andere Partie dieser Flüssigkeit gab, mit Galläpfeln behandelt, ein grau-röthliches Koagulum.

3) Eine dritte, mit Chlor behandelt, bekam eine grüne Färbung, die durch überschüssiges Chlor wieder aufgehoben wurde.

4) Eine vierte, mit vielem Alkohol behandelt, setzte in Kurzem einen körnigen rosenrothen Niederschlag ab.

Eine grosse Menge der Flüssigkeit wurde mit koncentrirter Schwefelsäure behandelt und entwickelte schnell einen starken Geruch nach menschlichem Schweisse. Auf dieselbe Weise verfuhren sie bei der Untersuchung mit Blut befleckter Erde, Laub und Moos.

[1]) Annales d'Hygiène publique. October 1834. — Schmidt's Jahrbücher Bd. VI. S. 312.

## § 154.

Desbrière [1]) erwies in einem Kriminalprozesse an den Kleidern des Angeschuldigten, an einem Hammer und Messer gefundene Flecken, durch das Orfila'sche Verfahren (§ 145), als Blutflecken. Beim Einlegen der befleckten Stoffe in destillirtes Wasser bildeten sich die nach dem Boden des Glases ziehenden röthlichen Streifen, wo sie eine dunkle rosenfarbene Schicht bildeten, die bei Erhitzung graulich wurde, und bei einer Temperatur von 100° sich entfärbte und grauliche Flocken fallen liess; diese Flocken, mit einer Auflösung von kaustischem Ammoniak behandelt, gaben eine Flüssigkeit, deren Farbe bei der Reflexion grün, bei der Refraktion rothbraun war. — Gegen diese Farben, als unterscheidende Merkmale des Blutkruors, erinnert Boutigny,[2]) dass sie nicht zuverlässig seien, indem sie verschiedenen Beobachtern verschieden erscheinen können, wie denn wirklich Orfila die Farbe bei der Refraktion als rothbraun, Devergie dagegen als rosenroth bezeichne. Um über die Farbe sich ein richtiges Urtheil zu verschaffen, müsse man sich durch vorläufige Versuche mit derselben bekannt machen, und man werde finden, dass die Farbe eine eigenthümliche, *(couleur sui generis)* bei der Reflexion ins Rothe, und bei der Refraktion ins Grüne spielend, ist. Zur genauen Beobachtung dieser Farben giebt Boutigny folgendes Verfahren an: Nachdem der Flecken durch destillirtes Wasser ausgezogen ist, wird das geröthete Wasser mittelst einer gläsernen Haarröhre auf eine flache silberne Schale, welche zuvor über der Weingeistlampe rothglühend gemacht worden ist, gebracht, wonach es sogleich seine Durchsichtigkeit verliert und die von den Autoren als graugrün bezeichnete Farbe annehmen wird. Hierauf mit einem, in Auflösung von kaustischem Kali getauchten, Glasstäbchen berührt, wird die Flüssigkeit sogleich ihre Durchsichtigkeit wieder erlangen und die eigenthümliche Farbe annehmen, welche sich grünlich bei der Reflexion, und röthlich bei der Refraktion der Lichtstrahlen darstellt. Die Berührung mit einem Tröpfchen Salzsäure führt die Flüssigkeit wieder in ihren vorigen Zustand zurück; während sie nach abermaliger Berührung mit kaustischem Kali die aufgeführten Eigenschaften neuerdings zeigt, welcher Wechsel nach Belieben wiederholt werden kann, wenn von Zeit zu Zeit wieder ein Tropfen destillirtes Wasser beigegeben wird. — Letheby [3]) wandte in einem, auf Mord sich bezüglichen Prozesse, wobei ihm mehrere Kleidungsstücke, einige Stücke Holz, ein Stück Matte und abgekratzter Mauermörtel, welche sämmtlich mit Flecken versehen waren, zur Untersuchung übergeben wurden, folgendes Verfahren an: Zuerst wurde mit dem Mikroskop untersucht und hiemit an einem Theile der Flecken Blutkügelchen in geronnenem Fibrin eingebettet gefunden; abgekratzt und mit Wasser digerirt gaben dieselben kleine weisse Flocken und eine blassrothe Flüssigkeit, deren Farbe durch zugesetztes Ammonium weder erhöht, noch ins Grüne verändert, durch Zusatz von Schwefelsäure aber dunkel gefärbt wurde; durch Kochen koagulirte die Flüssigkeit, und gab einen flockigen Niederschlag mit Salpetersäure, Sublimat und salpetersaurem Silber. An einem andern Theile der Flecken sah Letheby durch das Mikroskop, dass dieselben Blutkügelchen, aber ohne geronnenes Fibrin enthielten; die chemischen Merkmale waren den angegebenen gleich. Aus diesen Untersuchungsresultaten wurde nun der Schluss gezogen, dass die Flecken Blutflecken seien, und zwar die ersteren von Blut im Leben, und letztere von solchem nach dem Tode herrühren. Aus dem Umstande, dass er in einem Flecken mit dem Mikroskop Schuppen, wie sie auf der menschlichen Kopfhaut vorkommen, erkannte, schloss Letheby weiter, dass dieses Blut von der Kopfhaut gekommen sei. — Hopf [4]) hat auf einem leinenen Beinkleide dadurch Blutflecken nachgewiesen, dass er die befleckten Stellen herausschnitt, und nach vorgängiger, aber ein negatives Resultat liefernder Prüfung auf vegetabilische Farbstoffe, dieselben 24 Stunden lang mit destillirtem Wasser digerirte. Die so erhaltene wässerige Lösung mit Salpetersäure, Quecksilberchlorid und Gallustinktur geprüft, ergab Niederschläge. Beim Schütteln schäumte die Flüssigkeit, und nach mehrtägigem Stehen an der Luft nahm dieselbe einen faulig stinkenden Geruch an. Beim Eintrocknen und Verbrennen gab sie einen empyreumatischen Geruch. Es wurde hieraus auf die Gegenwart von Eiweiss geschlossen. Ein anderer Theil der ausgeschnittenen Flecken wurde mit Schwefelsäure und Weingeist in der Wärme behandelt, die Flüssigkeit abfiltrirt und der Rückstand geglüht, mit Salpetersäure ausgezogen, und mit folgenden Reagentien geprüft: Schwefelcyankalium, Blutlaugensatz, Gallustinktur, kohlensaurem Kali, Mekonsäure, und bernsteinsaurem Ammoniak. Sämmtliche Reagentien wiesen Eisen nach. Wegen des Zusammenvorkommens von Eisen und Albumin wurde die Diagnose auf Blut gestellt, was auch durch die richterliche Untersuchung bestätigt wurde.

[1]) Journal de chim. médic. Août 1844. — Canstatt's Jahresber. vom J. 1844. Bd. VII. S. 27.
[2]) Annales d'Hygiène publiq. Juill. 1844. — Canstatt a. a. O. — Friedreich's Centralarchiv für die gesammte Staatsarzneikunde. 1845. Heft I. — Froriep's neue Notizen. 1844. Bd. XXXII. S. 208. — Oesterreichische medicinische Wochenschr. 9845. S. 346.
[3]) Canstatt und Eisenmann. Jahresbericht im Jahre 1846. Bd. VII. S. 59.
[4]) Ebdas. Bd. I. S. 109.

## § 155.

Im Jahre 1836 gelangte Persot,[1]) nach wiederholt angestellten Versuchen, zu dem Resultate, dass die unterchlorige Säure alle Flecken zerstört, mit Ausnahme derjenigen, welche durch Eisenrost oder Blut gebildet sind; letztere werden, in Berührung mit der Säure, schwärzlichbraun. Was die Anwendung dieses Mittels in ähnlichen Fällen um so nöthiger erscheinen lässt, ist, nach Persot, dass Blutflecken oft die Eigenschaft verlieren, sich in Wasser aufzulösen und somit auf diesem Wege nicht entdeckt werden können. Um sich zu überzeugen, ob der von Persot der unterchlorigen Säure zugeschriebene Nutzen vorhanden ist, stellte Orfila[2]) eine grosse Anzahl von Versuchen an, die vier verschiedene Reihen bildeten:

1) Wirkung der unterchlorigen Säure auf Blutflecken;

2) Wirkung der unterchlorigen Säure auf, durch verschiedene Farbstoffe gebildete, Flecken;

3) Wirkung des Wassers auf Blutflecken;

4) Wirkung des Wassers auf, durch verschiedene Farbstoffe gebildete, Flecken, — deren wesentliche Resultate wir nun sofort einer besonderen Erörterung würdigen wollen.

Anmerkung. Man erhält reine unterchlorige Säure, nach dem Entdecker Balard,[3]) zu dem im § erwähnten Zwecke am Einfachsten durch Schütteln von Chlor mit Quecksilber und Wasser. Nach Buchner sen. kann man auch mit demselben Erfolge Chlorkalk oder Chlornatron mit Salzsäure versetzt anwenden.

[1]) Froriep's neue Notizen. Bd. XXXVII. S. 221. — Annales d'Hygiène publique. Juill. 1845. T. XXXIV. p. 112.
[2]) Annales d'Hygiène publique. Juill. 1845. — Froriep's neue Notizen a. a O.
[3]) Annales de Chimie et Physique. T. LVII. p. 225.

§ 156.

Aus den von Orfila angestellten vergleichenden Versuchen mit der unterchlorigen Säure ergab sich:

1) Dass von allen bis jetzt zur Erkennung von Blutflecken vorgeschlagenen Methoden die beste die sei: die genannten Flecken mit Wasser zu behandeln, und mit der daraus erhaltenen Auflösung nach der Methode zu verfahren, welche Orfila schon 1826 angegeben hatte (§ 145). Die Behauptung Persot's, dass Blutflecken oft die Eigenschaft verlieren, sich in Wasser aufzulösen, beruht auf einem Irrthume, indem alle früheren, sowie die neuerdings von Orfila angestellten Versuche im Gegentheil bewiesen haben, dass selbst sehr alte Blutflecken, sie mögen sich auf reiner, oder mit Fett beschmutzter Leinwand, oder auf Eisen befinden, — fast in allen Fällen, an das Wasser eine hinreichende Menge Farbstoff abgeben, um das Blut darin entdecken zu können. Andererseits ergaben die 1826, sowie die jetzt angestellten zahlreichen Versuche, dass sämmtliche Farbstoffe ohne Ausnahme, ausser Blut, Flecken hervorbringen, die sich gegen Wasser anders, als Blutflecken verhalten.

2) Die unterchlorige Säure gewährt keineswegs den Nutzen, welchen Persot angiebt. Die Versuche zeigten, dass die meisten Blutflecken, sie mögen schwach oder stark, frisch oder alt, auf Leinwand oder auf Eisen sich befinden, wenn sie nur einigermassen längere Zeit mit der Säure in Berührung blieben, vollständig oder fast vollständig verschwinden; dass einige, die nicht vollständig verschwinden, keineswegs dunkelbraun werden, sondern vielmehr ein graues Ansehen bekommen; und dass endlich einige wenige, die fast in ihrem ganzen Umfange verschwanden, in ihrer Mitte in der That eine dunkelbraune Farbe behielten. Lässt man die Säure nicht länger, als höchstens einige Sekunden bis zwei Minuten einwirken, so werden die Flecken allerdings, wie es Persot angegeben hat, braun, wenn sie auch trocken und alt waren. Da indess unter gleichen Verhältnissen Flecken aus Fett und Kohle, oder aus Färberröthe und Mohnöl, oder aus Schellkrautsaft u. s. w. gegen unterchlorige Säure sich fast ebenso verhielten, wie Blutflecken, so geht daraus die Unmöglichkeit hervor, die wahre Natur des Fleckens mittelst Eintauchen in unterchlorige Säure sicher ausmitteln zu können.

3) Wenngleich die unterchlorige Säure für sich allein nicht zureichend ist, mit Gewissheit nachzuweisen, dass ein Fleck durch Blut entstanden ist, so gewährt sie doch als Nebenmittel einigen Nutzen, vorausgesetzt, dass sie nicht länger, als zwei Minuten, mit

dem Flecken in Berührung bleibt; denn die wenigen anderweitigen Flecken, die sich gegen die Säure fast ebenso, wie Blutflecken verhalten, nehmen doch nicht genau dieselben Veränderungen, wie diese an, während es auf der andern Seite eine grosse Anzahl von Flecken giebt, die in weniger als zwei Minuten durch die Säure zerstört werden, was mit den Blutflecken nicht der Fall ist.

4) Völlig nutzlos erscheint die Anwendung der unterchlorigen Säure in den Fällen, wo es sich darum handelt, zu ermitteln, ob Flecken — auf Leinwand oder Eisen — durch Blut oder durch Rost, oder durch Kolkothar mit Fett hervorgebracht sind, da alle diese Flecken, selbst nach längerer Einwirkung der Säure, nicht verschwinden. In diesem Falle kann man sich mit Nutzen der von Persot empfohlenen, durch Salzsäure angesäuerten Auflösung von Zinnprotochlorür bedienen: ein dicker Blutflecken bleibt unverändert, während die durch Rost oder durch Kolkothar und Fett entstandenen Flecken nach einigen Stunden verschwinden, letzterer indess nur dann, wenn er durch keine Oelschicht bedeckt gewesen war.

5) Die unterchlorige Säure wirkt anders auf Blutflecken, die durch Anspritzen von Blut, oder durch Eintauchen von Leinwand in dasselbe entstanden sind, anders auf sogenannte sekundäre Blutflecken, d. h. solche, die durch Berührung mit einem blutbefleckten Körper hervorgebracht wurden (§ 122); letztere werden durch die Säure leichter entfärbt, als erstere. Indessen glaubt Magonty[1]) in der unterchlorigen Säure ein Mittel gefunden zu haben, solche Blutflecken, welche durch Berührung mit einem blutigen Gegenstande, von jenen zu unterscheiden, welche durch unmittelbare Berührung entstehen. Bei jenen soll nämlich der Flecken auf den hervorstehenden Fäden (des Einschlags) sich verhalten, wie oben angegeben (braun, sodann blässer werdend, aber nicht verschwindend), während die tiefer liegenden Fäden des Zeuges entfärbt würden.

Anmerkung. Auch Buchner [2]) hat bezüglich der unterchlorigen Säure an trockenen Blutflecken vergleichende Versuche mit Chlornatron und Chlorkalk angestellt. Er bemerkt, dass die unterchlorige Säure etwas quecksilberhaltig gewesen sei, was ihm jedoch die Wirkung des Reagens nicht zu beeinträchtigen schien. Die damit befeuchteten Blutflecken wurden augenblicklich braun, aber nie schwarz; bei einem bedeutenden Ueberschusse der unterchlorigen Säure ging die braune Farbe allmählig ins Graue über und die Leinwand wurde mürbe. Aehnlich, aber langsam, wirkt Chlornatron (Labarraques Bleichflüssigkeit); Zusatz von Salzsäure beschleunigt die Wirkung des letzteren. Dasselbe Verhalten wurde von Chlorkalk beobachtet; auch er bräunt die Blutflecken und macht sie später grau, aber weniger schnell als unterchlorige Säure.

[1]) Journ. de Médecine pratiq. Juin 1842. — Canstatt's Jahresbericht Jahrg. II. Bd. IV. S. 254.
[2]) Canstatt und Eisenmann: Jahresber. im J. 1846. Bd. VII. S. 59.

§ 157.

Zum Schlusse wollen wir noch Bertazzi's Methode, deren wir schon § 135 im Allgemeinen erwähnt haben, hier nach ihren einzelnen Theilen in Betracht ziehen, da er durch die Anwendung des Jods die Art des Blutes näher bestimmen will. Die zweckmässigste Form zum genannten Behufe das Jod anzuwenden, ist, nach Bertazzi, die des Jodwassers, oder, wo eine mässige Quantität von Blut zu untersuchen ist, der *Tinctura aetherea*, weil der Aether theilweise im Wasser sich auflöst und theilweise mit demselben sich verbindet, und das Jod im Zustande höchster Theilbarkeit niederschlägt, daher gleichsam über die Oberfläche der Solution eine metallische Lage bildet. Die *Tinctura jodi spirituosa* hat Bertazzi zu solchen Versuchen nicht brauchbar gefunden. Weil aber von der genauen Bereitung des Reagens der Erfolg der Operation abhängig ist, führt er die Bereitungsweise des Jodwassers umständlicher an, und es besteht dieselbe darin, dass, nachdem destillirtes Wasser in einem gläsernen Kolben zum Kochen gebracht worden, dasselbe vom Feuer entfernt und ihm, wenn es noch warm ist, einige Grane reines Jod beigemischt werden; das Wasser färbt sich dadurch gelblicht, und der Ueberschuss des Jods fällt zu Boden. Nachdem es erkaltet ist, wird die klare Auflösung filtrirt, und in gut verschlossenen Gefässen aufbewahrt. Leinenes, oder anderes mit dem Blute verschiedener Thiere getränktes Gewebe wird in Stückchen eines Kreises von 5′′′,00 Durchmesser zerschnitten, und die einzelnen Stückchen werden in einen Becher gelegt, welcher 20 Grane frisch bereitetes destillirtes Wasser enthält. Nothwendig ist es, den Recipienten möglichst klein und eng zu wählen, um das sich bildende Präcipitat genau beobachten zu können. Nun rührt man mit einer Glasröhre die oben genannten Stückchen des Gewebes um, bis das Wasser vom Blute sich gefärbt zeigt, und auf ihnen nur die fibrösen Filamente desselben noch sichtbar sind; nimmt sie dann vorsichtig aus dem Becher, und presst sie aus, um von der Flüssigkeit nichts zu verlieren. Wie mit diesem einen, so wiederholt sich das Verfahren mit den übrigen einzelnen Recipienten, welche mit anderem Thierblute getränkte Gewebe enthalten. Die sämmtlichen Solutionen zeigen dieselbe Färbung, und man mengt dann jeder Einzelnen 10 Grane des oben beschriebenen Jodwassers bei. Kurz darauf wird man beobachten, dass die Solutionen des Blutes aus der oben (§ 135) angegebenen Thierklasse zunächst rothbraun sich färben, bald hierauf aber sich trüben, und ein reichliches Präcipitat geben; die Solutionen des Blutes der zweiten Klasse sich etwas röthen, aber nicht trüben, und daher keinen Niederschlag wahrnehmen lassen; die Auflösungen des Blutes der dritten Klasse endlich eine dem Cyperwein ähnliche Färbung annehmen. Um daher auf die Lösungen der zweiten und dritten Klasse mit demselben Erfolge, wie auf die der ersten zu wirken, müssen zu denen der zweiten Klasse 20, zu denen der dritten Klasse aber 40 Grane Jodwasser zugesetzt werden, wobei indess zu bemerken ist, dass das Präcipitat der letzten Klasse nicht rothbraun, sondern dunkelroth gefärbt sich zeigt. Die Niederschläge der beiden ersten Klassen nehmen, der Luft ausgesetzt, immer eine lebhaftere rothe endlich der Cochenille ähnliche Farbe an, während die der dritten mehr kastanienbraun sich färben. Sie sind sämmtlich in Wasser und Alkohol unauflöslich, werden dieses aber durch Zusatz einer geringen Menge kaustischen und kohlensauren Kalis, so lange sie noch feucht sind. Ausgetrocknet zeigen sie sich sehr hart und daher unauflöslich. Die nach erfolgter Präcipitation zurückbleibende Solution enthält Eiweissstoff, hydriodsauren Kalk und Soda. Bertazzi erinnert übrigens, dass, um mit Erfolg zu operiren, es der grössten Genauigkeit in Hinsicht des Gewichtes des Jodwassers bedürfe, und dieses der Grösse der zu untersuchenden Blutflecken überall angemessen sein müsse; dass man bei Untersuchung eines grossen Fleckens dieser Art, um den Farbstoff des Blutes zu fällen, eine grössere Menge der reagirenden Flüssigkeit brauchen werde und dass, wo die Grösse des Blutfleckens 5''',00 beträgt, die Menge des Jodwassers, in Bezug auf die erste Thierklasse, das Gewicht von 10 bis 12, in Bezug auf die zweite von 20 bis 25, und auf die dritte von 40 Granen nicht übersteigen dürfe, nachdem überall das Blut zuvor in 20 Granen destillirten Wassers aufgelöst worden ist. Auf solche Weise hat Bertazzi die bezeichneten Unterschiede auch bei Untersuchung von Blutflecken beobachtet, welche schon längere Zeit vorhanden gewesen waren; doch löset sich nach längerer Zeit das Blut schwerer auf, und die Niederschläge zeigen eine blässere Färbung. Uebrigens wird von ihm auch noch bemerkt, dass das Resultat möglicher Weise ein anderes sein könne, wenn die Blutflecken schon irgend eine Veränderung erlitten, z. B. mit Urin oder Schweiss befeuchtet worden seien.

### § 158.

Bertazzi's Methode setzt stillschweigend die Richtigkeit folgender Sätze voraus: einmal, dass das Blut sich auf Leinwand gleichmässig verbreite, d. h. Stücke derselben, nach dem Tränken mit Blut und Trocknen, bei gleicher Form und Grösse, auch dieselbe Quantität eingetrockneten Fluidums enthalte, und hernach, dass das Blut derselben Race und Gattung konstant und unter allen Umständen dieselbe, innerhalb sehr enger Grenzen schwankende Zusammensetzung zeige. Schmidt¹) weist durch Gegenversuche die Unrichtigkeit dieser beiden Voraussetzungen nach. Er tauchte nemlich einen Streifen feiner Leinwand in ein Glas mit defibrinirtem Kalbsblute, und spannte denselben, nach dem Herausziehen und mehrfachem Drehen, um eine möglichst gleichförmige Vertheilung des Fluidums über das Gewebe zu bewirken, horizontal in einem Rahmen aus, und trocknete denselben bei einer Temperatur von 18° C. an der Luft. Mit dem Rundeisen eines Buchbinders an verschiedenen Stellen herausgeschlagene Stücke von 3 Centimeter Durchmesser differirten von 0,5 bis 1,2 Procent des Gesammtgewichtes. Um die auf demselben befindlichen Blutquantitäten unter einander vergleichen zu können, wurden mit demselben Rundeisen einige Stücke aus derselben, unbefleckten Leinwand geschlagen, gewogen, und das mittlere Gewicht vom Gesammtgewichte abgezogen. Die Differenzen im Gewichte der aufgetrockneten Blutmengen stiegen von 2 bis 4 Procent. — Der eingetauchte Leinwandstreifen wurde sodann, statt horizontal in den Rahmen gespannt zu werden, senkrecht an Fäden aufgehängt, bei derselben Zimmertemperatur getrocknet. Die Gewichtsdifferenz im Gehalte der höher und tiefer ausgeschlagenen Stücke stieg auf 26 Procent, indem sich das Blut, der Schwere nach, natürlich an den tieferen Stellen des Streifens in grösserer Menge angehäuft hatte. — Ferner wurden Streifen aus drei verschiedenen Leinwandrollen, einer feinen, einer mittleren und einer groben in dasselbe defibrinirte Blut getaucht, an Fäden aufgehängt und in derselben Zimmertemperatur getrocknet. In gleicher Höhe herausgeschlagene Stücke zeigten Differenzen von 18 bis zu 102 Procent, also über das Doppelte des Blutgehaltes. — Endlich wurden Streifen von Leinwand, Tuch und Seide zum Theil eingetaucht, zum Theil nur durch Abwischen einer blutigen Messerklinge und Anspritzen mittelst eines in dasselbe Blut getauchten Borstenpinsels oberflächlich befleckt, und die Differenzen stiegen bis aufs Vierfache der relativen Blutmengen. Die zweite Voraussetzung wird durch die bedeutenden Schwankungen des Blutkörperchengehaltes in pathologischen Zuständen widerlegt. Die von Bertazzi beobachtete Reihenfolge von Erscheinungen (§ 157) beruht somit auf einem Spiele des Zufalles. Neben dem doppelten Prinzipfehler ist aber, nach Schmidt, auch noch die Erklärung der Reaktion irrig. Der Unterschied in der Koncentration der Blutrothlösung ist nemlich selbst bei den Extremen (Vögeln und pflanzenfressenden Säugern) so gering, dass er ihre Fällbarkeit durch Jod nicht im Mindesten beeinträchtigt.

Wenn bei verschiedenen Thieren eine grössere oder geringere Menge Jodwasser zu gleichen Blutmengen gesetzt werden muss, bis die Trübung und Präcipitation des Jodhämatins sichtbar wird, so beweist dieses, nach Schmidt, nicht eine Differenz des Blutgehaltes, wohl aber eine andere physiologisch interessante Thatsache, die **Verschiedenheit der Alkalescenz des Blutes** in den einzelnen zoologisch gesonderten Gruppen des Wirbelthierreiches.

¹) a, a. O. S. 21 ff.

## Zweiter Abschnitt.

## Prüfung der im ersten Abschnitt ausgeführten Untersuchungsmethoden durch eigene Untersuchungen.

### § 159.

Es kann hier der Ort durchaus nicht sein, eine spezielle Kritik über die §§ 145 bis 158 mitgetheilten, in dieser Angelegenheit befolgten Untersuchungsmethoden zu liefern, obgleich es uns ein Leichtes wäre, einen vollkommenen Kommentar nach unseren seit Jahren über diesen Gegenstand vielfältig angestellten Untersuchungen zu liefern; auch kann nicht erwartet werden, dass wir den einzelnen, ganz unwesentlichen Abweichungen, in den einzelnen Erscheinungen bei unseren Untersuchungen eine besondere Stelle einräumen, da, wie wir § 144 schon erwähnt haben, eine solche spezielle Darstellung ganz ausserhalb der § 3 bestimmten Aufgabe zu liegen scheint, sondern wir müssen uns, bei diesem beigegebenen Anhange, einer aphoristischen Kürze befleissigen, und hiernach bloss an wesentliche Thatsachen halten. Um diesen unseren Plan nun getreulich zu befolgen, wollen wir daher nur die § 145 ff. bereits aufgeführten drei verschiedenen Untersuchungsmethoden erwähnen, und mit unseren diesfallsigen Erfahrungen vergleichen, von allem Uebrigen aber absehen, da wir im ersten Abschnitte häufig Gelegenheit genommen haben, die Resultate unserer Untersuchungen einfliessen zu lassen.

### § 160.

1) **Orfila'sche Methode** (§ 145). So oft ich diese Methode in allen ihren einzelnen Theilen befolgt habe, und ihr Stück für Stück getreulich nachgekommen bin, habe ich die von ihm angegebenen Resultate bestätigt gefunden, mit alleiniger Ausnahme des Geruches, der sich bei Behandlung mit Schwefelsäure entwickeln soll, welchen ich häufig fehlen, oder in so geringem Grade sich entwickeln, oder durch andere zufällige Gerüche so maskirt fand, dass hieraus nichts Bestimmtes entnommen werden konnte. Doch war es mir häufig nothwendig, in Fällen, wo der wässerige Auszug des Blutfleckens die angegebenen Reaktionen nicht zeigte, denselben durch theilweises Verdunsten auf einen grösseren Koncentrationsgrad zu bringen. Hat man eine grössere Menge von dem wässerigen Auszuge, so kann man die filtrirte Flüssigkeit noch auf Eiweiss prüfen mit: Salpeter-, Salz- und Schwefelsäure, mit Quecksilber-, Eisen-, Blei- und Kupfersalzen, Weingeist und Creosot und noch weitere Versuche anstellen, welche die § 42 angeführten Erscheinungen hervorbringen werden, wenn Eiweiss in der Lösung vorhanden ist.

### § 161.

2) **Methode von Le Canu** (§ 149). Wenn man Blutflecken mit schwefelsäurehaltigem Weingeiste, an dessen Stelle ich auch das *Elixir. acidum Halleri* substituirte, auskocht, so erhält man eine braune alkoholische Lösung, welche durch Zusatz von Ammoniak, in geringem Ueberschusse, lebhaft roth wird. Wird die alkoholische Lösung zur Trockene eingedampft, so bildet sich beim beginnenden Sieden sogleich ein schwärzlicher Anflug am Rande der Abrauchschale, und sowie die Flüssigkeit vollkommen zum Kochen kommt, bilden sich unter Spritzen qualmende, dicke, stark zum Husten reizende, nach schwefeliger Säure riechende Dünste. Die aufkochende Flüssigkeit wird dick, schwarz und bildet endlich völlig eingetrocknet eine glänzend schwarze, häutige, harzartige Masse, die sich blasenartig von der Abrauchschale emporhebt und sich im Tiegel nur schwer einäschern lässt. Mit Salpetersäure ausgezogen zeigt die Asche sodann mit schwefelblausaurem und eisenblausaurem Kali deutliche Reaktion auf Eisen. Statt Salpetersäure kann man auch Essigsäure oder Salzsäure anwenden.

3) **Venghauss Methode** (§ 149). Die Einäscherungsmethode, welche bei mit Blut befleckten hölzernen Geräthschaften immer vorgenommen werden muss, und bei Untersuchung sehr kleiner, oder ausgewaschener Blutflecken nie umgangen werden kann, da

wir hier vorzugsweise auf Eisengehalt der Asche reagiren müssen, nachdem die Asche durch reine Salzsäure ausgezogen worden ist, bietet nichts Besonderes dar.

### § 162.

Bertazzi's Methode (§ 157) fand ich in ihren einzelnen Theilen nicht bestätigt. Jodwasser bewährt sich zwar als ein empfindliches Reagens für die Blutkörperchen, jedoch nicht in der Art, dass wir dadurch im Stande wären, die Art des Blutes aus der Art der Fällung nachzuweisen, was auch schon aus physiologischen und pathologischen Gründen unmöglich ist, da wir früher umständlich erörtert haben, dass das Blut im Allgemeinen, wie seine einzelnen Bestandtheile, in Folge von Alter, Geschlecht, Lebensart, Krankheiten u. dgl. einer grossen Wandelbarkeit unterworfen ist (§ 75 ff.).

Persot's Methode ist durch Orfila's Erörterungen (§ 156) und Schmidt's Versuche (§ 158) hinreichend und naturgemäss gewürdigt.

Endlich in Betreff der Barruel'schen Methode, so habe ich die Resultate meiner diesfallsigen Versuche § 130 schon umständlich zur Mittheilung gebracht.

## Dritter Abschnitt.

### Allgemeine Resultate und Schlussbemerkungen.

### § 163.

Werfen wir nun, am Schlusse unserer Abhandlung, einen vergleichenden Rückblick auf die verschiedenen Abschnitte derselben, so kann uns nicht wohl entgehen, dass das Blut sowohl im flüssigen (§ 12 ff.), als im geronnenen (§ 21 ff.), als auch im trockenen Zustande (§ 43 ff.) sehr charakteristische Eigenschaften besitzt, wodurch es sich von allen anderen, ähnlichen Flüssigkeiten wesentlich unterscheidet. Wir haben ferner gesehen, dass das Blut, abgesehen von seinen rein physiologischen Verhältnissen, theils auf chemischem (§ 8 ff.), theils auf mikroskopischem Wege

(§ 51) diese seine charakteristischen Erscheinungen zur Anschauung bringen lässt, sowie auch nicht minder, dass das chemische Verhalten, in Hinsicht auf die Blutflecken, weit mehr Berücksichtigung verdient, als das mikroskopische (§ 143) und dass wir somit, bei unseren diesfallsigen Untersuchungen vorzugsweise auf das Gebiet der Chemie verwiesen sind, ohne übrigens die übrigen Verhältnisse, als Ergänzungstheile der eingeschlagenen chemischen Untersuchung, ganz aus dem Auge zu verlieren. Wir haben ferner gesehen, dass wir auf diesem chemischen Wege wohl im Stande sind, Blutflecken auf metallenen und hölzernen Werkzeugen, Kleidungs- und Waschstücken nachzuweisen, wenn nicht verschiedene äussere Einflüsse ganz umändernd auf sie eingewirkt haben (§ 124); auf der andern Seite ist uns aber auch nicht verborgen geblieben, unser Unvermögen, die Zeit numerisch zu bestimmen, wie lange auf metallenen und hölzernen Werkzeugen, Kleidungs- und Waschstücken Blutflecken sich nachweisen lassen (§ 125), sowie auch in Beziehung auf die Möglichkeit, Menschenblut von Thierblut mit absoluter Bestimmtheit zu unterscheiden (§ 130), und endlich haben wir auch die wichtigsten Untersuchungsmethoden, nach ihren wesentlichsten Theilen, speciell aufgeführt (§ 145 ff.) und nach ihrem Werthe, nach eigenen Erfahrungen, in Kürze erläutert (§ 159 ff.), welche übrigens nach den Grundsätzen, welche wir im ersten Theile § 8 ff. angedeutet haben, noch vielfältig erweitert und modificirt werden können, angemessen den bestehenden Zeit- und Umstandsverhältnissen; somit glauben wir, alle wesentlichen Punkte, welche die Frage § 3 beantwortet wissen will, nach dem Zustande unseres Wissens und unserer schwachen Kräfte beleuchtet und erörtert zu haben. So übergebe ich nun diese meine Arbeit in die Hände der Preisrichter, welche meinen Fleiss so wenig verkennen, als meinen guten Willen nicht anerkennen werden.

## § 164.

Aus den bisherigen speziellen Erörterungen dürfte zur Genüge hervorgegangen sein, dass wir dem Richter, in vorkommenden Fällen, mit vollem Fuge das Recht einräumen dürfen, von Seiten des Gerichtsarztes die Beantwortung folgender Fragen zu fordern:

1) Stammen die an diesem oder jenem Gegenstande befindlichen rothen Flecken von Blut, oder von andern diesem ähnlichen Farbstoffen ab, und welche charakteristische Erscheinungen berechtigen zu dieser oder jener Behauptung? — (Dritter Abschnitt § 83 ff.)

2) Rühren die an eisernen und stählernen Werkzeugen sich vorfindenden mehr oder weniger braun-

rothen Stellen von Eisenrost, oder von Blut, oder von beiden Stoffen zugleich her, und wie lässt diese oder jene Behauptung sich motiviren? — (§§ 104, 146, 147.)

3) Wenn die vorgefundenen Flecken wirklich Blutflecken sind, haben sie von Menschenblut oder von Thierblut im Allgemeinen ihren Ursprung, und wenn sie von Thierblut abstammen, welcher Klasse von Thieren gehört jenes Blut speziell an? — (§§ 45 ff., 56, 62, 134 ff., namentlich aber 143.)

4) Sollte sich wirklich die Gegenwart eines Blutfleckens ergeben, entstand der Flecken noch während des Lebens, oder erst nach dem Tode von dem Blute des betreffenden Individuums? — (§ 123.)

5) Unterscheiden sich die vorgefundenen Blutflecken durch charakteristische Merkmale von Flecken, die durch Dejektionen von Blutegeln, Wanzen und Flöhen, oder vom Zerdrücken dieser Thiere herrühren, und welches sind diese Merkmale? — (§§ 106, 107 und 108.)

6) Entstanden die fraglichen Blutflecken durch unmittelbare Berührung des betreffenden Gegenstandes mit dem ausströmenden Blute, oder durch Berührung bereits von Blut getränkter anderweitiger Gegenstände? Oder mit andern Worten: Ist der betreffende Flecken ein primärer oder sekundärer Blutflecken? — (§ 122.)

7) Sind die Blutflecken erst neulich entstanden, oder sind sie schon lange an dem fraglichen Gegenstande befindlich, und wenn sie schon lange bestanden haben, besitzt die Wissenschaft und Kunst Mittel, nach so langer Zeit die Gegenwart von Blut nachzuweisen? — (§ 125.)

8) Könnte der vorgefundene Blutfleck nicht etwa von Menstrualblut herrühren, oder lässt sich mit Sicherheit Menstrualblut von dem Blut aus einer Wunde unterscheiden, und wie verhält es sich im vorliegenden Falle? — (§ 106.)

## § 165.

Ein flüchtiger Blick auf die so eben § 164 aufgeführten Fragen, zu deren Stellung wir dem Richter mit voller Ueberzeugung das Recht eingeräumt haben, reicht schon hin, um einzusehen, dass nicht alle Gerichtsärzte in der Lage sein werden, sich an die Lösung dieser Fragen zu wagen, da dieselbe gewisse Vorbildungen und durch längere Uebung erlangte technische Gewandtheit voraussetzt, welche wir durch Diensttitel nicht zu ersetzen vermögen. Es wäre desshalb sehr zweckmässig, wenn von Seite der Regierung eine bestimmte Anzahl geeigneter Männer bezeichnet würde, an welche sich der Richter bei dieser schwierigen, für ihn aber oft äusserst wichtigen Fragen zu wenden hätte, um bei deren Lösung eine gewisse Gleichförmigkeit und eine gleiche Gründlichkeit zu Grunde zu legen. Um jedoch auch dem Ungeübten die Mittel und Wege zu seiner diesfallsigen Uebung und Ausbildung nicht zu entziehen, und ihm zugleich Anleitung zu geben, wie er sich bei der Lokalinspektion zu verhalten hat, so soll in den nachfolgenden §§ ein Entwurf zu einem planmässigen Verfahren bei dieser subtilen Angelegenheit zur Mittheilung gebracht werden.

### § 166.

In Folge von blutigen Attentaten kommt es nicht selten vor, dass eine Legalinspektion an Ort und Stelle, in Zimmern, Gewölben, Kellern, auf offenem Felde u. dgl. angeordnet wird. In diesem Falle empfiehlt Schmidt[1]) folgendes Verfahren als zweckmässig, und auch wir können ihm das Wort reden: Von dem ärztlichen oder sonstigen Physikatsmitgliede der Kommission allein wird zuerst der Fussboden untersucht, damit etwa vorhandene Blutflecken von den Tritten der nachfolgenden nicht verdeckt, oder durch mechanisches Abblättern vollständig zerstört werden können. Die Untersuchung geschehe, sei es bei Tag oder Abends, immer bei Kerzenlicht, aus dem § 151 angeführten Grunde. Der Untersuchende gehe hiebei mit dem Lichte nahe, unmittelbar über den Fussboden von der Eingangsthüre allmählig vor, indem er schräge, unter einem Winkel von ungefähr 45°, darauf sieht. Die kleinsten Blutflecken charakterisiren sich, auf diese Weise, durch einen intensiven, dunkel granat- oder karmoisinrothen Lichtreflex, der selbst auf dunklem Magahoniparquet, Wachstuchteppichen, mit dunkeln Oelfarben bestrichenen Dielen noch deutlich hervortritt. Keiner der gewöhnlichen Flecken zeigt diese tiefrothe Farbe; Wachsflecken auf Parquetboden sind gelb oder grau; Fliegenexkremente erscheinen graublau; Floh- und Wanzendejektionen, die aber auf Meubeln und dem Fussboden selten vorkommen dürften, braunroth. — Der rothe Lichtreflex kann indessen nie über die Natur sehr kleiner Flecken entscheiden; ohne Kontrole durch eine genauere chemisch-mikroskopische Untersuchung ist derselbe nie beweiskräftig. Hat man daher ein kleines Taschenmikroskop bei sich, so kann man sofort einen dünnen Schnitt eines vorgefundenen Fleckens mittelst desselben untersuchen; wo nicht, so löst man einige Theile derselben mit einem scharfen Messer ab, zu welchem Zwecke Friedberg ein hohlgeschliffenes Rasiermesser für das Beste hält, und bewahrt sie zur späteren mikroskopischen Untersuchung auf. Auf jeden der übrigen verdächtigen Flecken wird ein Tropfen Wasser gebracht, oder, je nach der Grösse der Flecken, mehrere, so dass sie denselben ganz bedecken. Tapeten, Meubeln, Bett, Kamin, Wäsche u. dgl. werden in gleicher Weise bei schräg auffallendem Kerzenlichte untersucht, wo es nöthig scheint, der Flecken vorsichtig mit dem Messer abgelöst, oder, wenn es die Lage des Gegenstandes gestattet, ein Tropfen Wasser darauf gebracht. Wäsche, Bettzeug, Messer, Beile und dergleichen Instrumente und leicht bewegliche Gegenstände werden, falls sich an ihnen verdächtige Flecken finden sollten, zur genaueren Untersuchung bei Seite gestellt. — Nachdem das Wasser bei frisch eingetrockneten Flecken höchstens 4 bis 8 Tage alten Flecken etwa eine halbe Stunde, auf dem verdächtigen Flecken gestanden, rührt man den Tropfen mit der Spitze eines Federmessers um, und hält ein Haarröhrchen hinein, und lässt die Flüssigkeit auf dieselbe Weise einsaugen, wie man die Vaccinelymphe aus reifen Pusteln aufzunehmen pflegt, verschliesst das gefüllte Röhrchen sodann an beiden Enden mit Wachs, und nimmt sie, mit im Protokolle, dem Fundorte nach, aufgeführten Nummern versehen, zur genaueren Untersuchung zu den Akten. War der Fleck Blut, rothe Dinte, oder eine andere röthliche Wasserfarbe, so erscheint die Flüssigkeit roth. Rührt der Fleck von Blut her, so verschwindet derselbe auf seiner Unterlage bis auf einen zarten, farblosen oder blassröthlichen, mit dem Federmesser sehr leicht als fibröses Gewebe von der Stelle abzuhebenden Fibrinrückstand, was bei anderen Farbstoffen in der Regel nicht der Fall zu sein pflegt, — ein Erfund, der jedesmal, sei er positiv oder negativ, dem Protokolle einverleibt werden muss. In letzterer Beziehung sind übrigens die §§ 106, 122 und 123 aufgeführten Ausnahmen, rücksichtlich des Faserstoffes, unter keinen Umständen ausser Acht zu lassen. Bestand der Flecken aber aus Oelfarbe, Spinnen- oder Fliegenexkrementen, so erscheint die ins Kapillarröhrchen aufgestiegene Flüssigkeit farblos, und braucht sodann nicht weiter untersucht zu werden, während Floh- und Wanzendejektionen dem aufgetröpfelten Wasser eine gelbe bis hellbräunliche Färbung verleihen, und desshalb näher untersucht werden müssen. Die Lokalinspektion liefert somit dreierlei Untersuchungsobjekte:

1) die Kapillarröhrchen mit Lösungen der aufgefundenen verdächtigen Flecken;

2) die mit dem Messer abgelösten Partikelchen derselben;

3) bewegliche, mit verdächtigen Flecken versehene Gegenstände: Wasch- und Kleidungsstücke, Bettgewand, verschiedene Instrumente von Holz, Metall u. dgl., welche sofort einer genaueren Untersuchung zu unterwerfen sind.

Anmerkung. Schmidt[2]) pflegt die Kapillarröhrchen durch Ausziehen eines Glasrohres über der Lampe in Gestalt eines Doppelkegels von 0,8 bis 1 Millimeter Innendurchmesser der bauchig erweiterten Mitte (gemeinsame Kegelbasis), und 0,1 Mm. der Mündung, bei einer Länge von 4 bis 5 Centimetern, anfertigen zu lassen.

¹) a. a. O. S. 24.
²) Ebendas. S. 26. Anm.

### § 167.

Bei der genaueren Untersuchung werden die mit der rothen Flüssigkeit, nach Anleitung des vorigen § gefüllten Kapillarröhrchen von ihrem Wachsverschlusse befreit und durch allmähliges Hineinblasen in die eine Mündung etwa zur Hälfte ihres Inhaltes in fünf kleinen Tropfen entleert, wovon vier auf Glasplatten, und einer auf einen Streifen dünnen Platinbleches aufzufangen sind, und hiemit verfahren, wie im § 103 umständlicher erörtert worden ist. Die übrige Hälfte des Inhaltes, sowie die übrigen noch nicht angegriffenen und mit derselben Flüssigkeit gefüllten Röhrchen legt man zu den Akten, um eine etwa erforderliche Kontrole durch Gegenversuche möglich zu machen.

### § 168.

Die mit dem Messer abgelösten Stücke der Flecken (§ 166 Ziff. 2) kann man zur mikroskopischen und chemischen Untersuchung benützen, wobei man auf verschiedene Weise verfahren kann. Schmidt¹) empfiehlt hiebei folgendes Verfahren: Man verschaffe sich von den betreffenden Stücken, mittelst eines scharfen Skalpells, Rasier- oder Federmessers, einen dünnen, hobelspanförmigen Abschnitt und bringt denselben sofort auf den Objektträger des Mikroskops, auf welchem eine dünne Schicht eines fetten, nicht trocknenden Oeles, z. B. Mandel- oder Olivenöl befindlich ist. In diesem imbibirenden Medium soll sich das Abschnitzel rasch flach ausbreiten und bequem durch das Mikroskop näher untersuchen lassen. In diesen dünnen Abschnitzeln sollen nemlich die Konturen der isolirten Blutkörperchen scharf markirt durchschimmern, und so nicht nur genau beobachtet, sondern auch ohne Schwierigkeit gemessen und durch Vergleichung der mikroskopischen Durchschnittswerthe (§ 140) sogar zur Unterscheidung der Art des Blutes benützt werden können. Eine 400 bis 500 malige Linearvergrösserung sei für sämmtliche mikrometrischen Bestimmungen hinreichend. Wir haben diese Schmidt'sche Untersuchungsmethode mehrmals und zwar mit der möglichsten Genauigkeit und grössten Sorgfalt wiederholt, müssen aber offenherzig bekennen, dass wir es mit unserm Gewissen nicht vereinigen könnten, in einem zweifelhaften konkreten Falle, auf diesen Erfund hin, auf die Anwesenheit von Blut auch nur im Allgemeinen zu erkennen, geschweige denn die Art desselben hierdurch begründen zu wollen. — Hassall[2]) empfiehlt, statt des Oeles, das Eiweiss, als das vortheilhafteste Mittel, einen Blutfleck, oder einen Theil desselben zur mikroskopischen Untersuchung vorzubereiten. Auch nach dieser Methode haben wir häufig experimentirt, und uns vollkommen überzeugt, dass das Eiweiss zwar viel auflösender auf den Blutfleck einwirkt, und denselben zur mikroskopischen Untersuchung recht gut vorbereitet, uns auf der andern Seite aber auch überzeugt, dass hiebei grosse Vorsicht nöthig ist, wenn man sich vor optischen Täuschungen sicher stellen will. Bekanntermassen besitzt das Eiweiss grosse Neigung, Luft zu absorbiren und bei der leisesten Bewegung hiemit Bläschen zu bilden, welche auf dem Objektträger in der mit Blut imprägnirten Eiweissflüssigkeit sehr leicht zu der Täuschung Veranlassung geben können, diese Luftbläschen für Blutkörperchen zu halten, und ich bin überzeugt, dass diese Täuschung, selbst bei geübteren mikroskopischen Beobachtern, sich mitunter eingeschlichen haben mag, worauf auch schon Burdach (§ 65) aufmerksam gemacht hat. Es ist desshalb stets rathsam, den Erfund des Mikroskops mit dem Erfund durch eine gute Loupe zu kontroliren. Diese Luftbläschen erscheinen von sehr verschiedener Grösse, zeigen in ihrem Innersten einen grossen hellen Fleck, der von einem schwarzen oder braunen Reif nach Aussen abgegrenzt ist; dann kommt ein anderer sehr feiner weisser und an der äussersten Fläche ein schwarzer Reif als Begrenzung. Ausserdem sind die Luftbläschen meistens rund. — Muys und Hewson empfehlen, wie wir § 58 schon erwähnt haben, als imbibirendes Vehikel, das Blutserum. Diese Methode ist zwar zu physiologischen Zwecken sehr zu empfehlen, in einem forensischen Falle aber sie in Anwendung zu ziehen, um so weniger räthlich, als wir bei diesem Verfahren uns leicht der Gefahr aussetzen, einem zur Untersuchung vorliegenden verdächtigen Flecken einen Blutbestandtheil zuzuschreiben, der ursprünglich nicht in ihm vorhanden war, sondern ihm erst durch das zugesetzte Vehikel (Blutserum) einverleibt wurde. Noch Andere endlich empfehlen, als auflösendes Mittel, eine Lösung von Zucker oder Kochsalz (§ 58). Diese Methode hat zwar weniger Einwendungen gegen sich, indessen darf man sich durchaus nicht verhehlen, dass keine von allen diesen Methoden, in einem forensischen Falle, ihrem Zwecke vollkommen entspricht. Die Blutkörperchen bestehen nemlich aus einer äusseren häutigen Begrenzungshülle, und einem inneren flüssigen Inhalte, mit oder ohne Centralkern (§ 62). Im eingetrockneten Zustande zeigen nun diese, die Blutkörperchen konstituirenden Theile, ein verschiedenes Verhalten gegen die von aussen auf sie einwirkenden erweichenden Mittel. Bringt man nemlich Wasser, Eiweiss, Zucker- oder Salzlösungen der verschiedensten Koncentration auf einen Flecken eingetrockneten Blutes, so löst sich derselbe mehr oder weniger vollständig zu einem klaren, karmoisinrothen Fluidum auf, in welchem nicht selten keine Spur von Blutkörperchen zu erkennen ist. Selbst beim Behandeln des trockenen Blutfleckens mit dem Serum desselben Thieres tritt diese Erscheinung nicht selten ein. Dieses auffallende Phänomen scheint mit der Art der Eintrocknung des betreffenden Blutes und mit dem Alter des Blutfleckens in einer gewissen Beziehung zu stehen, und nach Schmidt[3]) auf einer unverhältnissmässig raschen Wasseraufnahme von Seite des Inhaltes der Blutkörperchen zu beruhen, wodurch derselbe rascher aufquillt, als die beim Eintrocknen mit den benachbarten konglutinirende äussere Begrenzungsmembran, und so die Zelle sprengt, ehe letztere hinlänglich erweicht und isolirt worden ist.

Anmerkung. Ausser der im § angeführten optischen Täuschung, bei mikroskopischen Untersuchungen, macht Heller[4]) noch auf folgende andere, theils subjektive, theils objektive aufmerksam. Durch das Instrument selbst können Täuschungen vorkommen, wenn die Gläser nicht achromatisch sind, in welchem Falle sodann verschiedene Färbungen der Gegenstände, oder Farbenringe um dieselben — falsche Contouren deutlich erscheinen, die in der Wirklichkeit nicht bestehen. Staub, Flecken oder Ritze auf den Gläsern sind leicht zu entdecken, ob sie auf den Linsen (durch Wechseln derselben), oder auf dem Okular (durch Drehen desselben) sind. Durch nicht gut achromatische Linsen entstehen entweder Färbungen der Gegenstände, oder es erscheinen gewisse Gegenstände auch doppelt gerandet (z. B. Fettkügelchen), was oft zu Täuschungen Veranlassung gibt. Objektive Täuschungen finden auch statt, wenn Gegenstände, die dem Objekt- oder Deckglase angehören (Risse, Blasen etc.), für den zu beobachtenden Gegenstand gehalten werden. Um diesen auszuweichen, muss man den Fokus fleissig durch Auf- und Niederschrauben verändern. Verschiedene Gegenstände haben ein verschiedenes spezifisches Gewicht und schwimmen daher stets auf der Oberfläche, so z. B. Fettkugeln; man könnte sich daher leicht begnügen, diese gesehen zu haben, verkürzt man sich die Fokaldistanz, so sieht man noch andere Gegenstände, die tiefer gelegen sind. — Staub- und Zeugfäden geben nicht selten zu Irrungen Veranlassung; sie sind ungeformte, oft mit hackigen Ausläufern versehene, oft zellige Fasern, manchmal grün, blau; auch roth, von Staubfäden, welche von Kleidern kommen. — Fetttröpfchen kommen fast überall vor; sie unterscheiden sich von den Luftblasen dadurch, dass sie eine wahre Kugelschattirung zeigen, nicht aus mehreren Ringen bestehen, und an der Seite des Lichtes bläulich oder gelblich opalisiren, je kleiner sie sind, desto deutlicher die Kontour, desto leichter eine Verwechselung möglich. — Thränen im Auge und auch auf das Okular durch Berührung gebracht, können Täuschungen veranlassen; man muss daher das Auge stets trocken erhalten. — Die Mouches volantes erscheinen den meisten Beobachtern; man erkennt sie leicht durch das Bewegen des Auges, wo sie ihre Stelle stets verändern. — Lange Augenwimpern, wenn man mit deren Spitzen das Okular berührt, werden im Objekte scheinbar gesehen, es ist daher bei dem Neigen des Auges darauf Rücksicht zu nehmen. — Das Eintrocknen der befeuchteten, oder ursprünglich flüssig auf das Objektglas gebrachten Gegenstände gibt häufig zu Irrschlüssen Veranlassung; es gilt daher als Hauptregel, die Gegenstände während des Beobachtens nicht eintrocknen zu lassen; selbst ein Wiederbefeuchten derselben ist schon nicht mehr räthlich, man nehme lieber eine neue Portion zur Beobachtung. — Die Formen und Färbung der Objekte unterliegen ebenfalls Täuschungen. Kugeln unterscheidet man von Platten dadurch, dass man das Fluidum am Glase fliessen lässt (durch Neigen des Mikroskopes). Kugeln zeigen auch beim Rollen die runde Gestalt, während runde Platten (z. B. Blutkörperchen) beim Rollen eine bald elliptische, bald verschieden geformte Projektion abwechselnd mit der runden Form zeigen. Ist ein Körper, der Kugelgestalt zeigt, flüssig (Oeltröpfchen), so nehmen die Kugeln beim Fliessen oder beim Aufdrücken des Deckglases bald eine birnförmige, bald eine andere Gestalt mit Ausbuchtungen an. — Bei Bestimmung der Farbe eines Gegenstandes müssen nur kleine Vergrösserungen angewendet werden; denn je stärker die Vergrösserung, desto undeutlicher die Farbe; so erscheinen oft roth, grün, oder gelb gefärbte Gegenstände bei starker Vergrösserung farblos.

[1] a. a. O. S. 32 u. 34.
[2] a. a. O. S. 61.
[3] a. a. O. S. 12.
[4] G. von Gall und Fl. Heller: Physikalische Diagnostik und deren Anwendung in der Medicin, Chirurgie, Oculistik, Otiatrik und Geburtshülfe. 2. Auflage. Wien 1849. S. 549 ff.

## § 169.

Die Untersuchung der Blutflecken auf beweglichen Gegenständen (§ 166 Ziff. 3) wird je nach der Natur der Stoffe, aus denen diese Gegenstände bestehen, modifizirt. Findet sich der verdächtige Fleck auf Holz, Kleidungs- und Leinwandstücken, Bettzeug, Stroh etc.; so muss derselbe, falls er sehr klein ist, mit einem scharfen Messer, oder einer Scheere herausgeschnitten werden, weil sich sonst, beim Behandeln mit einem flüssigen Medium, zu viel von der Blutlösung kapillär in die Fasern der betreffenden Stoffe einziehen und auf diese Weise für die Untersuchung verloren gehen würde. Bevor man jedoch durch Vornahme der chemischen Analyse die Natur eines verdächtigen Fleckens auf diese oder jene Weise zu ermitteln strebt, ist und bleibt es unerlässlich nothwendig, dass man vor Allem das Untersuchungsobjekt der genauesten Besichtigung unterwirft, um hiernach bestimmen zu können, ob ohne Gefahr einer Täuschung die zur Entdeckung der Blutflecken dienenden Lösungsmittel angewendet werden können. Hätte man z. B. an gefärbten Stoffen Blutflecken zu ermitteln, so muss man sich zuerst an einer Probe eines nicht mit Blut besudelten Fleckens desselben Stoffes überzeugen, ob etwa das zur Lösung angewandte Wasser, oder schwefelsäurehaltiger Weingeist die Farbe des Zeuges aufnimmt, oder ob dieser nicht Stoffe abgibt, welche mit Reagentien, welche zur Entdeckung der Blutflecken in Anwendung kommen, gleichfalls Verbindungen eingehen. Man vergesse ja nicht, dass insbesondere alte abgetragene Kleider und Leibwäsche auf die verschiedenste Art mit eiweissartigen Stoffen, z. B. eiweissartigen Nahrungsstoffen, thierischen Sekreten u. dgl. verunreinigt sein können, die mit dem Blute manche Reaktionen gemein haben, und dass also auf alleiniges Auffinden von derartigen Stoffen kein Werth zu legen sei. Ferner, dass schmutzige Kleider beim Auskneten mit Wasser eine dunkle, braune oder röthlich-braune Lösung geben können, und man lege daher auch auf diese Erscheinungen allein kein zu grosses Gewicht. Erst nach Erfüllung dieser unerlässlichen Kautelen schreite man zur wirklichen chemischen Untersuchung und wähle hiezu als Lösungsmittel des verdächtigen Fleckens entweder **destillirtes Wasser**, oder mit **Schwefelsäure gesäuerten Weingeist**, je nach Maassgabe der vorliegenden Umstände.

## § 170.

Hat man sich nun für die Behandlung der mit dem Messer von dem Fleck abgekratzten Stücke, oder des gesammten Fleckens mit Wasser entschieden, so bringe man das betreffende Untersuchungsobjekt entweder in einen kleinen Porzellantiegel, oder eine gläserne Schaale, oder in ein Uhrglas u. dgl., und träufle, je nach Maassgabe dessen Grösse, einen oder mehrere Tropfen destillirten Wassers darauf. Nach wenigen Minuten schwillt die äusserste Schichte des Fleckens oder eines abgekratzten Theils desselben auf, die Flüssigkeit färbt sich zuerst gelblich, dann rothgelb bis karmoisinroth, und endlich senken sich, beim Emporheben dieser Untersuchungsobjekte mittelst einer Pincette, rothe Streifen gelösten Hämatins und Serumalbumins zu Boden, wenn Blut das färbende Vehikel war, und der früher gefärbte Stoff wird, je nach der Länge der Zeit seit seiner Besudelung mit Blut, früher oder später, mehr oder weniger entfärbt erscheinen. Sobald diese Stoffe ziemlich entfärbt sind, werden sie vorsichtig mit der Pincette aus der Flüssigkeit herausgehoben, und mit der Loupe, oder bei sehr kleinen Flecken mittelst des Mikroskops untersucht, wobei man, bei gewöhnlichen Blutflecken, ein faseriges, mehr oder minder farbloses, verfilztes Gewebe auf der hölzernen, leinenen etc. Grundlage abgelagert findet. Bringt man etwas wässerige Jodlösung darauf, so wird der Rückstand, falls er Faserstoff ist, intensiv braun, während das darunter befindliche Gewebe, oder die Holzfaser nur gelb wird. Kein Pflanzenpigment hinterlässt, nach der Behandlung mit Wasser, einen ähnlichen Rückstand. Hat man mehrere Blutflecken zur Disposition, so kann man auch einen derselben, nach F. C. Schneider's[1]) Vorschlag, mit einer Chlorkalklösung befeuchtet, und beobachten, ob derselbe rasch verschwindet, oder ob er zuerst braun wird und erst nach längerer Einwirkung des Reagens verschwindet: im ersteren Falle gehört das Pigment einem Pflanzenfarbstoff, im letzteren dagegen sehr wahrscheinlich dem Blute an. Die wässerige Lösung wird sodann in mehrere Probeportionen getheilt und sodann nach Maassgabe des § 103 hiemit speziell verfahren und die dort angeführten Reagentien in Anwendung gebracht.

Anmerkung. Schneider[2]) gibt folgendes Verfahren an: Man theile die Lösung in mehrere Proben, die zunächst auf die Gegenwart von eiweissartigen Körpern geprüft werden sollen, und zwar eine Probe mit koncentrirter Salpetersäure; es entsteht bei Gegenwart von Eiweisskörpern eine weisse Trübung, oder ein weisser Niederschlag, der von der überstehenden Flüssigkeit getrennt, in koncentrirter Salpetersäure sich gelb färbt und nach Zusatz von Ammoniak eine noch gesättigtere gelbe Farbe annimmt. Eine zweite Probe versetzt man mit salpetersaurem Quecksilberoxyduloxyd (§ 42 Anm.), welches salpetrige Säure enthält; selbst bei der geringsten Menge eines eiweissartigen Körpers entsteht hiedurch eine blassrothe Färbung, oder ein rother Niederschlag, wenn man das Gemisch langsam erhitzt. Eine dritte Probe kann man für sich kochen, um zu sehen, ob dabei ein Gerinnsel sich absetze. Eine vierte Probe versetze man mit Aezammoniak, bleibt die rothe Farbe unverändert, so ist sie sehr wahrscheinlich durch den Blutfarbstoff bedingt; ändert sich dieselbe (meist in Blau), so kommt sie anderen Farbstoffen zu.

[1]) Dr. F. C. Schneider: Die gerichtliche Chemie für Gerichtsärzte und Juristen. Wien 1852. S. 331.
[2]) Ebdas.

## § 171.

Will man den verdächtigen Flecken mit schwefelsäurehaltigem Weingeist behandeln, so wähle man hiezu eine Mischung von 5 Theilen Weingeist auf 1 Theil Schwefelsäure, und lasse diese in einem zweckmässigen gläsernen oder porzellainernen Gefässe auf den ausgeschnittenen gefärbten Flecken einwirken. Je nach dem Alter des Fleckens färbt sich die Flüssigkeit, nach kürzerer oder längerer Zeit, schmutzig braunroth, während der Flecken selbst seine Farbe mehr und mehr verliert. Während dieser auflösenden Einwirkung entwickelt die Flüssigkeit einen penetranten, eigenthümlichen, ekelhaften Geruch, wenn der Flecken von Blut abstammt (§ 45), und der gesäuerte Weingeist nicht in zu grossem Ueberschusse zugesetzt worden ist. Anwendung von gelinder Wärme, während der Digestion, unterstützt die auflösende Wirkung des schwefelsäurehaltigen Weingeistes bedeutend, ja er färbt sich selbst dann noch, wenn Wasser kaum noch oder gar keinen Farbstoff mehr auszieht. Der so erhaltene trübe, weingeistige Auszug hinterlässt einen grauen, oder schmutzig röthlichen Rückstand von Faserstoff und Eiweissstoff, welch' beide Stoffe von dem gesäuerten Weingeiste ungelöst bleiben, und mikroskopisch und chemisch näher untersucht werden können. Die weingeistige Lösung wird sodann bis zur Trockene eingedampft, der Rückstand geglüht und eingeäschert, die so erhaltene Asche mit reiner Salzsäure ausgezogen, und der Auszug mit **schwefelblausaurem** und **eisenblausaurem Kali** auf Eisen geprüft. Damit man sich aber nicht irre führen lasse, muss durch einen vergleichenden Versuch zuerst nachgewiesen sein, dass der Stoff, auf welchem der verdächtige Flecken haftete, kein Eisen enthalte, welches sich durch schwefelsäurehaltigen Weingeist ausziehen lässt.

§ 172.

Finden sich Blutflecken auf einer Unterlage von Glas, Steingut, Porzellain, Stahl, Eisen, oder anderen Metallen, so suche man zuerst eine grössere oder kleinere Schuppe der verdächtigen Stelle abzulösen, und behandle denselben mit Wasser, oder schwefelsäurehaltigem Weingeist, wie §§ 170 und 171 ff. näher erörtert worden ist. Ist aber der Flecken so dünn, oder die Verbindung desselben mit der Unterlage so innig, dass eine solche Loslösung nicht möglich ist, so lasse man auf denselben unmittelbar eine entsprechende Quantität destillirten Wassers, oder, wenn die Unterlage nicht von Metall ist, auch schwefelsäurehaltigen Weingeist so lange einwirken, bis der Farbstoff von der angewandten Flüssigkeit gehörig ausgezogen ist, und verfahre sodann mit dieser Lösung auf die oben angegebene Weise. Indessen muss man auch in diesem Falle, zur Vergleichung, die angewandten Lösungsmittel auf einen von Blut etc. unbefleckten Theil der betreffenden Unterlagen einwirken lassen, und die nemlichen Reagentien in Anwendung ziehen, wenn man sich vor aller Täuschung sicher stellen will. Dass bei metallenen Instrumenten von dem schwefelsäurehaltigen Weingeist kein Gebrauch gemacht werden darf, glauben wir kaum erwähnen zu müssen, sondern hier sind wir blos auf die Anwendung des destillirten Wassers, als Lösungsmittel, beschränkt. Die übrigen hieher gehörigen Kautelen sind bereits § 104 schon aufgeführt.

**Anmerkung.** Man sollte die Untersuchung eines für Blut gehaltenen Fleckens auf Eisen nie unterlassen, nur muss man sich, was sich schon von selbst versteht, bei diesen Versuchen hüten, dass man keine eisenhaltigen Reagentien in Anwendung zieht, und zugleich auch untersuchen, ob das Filtrirpapier eisenfrei ist.

### § 173.

Um das Barruel'sche Verfahren (§§ 45 und 130) in Ausführung zu bringen, schlage man folgende Methode, als die einfachste, ein:

Man bringe einige Tropfen Blut oder Blutwasser in ein Glas, und träufle so viel konzentrirte Schwefelsäure hinzu, dass letztere etwa um ein Drittheil oder die Hälfte das Volumen des Blutes übertrifft, und rühre das Ganze mit einem Glasstäbchen um, worauf bald das riechende Prinzip sich zu entwickeln beginnt. — Um das Blut nach dieser Methode auf Leinwand zu untersuchen, schneidet man ein Stückchen von dem Blutflecken mit der Scheere ab, lege dasselbe in ein Uhrglas, giesse eine kleine Quantität Wassers darauf, und lasse es einige Zeit lang ruhig stehen. Ist die Leinwand gehörig angefeuchtet, so giesse man konzentrirte Schwefelsäure darauf, rühre es mit dem Glasstäbchen um und fahnde nach dem sich entwickelnden Geruche. Erhardt, welcher die Versuche Barruel's wieder holt und bestätigt gefunden hat, empfiehlt zu diesem Zwecke nur eine reine, weisse, konzentrirte Schwefelsäure, die frei von aller schwefeligen Säure ist. Die mit Blut befleckte Leinwand bringt derselbe nicht unmittelbar mit der Schwefelsäure in Berührung, weil er bemerkt haben will, dass dadurch schweflige Säure erzeugt wird, sondern er löst das trockene Blut mit etwas destillirtem Wasser auf, drückt die Leinwand stark aus, und setzt der gefärbten Flüssigkeit vorsichtig und tropfenweise die Schwefelsäure zu, bis sich der Geruch zu entwickeln beginnt. Bei grossen Blutflecken kann man sich dieser modificirten Methode allerdings mit Vortheil bedienen, bei sehr kleinen Flecken ist dieselbe dagegen unzulässig.

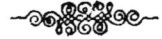

# ZWEITES BUCH.

„Lassen sich, und wie lange lassen sich Samenflecken auf Bettgewand, Kleidungs- und Waschstücken nachweisen, und namentlich von Flecken anderer Ausflüsse aus den Genitalien unterscheiden? — Gibt es Methoden, durch welche wir, in vorkommenden Fällen, in den Stand gesetzt werden, vor Gericht menschlichen Samen von Thiersamen überzeugend, oder auch nur mit Wahrscheinlichkeit nachzuweisen?"

„Jede tiefere Forschung führt an den Eingang neuer Labyrinthe."

Al. von Humboldt.

# Einleitung.

### § 174.

Wie zweifelhaft und unsicher die physischen Merkmale von erlittener Nothzucht, Knabenschändung, Sodomie, Onanie etc. sind, ist allgemein bekannt, und die forensische Arzneikunde hat desshalb noch manche Umstände in Betracht zu ziehen, um den objektiven Thatbestand gründlich zu ermitteln. In allen diesen Fällen haben wir es vorzugsweise mit der ejakulirten Samenflüssigkeit im flüssigen, oder eingetrockneten, und oft mit anderen Flüssigkeiten vermischten Zustande zu thun, und hier wirft sich die wichtige Frage auf: „**Lässt sich Samenflüssigkeit, als solche, von anderen ähnlichen thierischen Flüssigkeiten, und im getrockneten Zustande, unter der Form von Flecken, von Flecken anderer Ausflüsse aus den Genitalien unterscheiden?**" — Orfila[1]) hat das Verdienst, im Jahre 1827 auf diesem schwierigen und unbebauten Felde zuerst Bahn gebrochen und zur Beantwortung der soeben erwähnten Frage die ersten Beiträge geliefert zu haben. Er zog jedoch aus seinen diesfallsigen Experimenten nur ein negatives Resultat. Ratier[2]) war der Erste, der durch die Beobachtung von Zoospermen in der Flüssigkeit, worin er mit Samen befleckte Leinwand hatte maceriren lassen, zur Erkennung der Natur dieser Flecken gelangte. Devergie[3]) richtete ebenfalls seine Aufmerksamkeit auf diesen Gegenstand, und bestätigte die Gegenwart derselben Thierchen in der Macerationsflüssigkeit der Samenflecken. Es war natürlich, dass die physiologischen Kenntnisse über die Zoospermen, welche durch die Untersuchungen von Prevost und Dumas, vorzüglich aber durch G. Donné, zu grösserer Vollständigkeit gelangt waren, zu desto sicherer und bestimmterer Anwendung von Seite der Gerichtsärzte führen mussten. Dieses geschah jedoch erst auf eine wahrhaft genügende Weise durch die Bemühungen, Bayard's, [4] der es dahin brachte, auch in den getrockneten Samenflecken, unter den verschiedensten Verhältnissen, die Gegenwart der Samenthierchen zu erweisen, und sichere Resultate als Anhaltspunkte zur Beantwortung für vorkommende Fragen aufzustellen.

[1] Journal de Chimie médicale. Tom. III. p. 469. 1827. — Revue médicale. Sept. 1827. — Berzelius: Jahresbericht. 1840. S. 714. — Schmidt: Jahrbücher. Suppltbd. III. S. 322.
[2] Journal de Chimie médicale. Mars 1837. — Schneider etc.: Annalen der Staatsarzneikunde. Bd. V. S. 584.
[3] Annales d'hygiène publique et de médecine légale. Janv. 1839. — Schneider: Annalen a. a. O.
[4] Ibid. Juillet 1839. p. 134. Jv.

### § 175.

Um bei der Beantwortung der hier in Rede stehenden Fragen gründlich und wissenschaftlich zu verfahren, müssen wir auch hier denselben Weg, wie bei den Blutflecken (§ 5) betreten, und den Samen in seinem normalen und anormalen Zustande, flüssig und eingetrocknet, nach seinen charakteristischen Merkmalen, sowohl an sich, als im Verhältnisse zu anderen Stoffen, einer speziellen Betrachtung unterwerfen, und hiernach die bisherigen Leistungen an dem Prüfstein der Erfahrung einer Kritik unterwerfen. Dieses zweite Buch zerfällt daher eben so naturgemäss, wie das erste, in einen **allgemeinen** und **besonderen** Theil, mit folgendem entsprechendem Inhaltsschema:

## I. Allgemeiner Theil.

1) **Physiologische Betrachtung des Samens.**
2) **Pathologische Betrachtung des Samens.**
3) **Diagnose der Samenflecken von anderen ähnlichen Flecken.**
4) **Verhalten des Samens zu verschiedenen Stoffen.**
5) **Allgemeine Resultate und Schlussbemerkungen.**

## II. Besonderer Theil.

1) Geschichtlicher Abriss der bisherigen Leistungen im Allgemeinen und in konkreten Fällen insbesondere.
2) Prüfung der Ziff. 1 aufgeführten Untersuchungsmethoden durch eigene Untersuchungen.
3) Allgemeine Ergebnisse und Schlussbemerkungen.

# I. Allgemeiner Theil.

### Erster Abschnitt.

## Physiologische Betrachtung des Samens.

### § 176.

Wie bei der Betrachtung des Blutes (§ 7), in der hier angeregten Richtung, so wollen wir auch hier, abgesehen von allen physiologischen Beziehungen des Samens zu den einzelnen Lebensakten, uns blos an das Wesentliche halten und nur jenes hier erwähnen, was für unsere Aufgabe in irgend einer Beziehung steht. Obgleich die Samenflüssigkeit, wenn sie einmal nach aussen ergossen ist, ein Gemenge von den Absonderungen derjenigen Organtheile, durch welche sie ihren Verlauf genommen hat, darstellt, als da sind: der Samenleiter, die Samenbläschen, die Vorsteherdrüse und wahrscheinlich auch die Littre'schen Drüsen der Harnröhre; so können wir dieselbe dennoch als aus zwei Hauptbestandtheilen bestehend betrachten, nemlich aus dem Samen, im eigentlichen Sinne des Wortes, und aus einer einfachen spermatischen Grundflüssigkeit. Zu dieser Annahme fühlen wir uns um so berechtigter, als bis zur gegenwärtigen Stunde eine isolirte genaue chemische Untersuchung der gallertartigen Absonderung der Samenbläschen, des Saftes der Prostata, und der anderen Mischungen, die bei der Ergiessung des Samens hinzutreten, noch gänzlich mangelt. Es ist uns daher blos vergönnt, den Samen mit den angeregten Zumischungen einer Untersuchung zu unterwerfen, zu welchem

Behufe wir uns entweder der Reagentien, oder der Vergrösserungsgläser bedienen können, und hiernach zerfällt unser Verfahren in ein chemisches und in ein mikroskopisches, welch' beide wir nun sofort je einer besonderen Erörterung würdigen wollen.

## A. Chemische Untersuchung des Samens.

### § 177.

Die Samenflüssigkeit des Menschen, gemengt mit den § 176 aufgeführten Beimischungen, wurde von Vauquelin, Jordan, Fourcroy und John untersucht, und diese Untersuchungen haben so ziemlich zu übereinstimmenden Resultaten geführt. Vauquelin fand in 100 Theilen männlichen Samens: 6 Theile einer eigenen, schleimigen, extraktartigen Materie, 3 Theile phosphorsauren Kalk mit etwas salzsaurem Kalke, 1 Theil Natron und 90 Theile Wasser. Jordan's Analyse stimmt ganz mit jener von Vauquelin überein, nur mit dem Unterschiede, dass er kein Natron fand. Fourcroy[1] will Phosphor in dem Samen gefunden haben. Nach John[2] besteht der Samen aus Wasser, einer eigenthümlichen schleimigen Substanz, Spuren von modificirtem Eiweiss, einer sehr geringen Menge einer in Aether löslichen Substanz; Natrum, phosphorsauren Kalk, und einem salzsauren Salz. — Nach Frerichs'[3] Untersuchungen bestehen die entwickelten Spermatozoen aus Proteinoxyd; sie enthalten etwa 4 Procent eines butterartigen Fettes; ferner Phosphor und etwa 5 Procent phosphorsauren Kalk. Den flüssigen Theil des Samens betrachtet derselbe als eine dünne Auflösung von Schleim, welche ausserdem Chlornatrium und geringe Mengen von phosphorsauren und schwefelsauren Alkalien enthält. Die unvollkommen entwickelten Spermatozoen dagegen bestehen, nach Frerichs, aus einer albuminhaltigen Substanz, deren Menge sich bei fortschreitender Entwickelung vermindert, so dass das vollkommen entwickelte Sperma keine albuminhaltige Verbindung mehr enthält. Der Same von Fischen, Vögeln und Säugethieren hat im Wesentlichen dieselbe chemische Zusammensetzung.

---

[1] Annales du muséum national d'histoire naturelle. Paris 1802 bis 1813. Vol. X. p. 169.
[2] Chemische Tabellen des Thierreichs. Nürnberg 1814. S. 122.
[3] Todd: The Cyclopaedia of Anatomy and Physiology. London 1849. Vol. IV. p. 506. – Liebig's Jahresbericht für 1850. S. 576. — Canstatt's Jahresbericht im J. 1851. Bd. I. S. 104.

## § 178.

Der Samen erleidet nach seinem Ergusse, unter den verschiedenen Einflüssen der Aussenverhältnisse, verschiedene Modifikationen. Sobald er seine Lebenswärme verloren hat, beginnt die Reihe verschiedenartiger Veränderungen, bis er, nach Verlust seines Wassergehaltes, in den festen und trockenen Zustand übergegangen ist, wie wir im weiteren Verlaufe umständlicher erörtern werden (§ 212). Da gerade diese Veränderungen für unseren Zweck von der höchsten Wichtigkeit sind, so müssen wir den Samen in seinem flüssigen und in seinem trockenen Zustande je einer speziellen Betrachtung würdigen.

### 1. Samen im flüssigen Zustande.

## § 179.

Unmittelbar nach seiner Entleerung bildet der Samen *(semen, semen virile, sperma)* eine trübe, halbdurchsichtige, weisse, zuweilen etwas gelbliche und granulirte, schleimige und klebrige, mehr oder minder dickliche, kaum fliessende Flüssigkeit, von einem eigenthümlichen starken Geruche (Samendunst, aura seminalis), welcher bei verschiedenen Thieren verschieden, und von einigen mit dem Geruche von geraspelten oder gefeilten Knochen, von anderen mit dem Geruche vom Gehirne entfernt ähnlich bezeichnet wird. Der Geschmack ist etwas scharf, reizend und schrumpfend. Nach Frerichs' Versuchen reagirt das Sperma in der Regel neutral, und einmal fand er alkalische Reaktion; andere dagegen schreiben dem frischen lebenskräftigen Samen eine schwach alkalische Reaktion zu. Seine Konsistenz ist veränderlich, und um so grösser, je länger er in den Samenbläschen aufbehalten und je seltener er ausgeleert wird, so zwar, dass er bei öfterer Ejakulation mehr flüssig, völlig weiss, durchsichtiger, und hiebei zugleich auch von minder starkem Geruche ist. Er ist schwerer, als andere thierische Flüssigkeiten und sinkt im Wasser zu Boden. Im ganz frischen Zustande ist er sowohl in heissem, als kaltem Wasser, sowie auch in Weingeist unauflöslich; in sauren und alkalischen Flüssigkeiten dagegen löst er sich vollkommen auf. An der atmosphärischen Luft entwickeln sich auf ihm viele Luftblasen. Kurze Zeit nach seiner Entleerung, etwa eine halbe bis ganze Stunde, und unter Umständen noch früher, wird der Samen, ganz unabhängig von äusseren Einflüssen, sowohl im luftleeren Raume und sauerstofffreien

Gasarten, als auch in der Luft ganz flüssig, durchsichtig und hell, wobei er seinen durchdringenden Geruch grösstentheils verliert, und bildet nun in diesem Zustande mit dem zugesetzten Wasser, in welchem er im frischen Zustande nur aufgequollen war, eine wirkliche Auflösung, die durch Kochen nicht mehr gerinnt — eine Erscheinung, die bis jetzt noch chemisch unerklärt ist, und auf einer eigenthümlichen Zersetzung, unter Mitwirkung hygroskopischer Einflüsse, zu beruhen scheint. Hieraus ergibt sich nun klar und deutlich, dass in dem Samen eine Materie von eigenthümlicher Natur enthalten ist, welche gerade das umgekehrte Verhältniss vom Blutfaserstoff zeigt; denn während letzterer im frischen Blute gelöst sich findet, und ausserhalb der Gefässe in den geronnenen Zustand übergeht, findet sich erstere im frischen Samen geronnen, oder vielmehr auf die Art wie Schleim darin aufgequollen, und geht erst später, ausserhalb des Körpers, in den flüssigen Zustand über. Durch diese Eigenschaft unterscheidet sich diese eigenthümliche Materie des Samens sehr wesentlich von allen übrigen thierischen Stoffen. In sehr trockener Luft vertrocknet der Same zu einer gummiartigen Substanz; ist die Luft aber weniger trocken und mässig warm, so bekommt er ein Häutchen und setzt theils weisse Klümpchen, theils prismatische Krystalle, mit vierseitigen pyramidalischen Endspitzen ab, welche unter den Zähnen knirschen, unschmackhaft und unauflöslich sind, vor dem Löthrohre in ein weisses Kügelchen schmelzen und in Salzsäure oder Salpetersäure sich auflösen, mit welcher Auflösung Kalkwasser, oder Laugensalze einen Niederschlag geben, der aus salzsaurem oder salpetersaurem Kalke besteht, und es bleibt Phosphorsäure zurück. Obwohl Vauquelin diese Krystalle für phosphorsauren Kalk hielt, so ist es, nach Berzelius, doch wahrscheinlich, dass sie phosphorsaures Bittererdeammoniak sind, welches sich auch in anderen thierischen Flüssigkeiten freiwillig bildet und daraus anschiesst. In warmer und feuchter Luft zersetzt sich der Samen, wird gelb, sauer, riecht wie faule Fische, und überzieht sich mit einem Fäulnisspilz (Byssus septica). Bei der Destillation liefert er, ausser Wasser, hohlensaures Ammoniak und wenig Oel. Das Ammoniak bildet sich erst während der Zersetzung.

§ 180.

Wird frischer männlicher Samen in Wasser gegossen, so sinkt er unter, unter gleichzeitiger Koagulation, und bildet eine weisse, faserige Masse, die sich bei der geringsten Berührung in Filamente zertheilt, während ein kleiner Theil auf die Oberfläche geht und gerinnt. Lässt man denselben aber ruhig in Wasser liegen, so erleiden diese Filamente dieselben Veränderungen, wie der Samen selbst, indem sie sich allmählig auflösen und verschwinden; mit Zurücklassung fein zertheilter kleiner Flocken, die nur sehr langsam zu Boden sinken. Den in Wasser nun gelösten Theil des Samens bildet, nebst den löslichen Salzen, eine eigenthümliche extraktartige Materie, welche theils mit jener des Fleisches, theils mit dem Speichelstoffe verglichen und Samensubstanz, Spermatin genannt wurde. Schlossberger[1]) hält es für wahrscheinlich, dass dieses Spermatin ein basisches Natronalbuminat sei. Wird die Lösung des Samens von dem unbedeutenden ungelösten Rückstande abfiltrirt und im Wasserbade verdunstet, so haucht dieselbe bei diesem Prozesse den eigenthümlichen Geruch des Samens aus, wird zuletzt schwach opalisirend, und lässt auf dem Gefässe einen durchsichtigen, fast unsichtbaren, firnissartigen Anflug zurück. Mit Wasser übergossen wird dieser Anflug undurchsichtig, weich, quillt auf und löst sich von der Gefässwandung ab. Das Wasser löst hiebei eine Portion hievon wieder auf, indem es sich schwach gelblich färbt. Das Wasser äussert somit auf die Samenflüssigkeit keine besondere Einwirkung; es hält blos, indem es zuerst die schon an sich unlösliche Samensubstanz koagulirt, einige extraktartige Materie, Salze etc. in der Lösung zurück.

[1]) Lehrbuch der organischen Chemie. 2. Aufl. Tübingen 1852. S. 123.

## § 181.

Lässt man die Samenflüssigkeit, in dem Augenblicke ihrer Ergiessung, in Alkohol von 0,833° fallen, und darin einige Minuten verweilen, so dass sie der Alkohol, ohne vorhergagangenes Umrühren, koagulirt, so wird sie opalisirend und bildet ein Koagulum, welches wie ein Knäul zusammengewickelter Bindfaden aussieht, gerade so, wie wenn die Samenflüssigkeit durch den Ductus ejaculatorius einen langen Faden gebildet hätte, der nicht zusammengeflossen, sondern bei seinem Durchgange durch die Harnröhre nur zusammengewunden worden wäre. Diese, durch den Alkohol so fadenartig koagulirte, Materie besteht hauptsächlich aus dem § 180 schon erwähnten charakteristischen Bestandtheil — dem sogenannten Spermatin. Durch das Koaguliren in Alkohol hat der Samen die Eigenschaft, in den löslichen Zustand überzugehen, verloren. Beim Trocknen bleibt er nun faserig, wie zuvor, schneeweiss und undurchsichtig. Mit Wasser in Berührung gebracht, erweicht er allmählig und wird schleimig, was sich noch mehr durch Kochen mit Wasser vermehrt, wobei er nur in geringer Menge aufgelöst wird, und zwar erst nach lange fortgesetztem Kochen; dabei schrumpft er weder ein, noch erhärtet er. Beim Verdunsten des Wassers, womit er gekocht wurde, bleibt eine weisse, undurchsichtige Masse zurück, wovon ein Theil in kaltem, ein anderer, der in kaltem Wasser aufquillt, sich erst in kochendem Wasser löst. Diese beiden Lösungen werden stark durch Galläpfelinfusum gefällt. Der beim Kochen ungelöst zurückbleibende Rückstand löst sich auch nicht bei gelinder Digestion in einer sehr verdünnten Lauge von kaustischem Kali auf. — Der Alkohol, worin die Samenflüssigkeit koagulirt ist, opalisirt und klärt sich nicht beim Filtriren; hinterlässt aber, nach dem Eintrocknen, einen Rückstand, welcher sich im Ganzen wie der aus dem Wasser, worin die Samenflüssigkeit koagulirte, gewonnene verhält (§ 180). Von dem Rückstande nimmt kaltes Wasser sehr wenig auf, kochendes dagegen viel mehr, indem dasselbe eine braungelbe, sehr schleimige Materie ungelöst zurücklässt. Die Lösungen in kaltem und warmem Wasser verhalten sich ganz gleich. Nach dem Eintrocknen hinterlassen sie eine gelbliche, durchsichtige, gesprungene Masse, mit dem Geruch nach gebranntem Brod und ohne besonderen Geschmack. Von Wasser wird sie augenblicklich weiss und schleimig, und löst sich darauf sehr schnell zu einer trüben, bei gelindem Erwärmen klar und gelblich werdenden Flüssigkeit auf.

§ 182.

Alle Säuren, selbst die schwächsten, wie z. B. Harn, und saurer Wein, lösen, nach Vauquelin, den frischen Samen auf. Von kalter koncentrirter Schwefelsäure wird das durch den Alkohol erhaltene Koagulum (§ 181) mit gelber Farbe aufgelöst; Wasser schlägt das Aufgelöste mit weisser Farbe nieder, und die Theile, welche in der Säure noch nicht aufgelöst, sondern nur aufgequollen waren, ziehen sich beim Zusatze von Wasser zusammen, und lassen die Säure fahren. Das Gefällte wird auch nicht von vielem zugegossenem Wasser und dem Erwärmen des Gemenges aufgelöst. — Der Zusatz von reiner und koncentrirter Salpetersäure theilt der wässerigen Auflösung des Samens eine schwach gelbliche Färbung mit, ohne sie zu trüben; das alkoholische Koagulum des Samens (§ 181) wird von kalter Salpetersäure gelb, ohne sich aufzulösen; von warmer dagegen wird es aufgelöst und durch Zusatz von Wasser grösstentheils daraus wieder gefällt. — Chlorwasser koagulirt den Samen, macht ihn dick, weiss, und sowohl in Wasser als Säuren unlöslich. — Von koncentrirter Essigsäure wird das weingeistige Koagulum gelatinös und durchscheinend, und löst sich nachher beim Kochen der verdünnten Masse auf. Die Lösung wird aber nicht völlig klar, sondern lässt feine zerriebene

Fasern ungelöst. Von Cyaneisenkalium wird sie getrübt, nicht aber von kohlensaurem Ammoniak, oder Quecksilberchlorid. Mit Galläpfelinfusum entsteht ein flockiger, sich schwer senkender Niederschlag. Wird Essigsäure zu der Mengung mit Wasser, nach Abscheidung der Filamente (§ 180), gesetzt, so lösen sich letztere in wenigen Augenblicken grösstentheils auf, und es bildet sich eine, durch Cyaneisenkalium stark gefällt werdende Flüssigkeit. Indessen ist der in Wasser unlösliche Theil des Samens auch grösstentheils in Essigsäure unlöslich, und diese saure Flüssigkeit wird nachher nur etwas von Cyaneisenkalium getrübt.

### § 183.

Kaustische Alkalien lösen den Samen auf, und zugesetzte Säuren schlagen daraus nichts nieder, sowie auch auf Zusatz der kaustischen Alkalien zu der Lösung in Säuren kein Niederschlag erfolgt. In einer ziemlich koncentrirten Lösung von kaustischem Kali erweicht das weingeistige Extrakt, löst sich aber erst beim Erhitzen der Flüssigkeit nach und nach und ohne Rückstand auf. Diese Lösung wird von Essigsäure nicht gefällt; wird aber die Lösung in Kali mit Essigsäure gesättigt, die saure Flüssigkeit zur Trockene verdunstet, und das so erhaltene Salz in Wasser gelöst, so bleibt der grösste Theil der thierischen Materie ungelöst zurück, in Gestalt einer schleimigen Masse, und die wässerige Auflösung wird von Quecksilberchlorid und Galläpfelinfusum schwach gefällt. Wird das eingetrocknete Salz aber mit Alkohol behandelt, so bleibt wieder der grösste Theil der thierischen Materie ungelöst zurück. Der in kochendem Wasser unlösliche Theil des Samens wird auch nur partiell von verdünntem Kalihydrat aufgelöst, und der als unlöslich sich bewährte Theil ist schleimig und äusserst schwer abzufiltriren. Beim Erhitzen riecht er ammoniakalisch und hinterlässt keine Spur von Asche.

### § 184.

Aus den §§ 177 ff. mitgetheilten Resultaten der chemischen Untersuchungen des menschlichen Samens ergibt sich zur Genüge, dass diese Flüssigkeit eine eigenthümliche thierische Materie enthält, wodurch sie sich von anderen ähnlichen Stoffen wesentlich unterscheidet. Diese eigenthümliche Samenmaterie — das sogenannte Spermatin nähert sich zwar in der Hinsicht dem Speichelstoffe und dem Eiweissstoffe, dass sie durch Alkohol in einen unlöslichen Zustand versetzt wird, sie besitzt aber auf der anderen Seite wieder besondere Eigenschaften, wodurch sie ihre eigenthümliche

Natur bekundet. Diese eigenthümliche Samenmaterie, sowie sie durch Alkohol koagulirt wird, hat ferner eine äussere Aehnlichkeit mit dem Faserstoffe, sowie auch darin, dass ihre Lösung in Essigsäure durch Cyaneisenkalium gefällt wird (§ 182); allein sie unterscheidet sich wieder von demselben durch ihre Leichtlöslichkeit in Salpetersäure und ihre Schwerlöslichkeit in kaltem wässerigem Kalihydrat (§§ 182 und 183). — Dieses Spermatin ist indessen in der frischen Samenflüssigkeit nicht aufgelöst, sondern nur auf die Art, wie Schleim darin aufgequollen, von welch' letzterem sie sich aber wieder wesentlich dadurch unterscheidet, dass sie sich einige Zeit nach der Entleerung des Samens, unabhängig von äusseren Einflüssen (§ 179), in dem Wasser, worin sie vorher nur aufgequollen war, zu einer klaren Flüssigkeit auflöst, welche durch Kochen nicht mehr gerinnt. Durch dieses eigenthümliche Verhalten unterscheidet sich der Samen sehr wesentlich von allen anderen thierischen Flüssigkeiten, was für unseren Zweck von ganz besonderer Wichtigkeit ist.

§ 185.

Die eigenthümliche Samenmaterie oder das Spermatin kann in zweierlei Zuständen aus dem frischen Samen erhalten werden, je nachdem letzterer in Alkohol oder in Wasser gegossen wird. Im ersteren Falle behält sie ihre ursprüngliche Unlöslichkeit bei, im letzteren dagegen geht sie in einen eigenen Zustand von Löslichkeit über, und trennt sich in mehrere Materien, die jedoch, nach der Verdunstung zur Trockene, zum Theil wieder in Wasser, Essigsäure und kalter kaustischer Kalilösung unlöslich geworden sind (§ 180 ff.).

2. Samen im trockenen Zustande.

§ 186.

Völlig ausgetrocknete Samenflüssigkeit bildet eine mehr oder minder gelbe, durchscheinende, gummi- oder hornartige, zerbrechliche Substanz, welche nur noch 10 Procent vom Gewichte des flüssigen Samens beträgt. Beim Erhitzen erweicht dieser trockene Rückstand, wird gelb, und stösst einen gelblichen, nach verbranntem Horn riechenden Rauch aus, und hinterlässt eine voluminöse, schwer verbrennliche Kohle, aus welcher sich, nach einigen Tagen, phosphorsaurer Kalk und kohlensaures Natron in Krystallen absetzt, oder aus welcher man letzteres durch Auslaugen, ersteres durch Einäschern ziehen kann. Vauquelin will 2½ Procent vom Gewichte der Samenflüssigkeit kohlensaures Natron aus der Kohle gezogen haben. Allein dieses scheint, nach Berzelius, Kochsalz, gemengt mit kohlensaurem Natron, gewesen zu sein. Nach der Entfernung dieser Salze lässt sich die Kohle leicht zu Asche verbrennen, die nun aus phosphorsaurem Kalke besteht. Bei der trockenen Destillation bildet sich Wasser, kohlensaures Ammoniak und wenig Oel. Das Ammoniak bildet sich erst bei der Zersetzung des Samens; denn es entbindet sich, beim Zusatze von Kalk zur frischen Samenflüssigkeit, kein Ammoniak, sondern erst, wenn er einige Tage an warmer Luft gestanden hat. Aus dem trockenen Samen löst sich, durch Behandeln mit wasserfreiem Alkohol, eine geringe Menge einer Materie auf, welche, nach dem Verdunsten des Alkohols, in Gestalt eines gelblichen Extraktes zurückbleibt und Lakmus stark röthet. Von dem in wasserfreiem Alkohol unlöslichen Rückstande nimmt Alkohol von 0,833 noch einen Antheil auf, der ebenfalls extraktartig und Lakmus röthend ist. Beim Erhitzen dieser beiden so gewonnenen Materien entwickelt sich der Geruch nach gebratenem Fleisch, und dann tritt die Verkohlung ein, welche eingeäschert ein wenig Asche zurücklässt, die aus kohlensaurem Natron und Kochsalz besteht. Von dem in Alkohol unlöslichen Rückstande der eingetrockneten Samenflüssigkeit nimmt kaltes Wasser sehr wenig, kochendes aber weit mehr auf, und im Rückstande bleibt eine bräunlichgelbe, und sehr schleimige Materie ungelöst. Die Lösungen in kaltem und heissem Wasser verhalten sich ganz gleich, und werden von neutralem essigsaurem Blei, Zinnchlorür, Quecksilberchlorid, salpetersaurem Silber und Galläpfelinfusum gefällt; alle diese Niederschläge sind schleimig und voluminös. Der in kochendem Wasser unlösliche Theil ist auch in Essigsäure unauflöslich. Aus diesen Ergebnissen würde zwar folgen, dass der Same nicht zu den alkalischen, sondern zu den sauren Flüssigkeiten gehört; allein die oben schon erwähnten Beimischungen scheinen die saure Reaktion zu verhüllen, und an ihrer Stelle eine schwach alkalische hervortreten zu lassen.

§ 187.

Vertrocknet die Samenflüssigkeit auf Waschstücken, so bildet sie steife, gleichsam gestärkte, stark markirte, lichtgelbliche oder grauliche, wenig durchscheinende Flecken, an dessen Umkreis mehr oder weniger saturirte gelbe Streifen und einzelne Punkte befindlich sind. Zwischen den Fingern gedrückt erscheinen sie, namentlich auf jener Seite, wo der Erguss stattgefungen hat, leicht rauh, und leisten Widerstand wie mit Stärkmehl gesteifte Parthien der Wäsche, während die angrenzenden, vom Samen unbefleckt gebliebenen Theile, ihre Weichheit behalten. Trocken sind sie geruchlos; mit Wasser befeuchtet, verbreiten sie aber den eigenthümlichen Samengeruch. Nähert man die mit Samen befleckten Waschstücke dem Feuer, so werden innerhalb 1 bis 2 Minuten alle Samenflecken fahlgelb, stärker markirt und viel nachgiebiger; während die anderen Parthien ihre Farbe nicht verändern, wenn die Wäsche nicht so nahe dem Feuer gebracht wird, dass sie sengt. Dieses Kennzeichen, welches der Materie von irgend einem krankhaften Ausflusse nicht angehört, gestattet die Unterscheidung mehrerer kleiner, weisslicher Flecken, die vor der Erwärmung nicht wahrgenommen werden konnten. Bei diesem Versuche, den Orfila zuerst machte, scheint der Samen nur einen hohen Grad von Trockenheit zu erleiden, weil, wenn man die so gelbgewordene Wäsche einige Stunden lang in destillirtem Wasser lässt, sie ihre Farbe wieder verliert, und die Flüssigkeit alle die Eigenschaften der Auflösung des Samens in Wasser erlangt, ohne dass die Substanz der Spermatozoen dadurch wesentlich verändert worden wäre. Wenn man ferner einige Stunden lang die befleckten Stellen in kaltes destillirtes Wasser taucht, so werden sie in ihrer ganzen Ausdehnung feucht, entfärben sich, verlieren ihr gestärktes Aussehen, werden klebrig und verbreiten einen Samengeruch, wovon man sich namentlich überzeugen kann, wenn man die samenhaltigen Stellen mit den Fingern komprimirt. Es dauert indessen lange, bis die durch Maceration mit kaltem Wasser erhaltene milchweisse, durch eine Menge Flocken und durch die Fasern, die von der Wäsche sich losgelöst haben, getrübte Flüssigkeit klar wird. Filtrirt und einer höhern Temperatur ausgesetzt, gerinnt die Flüssigkeit nicht, obschon sie einige gelatinöse Flocken ablagern lässt; reagirt bei gehöriger Koncentration alkalisch, nimmt in Folge des Verdampfens bei gelindem Feuer das klebrige Ansehen einer gummösen Auflösung an, und zur Trockenheit verdampft, lässt sie einen halbdurchsichtigen, dem getrockneten Schleime ähnlichen, glänzenden, fahlgelben oder kaum fahlgelben Rückstand zurück, der bei einer höheren Temperatur die Produkte aller stickstoffhaltigen Körper liefert. Wird die mit Samen befleckte Stelle mit Alkohol von 38° während 24 Stunden in Berührung gelassen, so verliert sie ihr stärkeartiges Ansehen nicht, und obgleich der Alkohol beim Verdunsten einen leichten Rückstand lässt, somit, eine kleine Quantität von dem Samen aufgelöst hat, so wird diese alkoholische Lösung von Wasser doch nicht niedergeschlagen.

## § 188.

Wird der von der wässerigen Lösung, nach Verdunstung des Wassers, erhaltene trockene, glänzende Rückstand zwei oder drei Minuten lang in kaltem destillirtem Wasser umgeschüttelt, so theilt er sich in zwei Theile: einen glutinösen, braungelblichen, an dem Feuer wie Vogelleim klebenden, in Wasser unlöslichen, in Kali löslichen und in einen anderen, in Wasser löslichen. Diese wässerige Auflösung ist filtrirt farblos, oder etwas gelblicht, durchsichtig und gibt mit Chlor, Alkohol, essigsaurem und basisch essigsaurem Blei und dem zweifachen Chlorquecksilber einen flockigen, weissen Niederschlag; reine und koncentrirte Salpetersäure theilt ihr eine schwachgelbliche Färbung mit, ohne sie zu trüben; weingeistige Galläpfeltinktur bewirkt einen reichlichen, weissgraulichen Niederschlag; ebenso der wässerige, frisch bereitete Galläpfelaufguss.

---

### B. Mikroskopische Untersuchung des Samens.

## § 189.

Wie wir § 176 schon erwähnt haben, bildet der Samen zur Zeit der Ejakulation keine einfache, sondern eine ziemlich zusammengesetzte Flüssigkeit, bestehend aus einem festen Formbestandtheil, aus zahlreichen organisirten Theilchen und einem flüssigen Theile, in welch' letzterem erstere suspendirt und vertheilt erhalten werden. Diese Bestandtheile des Samens sind nicht alle gleichartig; sie können in wesentliche und unwesentliche unterschieden werden. Zu der ersteren Kategorie gehören die Spermatozoen, die Samenkörnchen und die Spermatophoren; zu der letzteren die Schleimkörperchen und Epithelialzellen, welche übrigens nur selten vorkommen, und schwer von den Samenkörnchen und Spermatophoren zu unterscheiden sind.

## 1. Wesentliche Bestandtheile des Samens.

### § 190.

Wenn wir die Samenflüssigkeit unter einem zusammengesetzten Mikroskop der Untersuchung unterwerfen, so finden wir in demselben eine unzählige Menge sich bewegender Fäden, welche die sogenannten Samenthierchen darstellen, auch Samenfäden, Samenflimmer, Spermatozoen, Spermatozoiden, Zoospermen, Fila spermaica, Animalcula seminis, Spermatozoa, Spermazoa, Zoosperma genannt worden sind, und von Einigen unter die Cercarien,[1]) von Andern[2]) unter die Rundwürmer — Nematoidea, von wieder Andern[3]) unter die Saugwürmer — Trematoda gebracht worden sind. Viele Beobachter betrachten diese sich bewegenden Fäden als wahre Thiere, andere dagegen nur als Gewebselemente, welche gleich den Flimmerhaaren thätig sind, von welch' verschiedener Anschauungsweise auch die verschiedenen Benennungen und Eintheilungen herrühren (s. Abbild. Fig. 5). Verhalte sich aber die Sache wie sie wolle, soviel ist und bleibt Thatsache, dass die Samenthierchen, wie Wagner[4]) richtig bemerkt, zu den wesentlichsten Bestandtheilen des reifen Samens gehören, welche dieser Flüssigkeit ebensowenig fehlen können, als dem Blute die Blutkörperchen (§ 51 ff.). Nach Bayard's[5]) Untersuchungen bleiben die Samenthierchen so lange am Leben und bewegen sich, als der beigemengte Schleim, in welchem sie schwimmen, flüssig und lau ist; ja er sah sie unter diesen Verhältnissen noch zehn Stunden lang leben; sobald aber der Schleim fest geworden ist, sterben die Thierchen und liegen gleichsam gefangen in der sie umgebenden Masse. Allein wenn die Samenflüssigkeit auch ganz eingetrocknet ist, so lässt sich die Gegenwart der Samenthierchen, durch vorsichtige Maceration und Erwärmen der Flüssigkeit, unter dem Mikroskop dennoch nachweisen, nur in weit geringerer Zahl, als im frischen Samen, und, wie sich von selbst versteht, ohne Bewegung. Dieser Umstand ist für unseren Zweck von besonderer Wichtigkeit und wir werden desshalb später wieder darauf zurückkommen (§ 205 ff.).

Anmerkung 1. Die Samenthierchen wurden im August 1677 von dem Danziger Studenten Ludwig v. Hammon entdeckt und in dem gleichen und darauffolgenden Jahre von Leeuwenhoek beschrieben.

Anmerkung 2. Valentin, Gerber, Krämer, Mayer, Berres u. A. sprechen sich für die Animalität der Samenthierchen aus, während Kölliker und R. Wagner, mit ihren Anhängern, die Animalität in Abrede ziehen.

¹) Robert bei Todd: The Cyclopaedia of Anatomy and Physiology. Vol. II. p. 112.
²) Mayer's neue Untersuchungen. Bonn 1842. S. 11.
³) Ehrenberg über Infusorien. Leipzig 1838. S. 465.
⁴) Schmidt's Jahrbücher. Supplementbd III. S. 31.
⁵) Annales d'hygiène publique etc. 1839. Nr. 33. Juillet. — Schmidt's Jahrbücher. Bd XXVI. S. 84 ff. — Froriep's neue Notizen. Bd. XII. S. 9 ff.

### § 191.

Obgleich die Samenthierchen, namentlich in der Klasse der Säugethiere, grosse Formverschiedenheiten zeigen, so sind diese Verschiedenheiten dennoch in ziemlich enge Grenzen eingeschlossen. Beinahe immer sind sie bei den Gattungen, meistens bei Familien und Klassen einander sehr ähnlich. Jede Thierart hat nur einerlei Samenthierchen. Indessen können wir doch im Allgemeinen sagen, dass die Unterscheidung in Körper und Schwanz bei den Samenthierchen der Wirbelthiere nie fehlt. Nach den Beobachtungen von Dujardin ¹) zeigen die menschlichen Samenthierchen einen unregelmässig oblongen, in der Mitte eingedrückten, und hinten ungleich angeschwollenen Diskus, an welchem der an seiner Basis verdickte, oder unregelmässig knotige Schwanz ansitzt. Ihre Totallänge beträgt $\frac{1}{70}$ bis $\frac{1}{77}$ Millim.; die des Diskus $\frac{1}{180}$; dessen Breite $\frac{1}{180}$ und dessen Dicke $\frac{1}{500}$ Millim. Die Dicke des Schwanzes misst an seiner Basis $\frac{1}{1000}$ Millim. Er ist hinten 8 bis 10 mal dünner; an der Basis hat er oft mehr oder minder regelmässige Anhänge, die häufig von einer unvollkommenen Hülle umgeben werden. Diese letzteren fehlen aber den Samenthierchen des Pferdes und des Esels, wo der mehr abgeplattete und weniger oblonge Diskus $\frac{1}{150}$ bis $\frac{1}{180}$ Millim. Länge und das ganze Spermatozoon $\frac{1}{18}$ Millim. Länge hat. Das Schwanzende erscheint haarförmig abgerundet, und läuft, nach einem bald kürzeren, bald längeren Zuge, pfriemenförmig zugespitzt aus; der Schwanz stellt somit den zartesten Theil des Leibes dar. Gewöhnlich erscheint der Schwanz gestreckt, zuweilen nur während einer raschen Bewegung des Körpers gebogen und emporgeschlagen; im todten Zustande des Thierchens aber mannigfaltig geschlungen und peitschenförmig gewunden.

Anmerkung 1. Mayer will in dem Samen der Frösche zwei durch Grösse und Gestalt ganz verschiedene Samenthierchen entdeckt haben, welche er als wesentlich von einander verschieden erklärt. Auch Wagner will die Beobachtung gemacht haben, dass verschiedene Individuen einer und derselben Spezies Samenthierchen von sehr verschiedener Grösse zeigen. Beim Menschen findet sich indessen, nach den seitherigen Untersuchungen, kein dergleichen Unterschied, weder in der Grösse, noch in der äusseren Gestalt vor.

Anmerkung 2. Der äussere Bau der Spermatozoen ist, nach Berres, ²) im Allgemeinen so bestimmt, und bei den Samenthieren der verschiedenen Thiere so verschieden und charakteristisch, dass man sowohl die Spermatozoen verschiedener Klassen und Ordnungen der Thiere gewöhnlich leicht von einander zu unterscheiden, als auch noch selbst die Thiergattung, der sie angehören, richtig zu erkennen vermag. Hierüber haben die genauen Untersuchungen Czermak's[3]) und R. Wagner's[4]) in der neuesten Zeit das hellste Licht verbreitet.

Anmerkung 3. Hinsichtlich der Deutung des Kopfes, so sind die Ansichten in zwei Parthien getheilt: Mayer[5]) z. B. hält den im § als Schwanzende beschriebenen Körpertheil für das Kopfende, während Berres[6]) an der dem Schwanzende entgegengesetzten Stelle des Diskus nicht nur den Kopf durch eine halsförmige Einschnürung vom übrigen Körper abgegrenzt, sondern auch einen rüsselförmig hervorschiebbaren Theil beobachtet haben will, wie dieses von Mayer und Wagner schon erwähnt wurde.

Anmerkung 4. Czermak[7]) theilt die Samenthierchen der äusseren Bildung nach in Köpfler — Cephaloidea, in Schweifler — Uroidea und endlich in Kopfschwänzler — Cephaluroidea ab, zu welch' letzteren er auch die Spermatozoen der Menschen zählt.

1) Valentin's Repertorium für Anatomie und Physiologie. 1839. Bd. IV. S. 243.
2) Oesterr. mediz. Jahrbücher. Mai 1843. S. 143.
3) Beiträge zur Lehre der Spermatozoen. Wien 1833. Tab. I. u. II.
4) Icones physiologicae. Tab. I.
5) Neue Untersuchungen aus dem Gebiete der Anatomie und Physiologie. Bonn 1842.
6) a. a. O.
7) a. a. O.

### § 192.

Diese organischen Gebilde des Samens, mag man sie nun für belebte Wesen — Samenthierchen, oder blos als eine besondere Art von Gewebtheilen — Samenfäden halten, besitzen, mit wenigen Ausnahmen, die Fähigkeit, immer oder zu bestimmten Zeiten selbstständige Schwingungen zu machen, und hiebei ihren Ort in einem grösseren oder kleineren Raumbezirke zu ändern. Die thätigen Samenthierchen liegen vollkommen frei in der sie umgebenden Flüssigkeit, oder werden höchstens bündelweise an einander, oder an einen gemeinsamen Mittelkörper geklebt. Sie können sich von diesem trennen, ohne dass ihre Schwingungen aufhören. Sollen sie die grösste Höhe ihrer Entwickelung, und mit dieser die günstigsten Bedingungen ihrer Unruhe erreichen, so müssen sie jene Anheftungen aufgeben. Liegen sie in der Samenflüssigkeit zerstreut, so schwingt ihr haarförmiger Theil auf die mannigfaltigste Weise. Er wendet sich peitschenförmig von der einen Seite zur andern, schwellt auf und ab, schlängelt sich, oder verschlingt sich selbst an einzelnen Stellen. Das Ganze schwankt dabei innerhalb kurzer Raumstrecken, durchläuft auch wohl verhältnissmässig grössere Entfernungen, und dreht sich hin und wieder um seine Längsaxe. Hängen aber die Samenelemente jüngerer Entwickelungsstufen bündelweise zusammen, so bewegen sich, nach

Valentin,[1] die parallelen Fäden in ziemlich gleichförmiger Weise. Man bemerkt daher ein regelmässiges Wallen, das in mancher Beziehung an die gleichartigen Schwingungen sehr langer und sich schlängelnder Flimmerhaare erinnert. Treibt aber das eindringende Wasser die einzelnen Fäden des Bündels auseinander, so geht die Gleichförmigkeit der Wellen mit der Regelmässigkeit der Anlagerung verloren. Hat der Samen seine höchste Reife erlangt, so bedarf es keines äusseren Anregungsmittels, um die allgemeine Lebendigkeit der Samenthierchen hervorzubringen; sie verbreiten sich ohne Weiteres in ihrer natürlichen Mutterflüssigkeit. Hänle[2] schätzt die Sekundengeschwindigkeit der menschlichen Samenthierchen auf 0,06 Millim.; Krämer auf 0,02 bis 0,05 Millim. Wir hätten daher ungefähr $\frac{1}{15}$ Millim. als Durchschnittsgrösse dieser beiden Werthe.

[1] Physiologie Bd. II. Abth. I. S. 39.
[2] Allgemeine Anatomie. Leipzig 1841. S. 954.

## § 193.

Das Verhalten der Samenthierchen zu den sie umgebenden Aussenverhältnissen ist ein verschiedenes. Bleibt der Samen in seinem Behälter, so können die Spermatozoen ihre Erregbarkeit sehr lange bewahren. Es ist in dieser Hinsicht nicht einmal nöthig, dass sie den höchsten Grad ihrer Entwickelung erreicht haben. Berres[1] fand die Samenthierchen zweier durch den Strang hingerichteter Individuen noch nach 36 Stunden in lebhafter Bewegung. Einmal ist es Valentin[2] vorgekommen, dass die Samenthierchen der Leiche eines 50 jährigen Mannes, der 84 Stunden vorher gestorben war, schwache, aber deutliche Bewegungen darboten. Hiezu bedarf es aber der Befeuchtung des Samens mit Wasser. Sind die Regungen schwach, so muss man die Feuchtigkeit eine halbe bis ganze Stunde wirken lassen, ehe der grösste Theil, oder alle Samenthierchen in Thätigkeit gerathen. Wirkt Kälte aber auf den ejakulirten Samen ein, so erstarren die Samenthierchen und gelangen erst nach einer geraumen Zeit in der Wärme zur Freiheit und Bewegung. Krämer[3] gibt an, dass sich die Bewegungen in einer Wärme von 35° C. verstärkten und bei 37,5° bis 46,25° C. sich erhielten. Sie verloren sich dagegen meist auf der Stelle, bei 56,25° C. und mangelten gänzlich, wenn der Samen eine Minute lang dieser Hitze ausgesetzt gewesen war. Der kürzeste Aufenthalt in 62,5° C. beseitigte sogleich ihre Empfänglichkeit. Nach Prevost und Dumas[4] greift sie der Galvanismus nicht an, ausser durch die am positiven Pole frei werdende Säure; während Czermak[5] ihr Leben unter dem Einflusse des Galvanismus und der Elektrität bald verschwinden und ihre Substanz zersetzen sah. Schloss Valentin [2]) die Polardrähte eines Magnetelektromotors mit dem Hoden eines Frosches und liess ihn hier 18 Minuten lang, so dass mehr als tausend Schläge durchgingen, liegen, so schwangen sich später die Samenthierchen eben so lebhaft, als unter den gewöhnlichen Verhältnissen. Befestigte er die Polardrähte in den Löchern des Glastisches des Mikroskops, und legte sie so um, dass ihre Enden den mit Wasser verdünnten Samentropfen berührten, so konnte er keine Störung der Bewegungen der Samengebilde beobachten, als mehrere hundert schwächere Entladungen in fünf Minuten einwirkten.

[1]) a. a. O. Juliheft. S. 20.
[2]) Physiologie Bd. II. Abth. I. S. 41. § 2046.
[3]) Observationes microscopicae et experimenta de coetu spermatozoorum. Lipsiae. 1842. p. 8.
[4]) Meckel's Archiv. 1823. S. 465.
[5]) a. a. O. S. 18.
[6]) a. a. O. S 42. § 2049.

§ 194.

Wie wir bereits oben § 193 schon erwähnt haben, regt Wasser die Bewegungen der Samenthierchen unter geeigneten Verhältnissen an. Man kann oft bemerken, dass die menschlichen Samengebilde, sowie allmählig das Wasser die zähe Samenmasse durchdringt, und in höherem Grade verflüssigt, unruhiger werden. Blutwasser, oder eine sehr verdünnte Eiweisslösung können in ähnlicher Weise thätig sein. Sind aber die angewandten Flüssigkeiten zu kalt, so schaden sie leicht. Jod, Schwefelsäure, Salzsäure, Salpetersäure, Phosphorsäure, Essigsäure, kaustisches und kohlensaures Kali, Sublimat, salpetersaures Silberoxyd, dichte Lösungen von Zucker oder Kochsalz, ätherisches Bittermandelöl, Terpentinöl, Dippel'sches Oel, ätherisches Senföl, Farrenkrautöl, Krotonöl, Weingeist, Schwefeläther und Mimosenschleim hemmen, nach Krämer,[1]) die Bewegungen der Samenthierchen. Blut, Blutserum, Milch, Hühnereiweiss, Süssmandelöl, Anis- und Kajeputöl stören sie dagegen nicht. Dasselbe gilt von manchen Harnarten, von dem Schleime der Vorsteherdrüse, dem Schleime der Scheide, von dem Eiter des Empyems, der Absonderung, welche der Harnröhrenschleimfluss liefert, und der schleimig-eiterigen Masse, die aus der Scheide venerischer Frauen austritt.[2]) — Der Speichel stört, nach Donné,[3]) die Bewegungen der Samenthierchen, hebt sie aber, nach Wagner, fast nie auf. Die Galle lässt, nach Krämer, die Bewegungen der Samenmasse unberührt. Die betäubenden Gifte haben in dieser Hinsicht zu einer

Reihe widersprechender Angaben Veranlassung gegeben. Prevost fand, dass sie die Schwingungen der Samenthierchen der Frösche vernichten, und Krämer, der seine Versuche mit Lösungen von Opium, essigsaurem Morphin, Strychnin und mit wässeriger Blausäure anstellte, bestätigte das Gleiche für die Samenelemente des Menschen. Wurden Opium und Strychnin in Substanz angewendet, so blieb die hemmende Wirkung aus. Kölliker [4] konnte keinen störenden Einfluss in den Samen von Planorbis wahrnehmen, wenn er eine Lösung von Strychnin (1 : 480), oder Opium gebrauchte. Wagner [5] nimmt an, dass Strychninsalze nur dann die Bewegungen vernichten, wenn ihre Auflösung sehr dicht ist und chemisch wirkt; ist sie verdünnter, so verhält sich, nach demselben, die Flüssigkeit wie reines Wasser.

Anmerkung. Nach Donné gibt es Fälle, in welchem der Vaginal- und Uterinschleim eine verderbliche Beschaffenheit bekommt, bei welcher, selbst bei sonst gesunden Frauen, die Zoospermen auf der Stelle zu Grunde gehen.

[1] a. a. O. S. 87 bis 89.
[2] Valentin's Physiologie a. a. O. S. 43. § 2051.
[3] Froriep's neue Notizen. Bd. XIII. Nr. 19. S. 302.
[4] Beiträge zur Kenntniss der Geschlechtsverhältnisse und der Samenflüssigkeit der wirbellosen Thiere. Berlin 1841. S. 68 u. 69.
[5] Physiologie. 3. Aufl. Leipzig 1845. S. 28.

§ 195.

Bayard [1] gelangte durch seine Versuche in der § 194 angeregten Richtung zu folgenden Resultaten:

1) Die Samenthierchen behalten Leben und Bewegung, so lange als der Schleim, in welchem sie schwimmen, flüssig und lauwarm bleibt. Unter diesen Verhältnissen wurden zehn Stunden lang lebende Spermatozoen beobachtet; sie sterben und verweilen aber eingeschlossen, sowie die Samenflüssigkeit zusammenklebt.

2) Der vertrocknete Samen quillt in kaltem und gemeinem Wasser auf; er löst sich aber etwas auf, wenn die Macerationsflüssigkeit ein wenig erwärmt wird, und so kann man, unter dem Mikroskop, die durch ihren langen Schweif charakterisenden Samenthierchen sehen.

3) Der getrocknete Samen löst sich in Speichel und Urin auf, und die Samenthierchen erleiden dabei keine Veränderung.

4) Der vertrocknete Samen löst sich nicht in Blut, oder in Milch auf, es sei denn, dass man diese beiden Flüssigkeiten mit etwas destillirtem Wasser verdünnt hätte.

5) Alkohol, koncentrirte Auflösung von Natron, von Kali oder Ammonium lösen die Samenflüssigkeit nicht auf; sie bewirken eine

Kontraktion derselben, und zerstören die Samenthierchen; dagegen haben diese Reagentien, wenn sie in verschiedenen Proportionen mit destillirtem Wasser verdünnt sind, eine sehr deutliche auflösende Wirkung.

6) Um die von der getrockneten Samenflüssigkeit herrührenden Flecken auf Leinwand zu erkennen, und zu mikroskopischen Untersuchungen zu benützen, muss man Sorge tragen, die zum Maceriren bestimmten Leinwandstücke nicht zu reiben, oder auseinander zu reissen. Wenn man die Macerationsflüssigkeit filtrirt und den auf dem Filtrum zurückgebliebenen Satz untersucht, so kann man die Anwesenheit von Schleim isolirter, vollständiger Samenthierchen, mit vollständigen Schwänzen darthun.

7) In dem Vaginalschleime, welcher, nach stattgehabtem Koitus, zwischen Glasplatten gesammelt, oder auf Leinwand vertrocknet ist, lässt sich die Gegenwart von Samenthierchen sehr leicht konstatiren.

8) Bei Frauen, welche keinen krankhaften Ausflüssen aus den Geschlechtstheilen unterliegen, konnte man immer auf Leinwand, oder auf Glasplättchen, mit denen die Wandungen der Scheide abgewischt worden waren, 8 bis 10 und selbst 72 Stunden nach dem Koitus noch Samenthierchen auffinden.

9) Auf Leinwand, auf welcher seit zwei Monaten, seit einem Jahre und fast seit drei Jahren Flecken von vertrocknetem Samen befindlich waren, konnte man noch ganz wohl erhaltene, langschwänzige Zoospermen erkennen.

10) Die Natur des Stoffes, aus welchem die mit Samen beschmutzten Gewebe bestehen, sowie die Farbe thun der mikroskopischen Untersuchung in der Darlegung der Samenthierchen keinen Eintrag; man findet sie eben so gut auf Leinen- und Baumwollengeweben, als auf Geweben von Wolle und Seide.

11) Die mikroskopische Untersuchung gestattet auch, die verschiedenen Charaktere zu unterscheiden, welche die Fäden von Flachs, Hanf, Baumwolle, Wolle oder Seite darbieten.

[1]) Annales d'hygiène publique et de médecine legale. Juillet 1839. Nr. 33. — Schmidt's Jahrbücher Bd. XXVI. S. 84 ff. — Froriep's neue Notizen Bd. XII. Nr. 1. S. 9 ff. mit Abbildungen.

§ 196.

Der aus dem Hoden selbst entnommene Samen enthält, ausser den Samenthierchen, noch kleine und glänzende Körnchen und zusammengesetzte Zellen, oder Spermatophoren, welch' erstere, nach Hassall,[1]) vermuthlich Stadien in der Entwickelung der letzteren darstellen. Alle diese Körperchen kommen allerdings mitunter auch im ejakulirten Samen vor; sie sind jedoch hier wohl nur als zufällig, nicht als wesentlich zu betrachten; denn die Spermatophoren gehören eigentlich nur dem Testikel an, dessen Tubuli seminiferi oft ganz davon erfüllt sind. Sie weichen vielfach von einander ab, sowohl in Betreff der Grösse als Zahl der sekundären Zellen oder Kerne, die sie in sich eingeschlossen halten. Die kleineren Mutterzellen haben beim Menschen, nach Hassall, ungefähr $\frac{1}{1800}$" = 0,0141 Millim. im Durchmesser und enthalten nur einen Kern; die grösseren erreichen die Grösse von $\frac{1}{800}$" = 0,0317 Millim. in der Breite und schliessen nicht selten sechs, acht und mehr Kerne, oder besser sekundäre Zellen ein. Es kommen aber alle zwischen diesen Extremen liegenden Gradationen der Grösse vor; am häufigsten sieht man die Spermatophoren mit einem, zwei, drei oder vier Kernen. Die von Wagner[2]) mit dem Namen Samenkörnchen belegten Zellen kommen mit den Spermatophoren vermischt vor: erstere sind kleiner, auf der Oberfläche fein granulirt, blass, mit dunkeln Rändern versehen, rund und vielleicht etwas platt gedrückt, 0,0025 bis 0,0033 par. L. im Durchmesser haltend; ob ein Kern vorhanden sei, konnte nicht mit Sicherheit bestimmt werden. Labat[3]) beobachtete an diesen Samenkörnchen, die er als zoospermatische Kügelchen beschreibt, dass sie in der Mitte glänzend und am Umkreise schwarz waren.

[1]) a. a. O. S. 129 ff.
[2]) Physiologie S. 6 ff.
[3]) Gazette des hospitaux. 16. Mai 1839. — Froriep's neue Notizen Bd. IX. Nr. 15. S. 233 ff.

### 2. Unwesentliche Bestandtheile des Samens.

#### § 197.

Zu den unwesentlichsten Bestandtheilen des Samens gehören, wie § 189 im Allgemeinen schon angedeutet worden ist, Schleimkörperchen und Epithelialzellen, deren Unterscheidung von den Samenkörnchen und Spermatophoren aber schwer ist. Ausser diesen hat Wagner noch kleine, glänzende, dunkel gerandete, das Licht stark brechende Körperchen in der Samenflüssigkeit beobachtet, welche ohne Zweifel Fett- oder Oeltröpfchen sind. Indessen verdienen die hier aufgeführten unwesentlichen Bestandtheile bei der mikroskopischen Untersuchung zu unserem Zwecke kaum der Berücksichtigung, und es genügt daher, sie der Vollständigkeit halber hier namhaft gemacht zu haben.

## § 198.

Werfen wir am Schlusse des physiologischen Abschnittes einen Rückblick auf die chemischen und mikroskopischen Bestandtheile des Samens, so ergibt sich mit Klarheit, dass derselbe eine ziemlich zusammengesetzte thierische Flüssigkeit darstellt. Nach Berres[*)] stellt die Samenflüssigkeit des Mannes folgendes Gemenge von Bestandtheilen dar:

1) Ein wasserheller Liquor (liquor seminis), wie die Glasflüssigkeit des Auges dickflüssig, durchsichtig, klebrig und in verschiedenen Mengen den übrigen Bestandtheilen des Samens beigemischt; insoferne er in dem Samen des gesunden kräftigen Mannes in geringerer, in grösserer dagegen in dem Samen des Schwächlings und des alten Mannes sich findet.

2) Kleine, den Molekülen ähnliche Bläschen, welche zerstreut in dem Liquor des Samens liegen, und vorzüglich zahlreich in dem Samen der Hoden, neben den kleineren und grösseren Blasen gelagert sind. Eine nähere Untersuchung stellt sie als rundliche, halbdurchsichtige, grauweisse Bläschen dar, welche keine Bewegung, wohl aber eine Neigung, sich mit anderen Kügelchen ihrer Art zu vereinigen und bald grössere, bald kleinere aggregirte Kugeln zu bilden, besitzen. Ihre Grösse ist ganz gleich und sie schwankt zwischen $\frac{1}{2000}$ bis $\frac{1}{10000}$ eines Wiener Zolls im Durchmesser.

3) Runde, mit oben erwähnten Bläschen versehene Kugeln, ohne oder mit zarter Hülle. Die Kugeln (globuli) werden aus einer Vereinbarung von Bläschen erzeugt, besitzen $\frac{1}{1000}$ bis $\frac{1}{10000}$ eines Wiener Zolles im Durchmesser, unterscheiden sich aber bald von jenen, indem sie ein zartes Häutchen gewinnen, das die ganze Kugel umhüllt. Je mehr Bläschen zum Baue einer solchen Kugel zusammengetreten sind, desto grösser wird letztere, und nachdem sie mit einer Hülle ausgestattet, wächst sie allmählig an, verliert aber dabei ihren Blaseninhalt und scheint so in die grossen, mit einer grraulichen Masse und einem einfachen oder doppelten grösseren Bläschen versehene Cysten überzugehen.

4) Blasenförmige Körper von verschiedener Grösse und Form, mit dem Keime der Samenthierchen versehen. Die grösseren dieser blasenförmigen Körper besitzen, auf der niedrigsten Stufe ihrer Bildung, $\frac{1}{1000}$ bis $\frac{1}{10000}$, in der Vollendung aber $\frac{75}{10000}$ bis $\frac{90}{10000}$ eines Wiener Zolles im Durchmesser. Sie erscheinen weiss, und indess die aggregirten Kugeln dunkel gefärbt sind, stellen sich diese leicht und durchsichtiger dem Auge dar. In ihrem Innern findet man, bald im Centrum der ganzen Blase, bald aber excentrisch ein, zwei, wohl auch drei lichte Bläschen mit einem centralen Fleck,

welche von einer feinkörnigen Masse umgeben sind, und in ihrer Mitte einen Kern zu besitzen scheinen.

5) Fremde Stoffe, welche dem Samen zufällig beigemengt sind. Diese Beimengungen sind sehr verschieden, und können, ihrer Eigenthümlichkeit zufolge, leicht von den wesentlichen, eigenthümlichen und beständigen Bestandtheilen des Samens unterschieden werden. Am häufigsten findet man abgestorbene und losgelöste Theile des hornartigen Ueberzuges der Schleimhaut der Samengänge, als Epidermoidalzellen, dem Samen beigemischt. Diese Zellen gehören zu dem bekannten Flimmerepithelium und sind bald einzeln, bald in kleineren und grösseren Gruppen zusammenhängend vorhanden. — Auch Schleim, in Form von Kugeln, ist den übrigen Bestandtheilen des Samens beigemischt.

6) Krystalle von verschiedener Form und Grösse. Diese Krystalle bilden sich erst nach dem Erkalten des Samens, und stellen sich in mannigfaltigen Formen dar; bald als Blätter, bald als Säulchen, oder Würfel; sie sind hell und durchsichtig.

¹) a. a. O. Bd. II. S. 4 ff.

---

## Zweiter Abschnitt.

### Pathologische Betrachtung des Samens.

#### § 199.

Obgleich Babat ¹) versprochen hat, eine vergleichende Untersuchung des menschlichen Samens, je nach der Stärke oder Schwäche, dem Alter, Temperament und gewissen pathologischen Zuständen der Subjekte zu liefern, so konnte ich in der Literatur doch nirgends die Erfüllung dieses Versprechens auffinden, so interessant und erwünscht diese Befriedigung auch gewesen wäre. Verschiedene Umstände deuten ganz klar darauf hin, dass die Absonderung der Samenflüssigkeit nach Verhältniss des Alters, der Lebensweise, der Konstitution, des Gesundheitszustandes u. dgl. sowohl quantitativ als qualitativ gewisse Schwankungen erleidet. Bei jungen Männern und bei kräftiger Gesundheit geht diese Sekretion rasch und reichlich, bei vorgerücktem Alter und bei wankender Lebensenergie langsam und spärlich von Statten. So findet man die Samenflüssigkeit des Knaben, des Greises, des ausschweifenden oder kränkelnden dekrepiden Mannes flüssiger, wohl auch missfarbiger und seines wesentlichen Bestandtheiles — der Samenthierchen mehr oder weniger entbehrend, auch der Zeugungskraft beraubt. Indessen sind diese Eigenschaften des Samens beim Menschen keineswegs strenge an eine bestimmte Reihe von Jahren gebunden, sondern vielmehr von einem gewissen Grade der Vitalität des Individuums abhängig; denn sowie mit der, unter bestimmten Einflüssen, früher eintretenden Pubertät bei dem Knaben früher schon der Samen Spermatozoen gewinnt, ebenso kann der Samen eines kräftigen, gut erhaltenen Mannes auch noch in seinem 70. ja in seinem 100. Lebensjahre Samenthierchen enthalten und zeugungsfähig sich bewähren. Ebenso werden die Samenthierchen nur in dem Samen derjenigen Thiere gefunden, welche, in ihrem vollkommen entwickelten Zustande, einer fruchtbaren Begattung fähig sind; bei jenen aber, die sich periodisch begatten, nur zur Brunstzeit. Sie fehlen ferner ganz bei allen hyberiden Thieren, die der Zeugung unfähig sind, und nur bei wenigen derselben finden sie sich jedoch nur im missbildeten Zustande.

[1]) Gazette des Hopitaux. 16. Mai 1839. — Froriep's neue Notizen Band X. Nr. 15. S. 237.

## § 200.

Berres[1]) hat gefunden, dass die Samenthierchen mannigfaltigen Veränderungen unterworfen sind, und dass namentlich mit dem ejakulirten Samen, nebst einer ungeheuren Anzahl lebender Spermatozoen, auch viele todte zu Tage kommen, woraus hervorzugehen scheint, dass eine bedeutende Anzahl dieser Thierchen, in Folge des Nichtgebrauches des Samens, ihren natürlichen Tod in den Samenbläschen findet, ihre Substanz dort aufgelöst und dadurch die Konstitution des Samens verändert wird. Lallemand[2]) ist bei seinen mikroskopischen Untersuchungen über die Samenthierchen des Menschen, sowohl im gesunden als kranken Zustande, zu dem interessanten Resultate gelangt, dass die Samenthierchen nur das Produkt einer Absonderung, und wie jede abgesonderte Materie zahlreicher Modifikationen fähig seien. So z. B. vermindern sie sich an Zahl, an Volumen, an Dichtigkeit, an Form; je nach der Gefährlichkeit der Krankheit, durch die sie verändert werden, sind die Modifikationen tiefer und widerstehen sie mehr oder weniger der Zersetzung. Bisweilen werden sie sehr selten, oder gar durch birnförmige, eirunde, oder ganz sphärische Körper ersetzt. Diese scheinen ebenfalls lebend zu sein; denn sie besitzen eine grosse Beweglichkeit und nach dem Tode bekommen sie ein glänzendes Ansehen. Zur Zeit der Pubertät gehen diese Kügelchen dem Erscheinen der vollkommenen Samenthierchen voraus, deren Stellen sie im Greisenalter und in vielen Krankheiten wieder einnehmen. Es sind dieses, nach Lallemand, lauter unvollendete Absonderungen. — Bei Rekonvalescenten vom Typhus finden, nach Albers und Buyde,[2]) reichliche Spermatorrhoen statt, ein Faktum, welches die Geschlechtslust und Fruchtbarkeit dieser Individuen einigermassen erklären dürfte. J. Davy[4]) fand in zwanzig Leichen von 20 bis 49 Jahren, welche an Lungenschwindsucht, Hirnentzündung, Bronchitis, Halsentzündung, kachektischen Uebeln, Bersten der Aorta u. dgl. gestorben waren, nur in den Hoden des einen, nach dreitägigem Leiden an Hirnentzündung, und in dem eines anderen, an Ruptura aortae gestorbenen Individuums, Samenthierchen.

[1]) a. a. O. S. 21.
[2]) Gazette médicale de Paris. 1840. Nr. 46. — Schmidt's Jahrbücher Bd. XXXII. S. 15.
[3]) Canstatt's Jahresbericht im J. 1842. Heft I. S. 30.
[4]) Valentin's Repertorium Bd. IV. 1839. S. 243.

## § 201.

Nach den seitherigen Beobachtungen dürften wir uns wohl zu der Annahme berechtigt fühlen, dass der Samen, wenn er einmal sich in dem Hoden des Menschen zu erzeugen begonnen hat, in seiner Absonderung durch viele Allgemeinleiden nicht nothwendiger Weise gehemmt wird. So finden wir ihn, nach Valentin,[1]) noch in den Leichen von Schwindsüchtigen, Wassersüchtigen, und von Nervenfieberkranken; ja es ist noch nicht bewiesen, dass er bei der Rückendarre immer fehlt; selbst bei Menschen, welche schon Jahre lang an unwillkührlichem Samenergusse gelitten haben, zeigen sich oft, nach Valentin,[2]) noch bewegliche Spermatozoen in dem Samen. Oertliche Leiden der Hoden scheinen bisweilen die Ausbildung der Samenthierchen zu unterdrücken. Wagner[3]) vermisste sie in einem durch Markschwamm entarteten Hoden, der noch viele gesunde Samenkanäle einschloss. Fehlen die Samenthierchen in solchen Fällen, oder in sehr abgelebten Menschen, so kann ein Nebenumstand den Mangel bedingen. Wird nemlich der reife Samen zu häufig entleert, so finden die Keimzellen der Samenthierchen nicht Zeit genug, alle ihre Entwickelungsstufen zu durchlaufen. Sie können dagegen, nach gehöriger Ruhezeit, von Neuem wieder auftreten. Giebt auch dieser Umstand zu mancher Täuschung bei der Untersuchung von Menschen, die früher befruchtungsfähig waren, Veranlassung, so unterliegt es doch keinem Zweifel, dass gewisse regelwidrige Entwickelungsverhältnisse die Ausbildung der Samenthierchen unmöglich machen. So fehlen sie z. B. in Personen, bei denen es zu keiner Pubertätsentwickelung gekommen ist.

[1] Lehrbuch der Physiologie. Braunschweig 1850. Bd. II. Abth. III. S. 19.
[2] Ebdas.
[3] Lehrbuch der speziellen Physiologie. 3. Aufl. 1845. S. 29.

## § 202.

Ganz abgesehen von der bisher erwähnten pathologischen Beschaffenheit des Samens, so kann derselbe vollkommen abgesondert, ganz normal zusammengesetzt, hinreichend mit Samenthierchen versehen sein, allein seine Ejakulation ist, ohne besonderes organisches Leiden der Geschlechtstheile, erschwert, oder gänzlich unterdrückt. Diesem pathologischen Zustand hat man den Namen: „Dysspermatismus und Aspermatismus" gegeben. Solche Männer üben den Beischlaf mit Lust und Kraft aus, sobald aber die Ejakulation des Samens vor sich gehen soll, so ist dieses unmöglich; solche Männer können daher auch alle menschlichen und viehischen Laster begehen, welche durch die Geschlechtstheile auszuführen sind (§ 174), ohne dass wir im Stande wären, auch nur eine Spur von Samen chemisch oder mikroskopisch nachzuweisen. Amman[1] erwähnt eines Mannes von 38 Jahren, der bei aller Erektion seines Gliedes den Samen nicht ablassen konnte; der Mann war zwar schwächlich und kachektisch, hatte aber starke Erektionen. Daniel[2] kannte einen Hypochondristen, der den Beischlaf mit Lust und Kraft ausübte; er war aber nicht im Stande, den Samen von sich zu lassen, sondern er verfiel in eine grosse Schwachheit, wobei das Glied einige Stunden steif blieb, bis der Samen ohne Empfindung abging. Baldinger[3] erzählt einen ähnlichen Fall, wo ein Gelehrter beim Beischlafe ein unwiderstehliches Drängen zum Stuhlgange, mit Nachlass der Erektion bekam. Morgagni[4] stellte über dieses Unvermögen, den Samen abzulassen, ein Gutachten aus. Auch Wedel[5] erwähnt eines solchen Falles, wo ein Mann, während fünf Jahren, sich des Samens nicht entledigen konnte, der Zufall wurde aber durch die Heilung der Gelbsucht gehoben. Strecker[6] erzählt von einem 30 Jahre alten, kräftigen Mann, der sich mit einer 20 jährigen, gesunden und hübschen Frau vermählte, und in letztere sterblich verliebt war, trotz aller Anstrengung aber, während des Koitus, keine Samenergiessung bewirken konnte, ohne dass an den Genitalien etwas Normalwidriges bemerkt werden konnte. Dagegen fanden nächtliche

Pollutionen mit dem gewöhnlichen wollüstigen Gefühle statt. — Zuweilen scheint sich diese auffallende Erscheinung auf einen wirklichen Mangel von Samen, bei auch sonst ganz gut organisirten Genitalien, zu gründen, wie Fabricius Hildanus [7]) ein Beispiel mittheilt. Zacutus Lusitanus [8]) erzählt von einem Manne, welchem beim Beischlafe, statt des Samens, ein Wind aus der Harnröhre ging; auch Caldena [9]) beobachtete ähnliche Fälle.

[1]) Miscellan. Natur. curios. Dec. II. ann. 2. obs. 185.
[2]) Beiträge zur medizinischen Gelahrtheit. Halle 1749.
[3]) Neues Magazin Bd. X. S. 814.
[4]) Metzger's Annalen der Staatsarzneikunde. Bd. I. Stück 2. S. 24.
[5]) Pathologia dogmatica. Sect. III. Cap. 2. p. 638.
[6]) Henke's Zeitschrift für Staatsarzneikunde. 1840. Heft I. S. 223.
[7]) Wundartzney, aus dem Lateinischen von Fr. Greiffer. Frankfurt 1652. Centur. V. Obs. 40. S. 566.
[8]) Prax. admirabil. lib. II. obs. 121.
[9]) Tribunal magico-medicum. Tom. II. § 7.

## Dritter Abschnitt.

### Diagnose der Samenflecken von anderen ähnlichen Flecken.

#### § 203.

Die Samenflecken haben mehr oder minder grosse Aehnlichkeit mit den Flecken verschiedener anderer Sekrete, als da sind: Effluvien bei Blenorrhoen, Leukorrhoen, syphilitischer und nichtsyphilitischer Natur; milchige Lochien, Eiter verschiedenen Ursprungs; Speichel, Nasen- und Bronchialschleim, Thränen; ferner mit Talg- und Fettflecken, Flecken von Leim, Gummi, Kleister, Eiweiss u. dgl. Orfila [1]) machte schon im Jahre 1827 auf die Möglichkeit einer diesfallsigen Verwechselung aufmerksam und gibt in dieser Richtung charakteristische physische und chemische Entscheidungsmomente an, welche bei diesfallsigen Untersuchungen hinreichen sollen, Samenflecken von anderen ähnlichen Flecken zu unterscheiden; während Bayard und Boutigny [2]) vorzugsweise von dem Standpunkte der Mikroskopie diagnostische Unterscheidungsmomente aufzustellen suchten.

Orfila[3]) hat sein diesfallsiges Bestreben auch in der neueren Zeit fortgesetzt, und zu seinem früheren Verfahren noch eine neue Untersuchungsmethode hinzugefügt, die er für zuverlässig erachtet, um zu entdecken, ob Flecken in Leinwand von Samenflüssigkeit oder einem anderen ähnlichen Stoffe herrühren, und darin besteht, dass man den betreffenden Fleck ausschneidet, mit ein wenig Wasser in der Retorte übergiesst und damit ein paar Stunden lang im Wasserbade erhitzt. Das Wasser, welches dabei in die Vorlage übergeht, hat den charakteristischen Geruch des Samens (§ 179) in einem sehr ausgezeichneten Grade, wiewohl es im Uebrigen mit den gewöhnlichen Reagentien keine besondere Reaktion zeigt (§§ 188 und 204).

[1] a. a. O. — Mende: Beobachtungen aus der Geburtshülfe und gerichtlichen Medizin. 1828 Bd. V. S. 251.
[2] Friedreich: Centralarchiv für die gesammte Staatsarzneikunde. 1845. Heft I. Oesterr. medizin. Wochenschrigt. 1845. S. 343 ff
[3] Journal de Chem. medic. 1839. 2 Ser. p. 545. — Berzelins' Jahresbericht über die Fortschritte der physikal. Wissenschaften. 1840. S. 714. — Froriep's neue Notizen Bd. X. S. 31 u 32.

§ 204.

Mit den Ergebnissen seiner Versuche noch nicht zufrieden, vervielfältigte Orfila[1]) seine Experimente in der angeregten Richtung, indem er zu bestimmen suchte:

1) Ob die Charaktere der von 30 bis 40 jährigen Männern herrührenden Samenflüssigkeit auch bei jüngeren, 21 jährigen, und älteren, 70 jährigen Subjekten, dargethan werden könnten?
2) Ob Leinwand, welche seit geraumer Zeit Flecken von Samen enthält, unter Einwirkung chemischer Reagentien sich eben so verhält, wie frische Flecken?
3) Ob die Flüssigkeit, welche durch Destillation im Mariabade erhalten wird, Eigenschaften darbiete, welche sich auffinden und darstellen lassen? — Folgendes sind in dieser Rücksicht die Resultate, zu welchen Orfila durch seine diesfallsigen Experimente gelangte:

a. Der Samen von Individuen von 21, 50 und 70 Jahren unterscheidet sich hinsichtlich seiner physischen und chemischen Charaktere nicht von einander.
b. Leinwand mit Flecken vom 29. August 1836 im November desselben Jahres untersucht, verhielt sich gegen Reagentien, als wenn sie eben erst frische Flecken erhalten hätte; Leinwand, welche im Juli 1827 Flecken von der Flüssigkeit erhalten hatte, die aus den Samenbläschen eines 70 jährigen

Mannes genommen worden war, konnte im Juli 1838 leicht als solche erkannt werden.

c.  Das Produkt einer, im Mariabade bewerkstelligten, zweistündigen Destillation des mit Wasser verdünnten Samens eines Mannes von 21 Jahren, hatte frisch, am 29. August 1838 dieselben Charaktere, als am 13. November desselben Jahres, nachdem es getrocknet, während 77 Tagen auf Leinwand aufbewahrt gewesen und mit Wasser destillirt wurde. Diese Charaktere sind folgende: Es ist durchsichtig, insipide, mit ausserordentlich deutlichem, spermatischem Geruche ausgestattet, ohne Einwirkung auf rothes und blaues Lakmuspapier, wird durch azotige Säure, durch Chlor und Aezquecksilbersublimat nicht getrübt, mit essigsaurem Blei einen leichten weissen Niederschlag bildend. Hieraus ergibt sich, dass die Flüssigkeit, welche man erhält, wenn man Samen mit Wasser gemischt, im Mariabade destillirt, Eigenschaften darbietet, welche bei gerichtlich-medizinischen Untersuchungen ins Auge zu fassen sind, wenn es sich darum handelt, Samenfeuchtigkeit zu erkennen.

[1] a. a. O.

### § 205.

Während Orfila bei seinen Versuchen, welche er mit dem Mikroskop anstellte, um auch durch dieses Mittel eine Diagnose der Samenflecken zu begründen, nur zu negativen Resultaten gelangte, haben Devergie [1] und namentlich Bayard [2] in dieser Richtung positive Ergebnisse erzielt, und nachgewiesen, warum Orfila keine Samenthierchen entdecken konnte, weil er die befleckte Leinwand durch seine Operationen zu sehr knetete, drückte und zerrieb, indem er die Flecken aufzulösen suchte und dadurch die Zoospermen zerbrach, so dass die Trümmer, oder Stücke derselben auch für das grösste Vergrösserungsvermögen unkenntlich blieben. Bayard suchte daher ein Mittel, um die Auflösung zu bewerkstelligen, ohne diese nachtheilige Einwirkung hervorzubringen. Er machte nun zuerst mit dem auf Glasplatten, oder in gläsernen Kapseln getrockneten Samen, in welchem er, als derselbe noch flüssig war, die Zoospermen gesehen hatte, eine Reihe von Versuchen, um die Wirkung verschiedener Substanzen auf den Samen zu beobachten. Aus denselben ergaben sich folgende Resultate: Destillirtes, oder auch gewöhnliches Wasser löst einen Theil des Samenstoffes auf, und wenn man die Macerationsflüssigkeit leicht erhitzt, so wird die Zertheilung und die Durchsichtigkeit der Schleimtheilchen in dem Grade vermehrt, dass die Zoospermen sichtbar werden. Die Samenthierchen können ferner durch Speichel, Harn, Blut, Milch ebenfalls sichtbar gemacht werden, ohne sich zu verändern; Weingeist, Soda, Kali, Ammonium hingegen, im koncentrirten Zustande, weit entfernt, den Schleim aufzulösen und die Zoospermen zu enthüllen, bringen eine Zusnmmenziehung hervor und zerstören die Thierchen, jedoch nur in gewisser Quantität der Macerationsflüssigkeit beigemischt, haben sie eine sehr auflösende Wirkung.

[1] a. a. O.
[2] a. a. O.

## § 206.

Nach den so eben § 205 erwähnten Versuchen und den hieraus gewonnenen Ergebnissen war es nun Bayard ein Leichtes, das Verfahren zu bestimmen, nach welchem getrocknete Samenflecken behandelt werden müssen, um mit Sicherheit die Samenthierchen aufzufinden. Er gibt folgendes Verfahren als das erste an, welches er in Anwendung brachte: [1] Man schneidet mit der Scheere einen Theil der muthmasslichen Samenflecken aus dem leinenen oder anderen Gewebe, ohne diess zu zerkrümpeln, bringt sie in ein Glas, und lässt sie in demselben mit kaltem destillirtem Wasser ein weichen. Während dieser Maceration sieht man die Flecken nass werden (was bei Fettflecken z. B. nicht der Fall ist); man bemerkt, dass sie ihre eigenthümliche Farbe und Steifigkeit verlieren. Die Feuchtigkeit wird sich nur leicht trüben, wenn man nicht auf grosse Flecken operirt; die Fäserchen lösen sich ab und sinken nieder, mit leichten Flocken verbunden; wenn die Flecken gross sind, entwickelt sich dabei ein spermatischer Geruch, gewöhnlich jedoch nicht. Während dieser Maceration darf aber die Leinwand auf keinerlei Weise gepresst oder gerieben werden; denn sonst geschieht gerade, was Orfila immer begegnete (§ 205), und ihn auf seine negative Ansicht brachte, insoferne dadurch die Thierchen zerstückelt und unkenntlich werden. Man nimmt nun mit einem feinen Röhrchen einige Tropfen der Macerationsflüssigkeit vom Grunde der Kapsel, breitet sie zwischen zwei Glasplatten aus und bringt sie unter das Mikroskop, wo sich sodann einige freie Zoospermen zeigen werden, die grössere Zahl derselben bleibt jedoch in den zähen Schleimtheilchen des Samens eingehüllt. Wenn aber die Flüssigkeit über der Weingeistlampe mässig erhitzt wird, bis die Flüssigkeit eine Temperatur von 60 bis 70° C. angenommen hat, und man eine der vorhin erwähnten Substanzen (§ 205. Weingeist, Soda, Kali, Ammonium) im verdünnten Zustande zusetzt, so dass von dem Alkohol $\frac{1}{10}$, von der Soda $\frac{1}{10}$ und vom Ammonium $\frac{1}{15}$ zu stehen kommt, wo sie auflösend wirken, so wird die Dissolution des Schleimes vollständig und eine grössere Anzahl Samenthierchen dadurch sichtbar werden. Diese sind immer leicht an ihrer besonderen Gestalt (§ 191) zu erkennen. Man wird aber ausserdem oft eine Menge runder Körperchen in der aufgelösten Flüssigkeit sehen, welche leicht von den Zoospermen zu unterscheiden sind, und, nach Bayard, in Monaden des prostatischen Schleimes bestehen. Diesen fehlt durchgängig das Schwänzchen, welches für die Samenthiere so bezeichnend ist; auch ist ihre Gestalt grösser, als die der letzteren. Dieses ist das erste und einfachste Verfahren, dessen sich Bayard bediente; er gibt jedoch auch noch ein anderes, komplizirteres an, wobei mehrfache Filtration angewandt wird, und welches er auch als das sicherste erkannte. Dieses Verfahren beruht darauf, dass man durch wiederholtes Auflösen des zu untersuchenden Stoffes die Zoospermen so viel als möglich von den sie umgebenden Theilen trennt. Bayard hat sich nemlich überzeugt, dass die Samenthierchen einfaches Filtrirpapier nicht durchdringen, sondern von ihm zurückgehalten werden — eine Thatsache, welche Prevost und Dumas unbekannt war. Bei diesem Verfahren werden die Leinwandstückchen während 24 Stunden in destillirtem Wasser eingeweicht. Nach Verfluss der angegebenen Zeit filtrirt man die Macerationsflüssigkeit. Nun bringt man das bereits macerirte Gewebe auf eine Porzellainschale, übergiesst es wieder mit destillirtem Wasser und erwärmt es über einer Weingeistlampe bis zu $+$ 60 bis 70° C. und filtrirt dann wieder. Endlich behandelt man das Gewebe mit Wasser, welches mit Alkohol oder Ammoniak vermischt ist, und filtrirt die Flüssigkeit wieder. Wenn die Filtration geendigt ist, so schneidet man das Papier der Filtra einen Zoll vor seinem Ende ab, und stürzt es auf ein Uhrglas, oder, was noch besser ist, auf einer Cuvette mit geradem Boden um. Das so umgestürzte Filter wird nun noch einmal mit alkohol- oder ammoniakhaltigem Wasser getränkt, wodurch alle übrigen Schleimtheilchen vollends gelöst werden und der Niederschlag frei wird. Ist Fettigkeit damit vermischt, so kann diese durch einige Tropfen verdünnte Naphtha (ätherhaltiges Wasser) entfernt werden. Die mikroskopische Betrachtung der untergeschobenen Glasschale zeigt nun die Samenthierchen deutlich, ohne abgebrochene Schwänzchen und ganz von Schleim getrennt.

Anmerkung. Bei der Auswahl des destillirten Wassers muss man besondere Aufmerksamkeit verwenden und dasselbe vor seinem Gebrauche zur Maceration der Samenflecken einer mikroskopischen Untersuchung unterwerfen, um sich vor aller Täuschung sicher zu stellen. Es ist nemlich bekannte Erfahrungssache, dass jede Flüssigkeit, welche einige Zeit der Luft ausgesetzt ist, Infusorien enthält, und dass diese um so schneller entstehen, je wärmer es ist. Auch jedes Wasser, wenn es lange steht, enthält Infusorien und so könnte es leicht geschehen, dass die so zu dem Objekte mit Wasser gebrachten Infusorien als dem Objekte gehörig gehalten werden.

[1] a. a. O. — Schneider's Annalen 1840. S. 587 ff.

## § 207.

Schmidt[1]) empfiehlt zu demselben Zwecke ein viel einfacheres, bei den kleinsten Flecken anwendbares Verfahren, welches einer vielseitigen Benutzung fähig sein soll, weil es unter allen Umständen, ohne Beschädigung des befleckten Waschstückes, ausgeführt werden kann, und in Folgendem besteht:

Man sucht vor allen Dingen zu ermitteln, von welcher Seite aus die Befleckung erfolgt ist. Auf dieser ist man nemlich sicher, eine bedeutende Schicht eingetrockneter Samenthierchen zu finden, die auf der Gegenseite gar nicht, oder nur spärlich und innig mit dem Leinengewebe verfilzt, gefunden werden. In der Mitte der Flecken sieht man auf der Spermatozoenseite eine schwach glänzende, durch eine Schicht eingetrockneter Samenfäden gebildete Erhabenheit, die sehr allmählig gegen den Rand hin abfällt. Am Besten nimmt man dieselbe beim Kerzenlicht wahr, indem man das Waschstück, unter einem schiefen Winkel, gegen dasselbe hält, und dem Lichte gegenüber, unter dem gleichen Winkel darauf sieht. Man erkennt so die dünne eingetrocknete Schleimschicht am Lichtreflex von der glänzenden Oberfläche, während die Gegenseite des Fleckens homogen matt erscheint und sich rauh anfühlt. Die gefundene Spermatozoenseite des Fleckens wird nach Aussen gekehrt und das Waschstück so gefaltet, dass diese Schicht die Spitze eines langen kegelförmigen Sackes bildet. Der Zipfel mit der nach Aussen gekehrten, darauf eingetrockneten Spermotozoenschicht, wird mit dieser in ein halb mit Wasser gefülltes Uhrglas getaucht, indem man ihn an einem Brette, Buche oder sonstigen Gestelle senkrecht, bis unter den Wasserspiegel des Uhrglases herabhängen lässt. Es wird nur die mit Spermatozoen bedeckte Spitze, als tiefster Theil des Zipfels, von demselben berührt. Nach drei bis vier Stunden ist der Fleck aufgeweicht; man erwärmt das Wasser in dem Uhrglase, nach dem Zusatze einiger Tropfen Ammoniaklösung, über einer kleinen, darunter gehaltenen Weingeistlampe, schwenkt den Zipfel darin hin und her, und streicht ihn endlich, von oben nach unten, leicht zwischen Daumen und Zeigefinger durch. Der Flecken ist jetzt von dem Waschstück verschwunden; das Wasser erscheint trübe und schwachschleimig. Die mikroskopische Untersuchung eines Tropfens zeigt darin theils vollkommen wohlerhaltene Spermatozoen, theils nur das knopfförmige, ovale Vorderende derselben. Sollte man zu viel Wasser genommen haben, so lässt man das flache Uhrglas einige Stunden stehen, bis der grösste Theil desselben verdunstet ist, und unterwirft nun den koncentrirten Rückstand der Untersuchung. Man kann einen Tropfen auf einer Glasplatte eintrocknen lassen und das so erhaltene mikroskopische Präparat zur Kontrole dem Untersuchungsberichte beilegen, wie man bei Vergiftungen, durch Beifügen eines Theiles des wiederhergestellten Giftes, den rein objektiven Beweis in natura vorzulegen pflegt.

[1]) Diagnostikverdächtiger Fleck etc. S. 47 ff.

### § 208.

Die seither erwähnten chemischen und mikroskopischen diagnostischen Momente (§ 203 ff.) charakterisiren die Samenflüssigkeit auf eine auffallende Weise, und lassen dieselbe leicht von anderen ihr ähnlichen § 203 aufgeführten Stoffen unterscheiden.

Syphilitischer Vaginalschleim erscheint im trockenen Zustande gelblich oder grünlichgelb, die hievon auf Leinwand erzeugten Flecken sehen daher gelblich, oder grün, oder gelbgrün aus, von denen einige stärker, einige schwächer gefärbt sind. Diese Flecken werden in der Nähe eines Lichtes, oder auf einer Blechplatte erhitzt, nicht gelb, wie die Samenflecken (§ 187). Nach mehrstündigem Einweichen in Wasser entfärben sie sich, und verbreiten dabei einen eigenthümlichen, von jenem des Sperma sehr verschiedenen Geruch. In der wässerigen Lösung zeigen sich weissliche Flocken und Fäserchen; durch das Filtriren wird sie aber farblos und durchsichtig, und macht durch Säuren geröthetes Lakmuspapier wieder blau. Die wässerige Lösung bildet beim Kochen, wie beim Zusatz von Salpetersäure in der Kälte, weisse Koagula von Albumin und dessen Nitrat; während die des Sperma, durch Erhitzen bis zum Sieden, nicht verändert, und von Salpetersäure nur schwach gelb gefärbt — nicht gefällt wird (§ 182). Der ungelöste Schleimrückstand zeigt, bei der mikroskopischen Untersuchung, wieder aufgequollene Epithelialgebilde, und zwar einige wenige grosse Plattenepithelialzellen zwischen zahlreichen Schleim- und Eiterkörperchen, in denen, auf Zusatz von Essigsäure, die Kerne scharf hervortreten, die Zellenkontouren selbst fast verschwinden, durch Jodlösung beide stark kontrahirt werden, und der zwischenliegende amorphe Schleim in langen Fäden koagulirt erscheint. — Wird die wässerige Lösung, bei gelinder Hitze, in einem Uhrglas abgedampft, so erscheint ein weissliches, eiweissartiges Koagulum, aber keine gummöse, glutinöse Masse, wie beim männlichen Samen. Der Rückstand im Glase zeigt einen weisslichgelben, opaken Ueberzug, der, wie alle azotenhaltenden Stoffe, durch Feuer nicht zersetzt wird; mit kaltem destillirtem Wasser gelöst und geschüttelt, löst er sich kaum auf. Chlor macht in der filtrirten Flüssigkeit einen weissen Niederschlag; ebenso Alkohol, Plumbum aceticum und Sublimat; durch Galläpfel wird ein graugelblicher Niederschlag hervorgebracht.

Nicht syphilitischer Vaginalschleim akuter und chronischer Leukorrhoen erscheint getrocknet dem syphilitischen ähnlich, nur weniger grün. Mikroskopische Charakteristik dieselbe. — Der Schleim, welcher beständig die Vaginalschleimhaut befeuchtet, reagirt sauer, und sieht, bei etwas reichlicher Absonderung, weiss und rahmartig aus. Bei vielen Kindern, jungen Mädchen, und gesunden Schwangern fliesst dieser rahmartige Schleim sehr häufig ab, und befeuchtet Hemden und Betttücher; wird er trocken, so werden die Flecken gelblich oder leicht röthlich; aus ihrer Ausbreitung darf man schliessen, dass sie von krankhaften Zuständen herkommen.

Urethralblennorrhoen geben schmutzig weisse, am Feuer nicht gelb werdende Flecken, welche in kaltem destillirtem Wasser, nach einigen Stunden, ihre Farbe und Steifigkeit verlieren, und in dem getrübten Wasser Flocken und Fäserchen bilden. Wenn man diese Flüssigkeit filtrirt und bis zur Trockenheit verdunstet, so bildet sich ein eiweissstoffartiger Rückstand, welcher, in kaltem destillirtem Wasser geschüttelt, nur äusserst wenig sich auflöst. Die filtrirte Auflösung wird durch Chlor, Alkohol, Sublimat und Galläpfelinfusum nicht getrübt. Indessen variirt der Eiweissgehalt durch Koaguliren beim Erhitzen und durch Salpetersäurezusatz nachweisbar, je nach dem Stadium der Krankheit: in den ersten Tagen der Blennorrhoe ist er am stärksten, und nimmt gegen das Ende derselben immer mehr ab. — Die mikroskopischen Charaktere sind jenen der vorigen ähnlich; doch erweichen die Epithelialgebilde nicht so vollständig, und die Eiterkörperchen erscheinen bedeutend grösser. Einige Tropfen verdünnter Ammoniaklösung vermitteln starkes Aufquellen derselben, was die Untersuchung wesentlich erleichtert.

Milchige Lochien bilden graugelbe, den Samenflecken ähnliche, aber am Feuer nicht gelb werdende Flecken. Die filtrirte Lösung wird, beim Eintrocknen, dem Mundleim ähnlich, gelbbraun, und koagulirt stark durch Kochen und Salpetersäure, während Sperma beim Eintrocknen farblos bleibt und durch letztere Agentien nicht verändert wird.

## § 209.

Eiter, verschiedenen Ursprungs, erscheint auf Wäsche eingetrocknet grünlich, bei eingemengtem Blute gelbröthlich. Die Flecken fühlen sich rauh an, und lassen beim Erwärmen keine gelben Ränder hervortreten. Einige Stunden in Wasser eingeweicht, quellen dieselben zu einem schleimigen Ueberzuge auf, der sich durch Hin- und Herflottiren der mit Wasser und Schleim getränkten Stelle leicht abstreift. Aus diesem wässerigen Fluidum senkt sich ein dünner, schleimiger Bodensatz, der sich bei der mikroskopischen Untersuchung als Gemenge von Eiterkörperchen erweist. Der Inhalt erscheint weit stärker granulirt, als im frischen Zustande, die Ränder etwas gezackt; Zusatz von verdünntem Ammoniak macht sie stärker aufquellen. Durch Essigsäure treten die Kerne stark hervor, während Membran und Inhalt erblassen; Jodlösung kontrahirt beides und färbt den Kern intensiv gelb bis braun.

Speichelflecken. Es ist manchmal nicht so leicht, einen Samenflecken von einem durch Speichel entstandenen zu unterscheiden; allein es ist doch noch möglich, insoferne der Speichel in keinem Falle alle Kennzeichen eines Samenfleckens darbietet. Uebrigens lässt sich nicht präsumiren, dass die Hemden, mit denen man es hier meistens zu thun hat, mit Speichel befleckt worden seien, und zwar um so weniger, als man, um mit dieser Flüssigkeit einen sichtbaren Flecken hervorzubringen, sie zu mehreren Malen darauf appliciren und abwarten muss, bis die ersten daraufgebrachten Parthien trocken geworden sind, was stets viel Zeit erfordert. Auch werden Speichelflecken nie so konsistent, dass sie sich steifen, und namentlich von der Innenseite der Leibwäsche rauh anzufühlende Flecken bildeten. Indessen zeigen die Speichelflecken von Erwachsenen nicht immer dieselben Merkmale. Einige sind gelb, während der Vertrocknung von unangenehmem Geruche, und während der Erhitzung von erhöhter Färbung; andere dagegen sind weiss, beinahe geruchlos und während der Erhitzung von unveränderter Farbe. In kaltem destillirtem Wasser entwickeln einige einen samenartigen Geruch, andere nicht; einige bekunden eine starke, andere eine geringe Trübung; einige äussern eine grössere, andere eine minder grosse alkalische Natur. Die wässerige Lösung filtrirt, und dem Einflusse einer gelinden Wärme ausgesetzt, liefern einige einen ziemlich reichlichen gelben, andere nur einen gelblichen Rückstand, welcher, einige Minuten in kaltem destillirtem Wasser umgerührt, sich bei einigen in zwei, in einen unauflösbaren, unter der Form von gelben Häutchen, und in einen auflösbaren, sich durch essigsaures Blei reichlich niederschlagenden

Theil abscheidet, welcher durch Alkohol, Chlor und Salpetersäure opalinisch und durch wässeriges Galläpfelinfusum nicht trübe wird; bei anderen aber sich in schleimige Flocken trennt, wobei die filtrirte Auflösung, durch genannte Reagentien, nicht opalinisch wird. Bei starker Mengung mit:

Bronchial- oder Nasenschleim bildet sich ein gelbgrüner, in glasartigen, elastisch-spröden Flitterchen abspringender Ueberzug von vertrocknetem Schleim, der beim Samen nie vorkommt. Diese Flitterchen quellen in Wasser zu dicken, weissen, undurchsichtigen Schleimballen auf. Nach einigen Stunden mikroskopisch untersucht, zeigen sich in einer amorphen Schleimmasse zahlreiche, wohlerhaltene, nur im Innern nicht mehr homogene, sondern mit feinkernigem Inhalte versehene Schleimkugeln. Jodlösung, Essigsäure und Ammoniak bewirken die bei den Eiterkörperchen erörterten Veränderungen, nur kommt durch Essigsäure ein einfacher grosser Kern zum Vorschein, während bei jener zwei bis drei kleinere hervortreten.

Reiner Nasenschleim bildet graue, weissgelbliche, steife Flecken, die im Wasser sich lösen, und, dem Feuer ausgesetzt, an den Rändern eine leichte falbe Färbung annehmen. Die filtrirte und abgedampfte Flüssigkeit gibt kein Koagulum, schlägt sich mit Chlor, Alkohol und Salpetersäure nieder, trübt sich aber weder durch Galläpfelaufguss, noch durch Bleizucker. Macerirt man ein Stück durch einige Minuten, und betrachtet dann einige Tropfen davon unter Glasplatten, so sieht man unter dem Mikroskope Epidermislamellen, Natronsalzkrystalle, fremde Körper, Staub, Haare.

Thränenflüssigkeit wird ebenso mikroskopisch erkannt.

§ 210.

Fettflecken sind augenblicklich durch die transparenten nicht verschwindenden Flecken charakterisirt, die sie unter einem heissen Bolzen, zwischen Löschpapier gepresst, hinterlassen. Sie sind nie steif und rauh anzufühlen, erhitzt man sie, so dehnen sie sich aus, quellen in Wasser nicht auf, sondern lassen darauf gebrachte Wassertropfen, ohne Adhäsionserscheinungen, wieder abfliessen; dagegen lösen sie sich in kaltem, 38° Beaumè haltendem Alkohol, nach einigen Stunden, in der Art ganz auf, dass darin ein weisser Niederschlag, und wenn die alkoholische Lösung bis zur Trockenheit verdunstet ist, ein fettiger Rückstand erfolgt. Werden die Fettflecken in eine Pottaschenauflösung gebracht, so erscheinen auf der Oberfläche der Flüssigkeit seifenartige Tröpfchen, und auf

Zusatz von einigen Tropfen Essigsäure bildet sich ein weissfettiger Niederschlag.

Gummi, welches etwa zu absichtlichen Fälschungen in dieser Richtung gebraucht werden könnte, bildet farblose, halbdurchsichtige, steife Flecken, deren Ränder am Feuer nicht gelb werden. Im Wasser quellen sie rasch auf, lösen sich leicht und vollständig, ohne bei längerem Stehen einen Bodensatz fallen zu lassen. Die Lösung wird durch Jod und Salpetersäure nicht verändert, und trübt sich, beim Kochen, nicht im Mindesten. Das Mikroskop zeigt in der wässerigen Lösung keine Spur relativ fester, regelmässig geformter Körper. Ein Tropfen eingetrocknet, verbrennt ohne Horngeruch.

Eiweiss bildet dem Gummi ähnliche, am Feuer nach den Rändern zu nicht gelb werdende Flecken. Sie quellen im Wasser stark auf und lösen sich vollständig. Die Lösung koagulirt durch Kochen und Salpetersäure, und bildet, mit Essigsäure und Cyaneisenkalium versetzt, einen starken weissen Niederschlag. — Die mikroskopische Untersuchung erweist den Mangel relativ fester histologischer Elemente. Ein Tropfen eingetrocknet, schmilzt, unter starkem Aufblähen, bis zum endlichen Verkohlen, unter dem Geruche verbrennenden Hornes, oder versengter Haare.

Stärkemehl- oder Mehlkleister endlich bilden undurchsichtige, rein weisse Flecken, die am Feuer nicht gelb werden. In Wasser gebracht, verändern sie sich in der Kälte nicht wesentlich. Streicht man das eingeweichte Waschstück zwischen den Fingern, so lösen sich weisse Flocken ab, die sich bei der mikroskopischen Untersuchung als aufgequollene Stärkemehlkörnchen erweisen. In heissem Wasser quillt der Flecken zur halbdurchscheinenden, opalisirenden Gallerte auf, und vertheilt sich zu einer opalisirenden Flüssigkeit, aus welcher Jodlösung intensiv blaue Flocken von Jodstärkemehl niederschlägt.

## Vierter Abschnitt.

**Verhalten des Samens zu verschiedenen Stoffen.**

### § 211.

Es dürfte wohl kaum je der Fall vorkommen, dass die Gegenwart von Samenflecken auf metallenen, eher noch aber auf hölzernen Gegenständen auszumitteln wäre; denn in der Regel handelt es sich, in den hierher gehörigen Fällen, um Bestimmung der Samenflecken auf Kleidungs- und Waschstücken. Die Rolle, welche das Serum des Blutes bei den Blutflecken spielt (§ 109), übernimmt hier die grosse Menge Wassers der Samenflüssigkeit, in Verbindung ihres so ausgeprägten hygroskopischen Charakters (§ 177 und 179), so dass in dieser Richtung zwischen Samen- und Blutflecken die grösste Analogie besteht. Was ferner bei den Blutflecken das Hämatin ist, das bildet bei den Samenflecken das Spermatin, welch' beide saurer Natur sind. Welche Bedeutung endlich die Blutkügelchen im Blute besitzen, dieselbe bekunden die Samenthierchen im Samen — lauter Verhältnisse, welche, in der angeregten Richtung, die grösste Aehnlichkeit in dem Verhalten des Blutes und des Samens zu verschiedenen Stoffen begründen dürften, so dass wir uns hier kurz fassen können.

### § 212.

Die hygroskopische Natur des betreffenden Stoffes, welcher mit Samenflüssigkeit in Berührung gebracht wird, übt bei Entstehung von Samenflecken den grössten Einfluss aus. Denn je weniger hygroskopisch irgend ein Stoff ist, um so umschriebener, begrenzter und koncentrirter wird sich der Samenfleck, nach Eintrocknung der Samenflüssigkeit darstellen; desto langsamer wird aber letztere auch vertrocknen, und auf diese Weise dem ändernden Einflusse äusserer Einflüsse auch länger ausgesetzt sein, und umgekehrt, je hygroskopischer der betreffende Stoff ist, desto ausgebreiteter und inniger mit den Fasern des Gewebes verbunden, zugleich aber auch verdünnter, wird sich der Samenfleck bewähren, weil hiedurch vermöge der selbsteigenen hygroskopischen Kraft des Samens dem Verflüssigungsprozesse desselben unterstützender Vorschub geleistet wird. Unter den letzteren Verhältnissen wird aber die Vertrocknung schneller erfolgen, als unter den ersteren, weil der Verdunstung des Wassers eine grössere Fläche dargeboten wird, desto weniger werden aber auch äussere Einflüsse ihren ändernden Einfluss zu äussern vermögen. Der Kürze halber berufen wir uns in dieser Richtung auf die § 113 aufgeführte hygroskopische Skala verschiedener Stoffe, welche auch hier ganz ihre Anwendung findet, und bei der Untersuchung der Samenflecken alle Berücksichtigung verdient.

Fünfter Abschnitt.

## Allgemeine Resultate und Schlussbemerkungen.

### § 213.

Die wesentlichsten Bestandtheile des Samens, welche diese thierische Flüssigkeit von allen anderen ähnlichen Absonderungen unterscheiden, und sich überall finden, wo lebenskräftiger Samen ergossen wird, sind: das Spermatin (§ 180) und die Samenthierchen (§ 190 ff.). Diese wesentlichen Bestandtheile treten überall und gleichzeitig neben einander auf, sowohl im flüssigen, als eingetrockneten Zustande des Samens, nur in verschiedenen proportionalen Verhältnissen, und bilden die wichtigsten Anhaltspunkte bei der Ermittelung der Anwesenheit von Samen in konkreten Fällen, und bei Feststellung einer richtigen Diagnose. Diese zwei Bestandtheile sind zugleich auch die unmittelbarsten, weil sie sich nach einer so einfachen Methode darstellen lassen (§ 180 ff.), dass nicht einmal der Vermuthung, sie möchten Produkte eines chemischen Prozesses sein, Raum gegeben werden kann. Von dieser allgemeinen Seite aufgefasst, können wir den allgemeinen Theil der Frage: „Lassen sich Samenflecken auf Bettgewand, Kleidungs- und Waschstücken nachweisen?" mit einem eben so feierlichen „Ja!" beantworten, als wir dieses in Betreff der Blutflecken (§ 118) ausgesprochen haben, und zwar steht uns auch hier ein chemischer und mikroskopischer Weg, zur Erreichung unseres Zweckes, offen, und diese beiden Wege müssen, als einander gegenseitig ergänzend, in jedem Falle betreten werden, wo es sich um genaue Ausmittelung vorhandenen Samens handelt.

## A. Chemischer Weg.

### § 214.

Die dem Faserstoffe des Blutes gerade entgegengesetzte Eigenschaft des Spermatins, innerhalb des Körpers in geronnener, oder wenigstens aufgequollener Form im Samen anwesend zu sein, und nach dessen Entleerung nach Aussen, in den flüssigen Zustand überzugehen (§ 179), unterscheidet die Samenmaterie nicht nur sehr wesentlich von anderen thierischen Sekretionen und Exkretionen, sondern gibt uns zugleich auch ein bequemes Mittel an die Hand, diesen Stoff durch Wasser auszuziehen. Wird nemlich Samen, im flüssigen oder eingetrockneten Zustande, mit Wasser behandelt, so fällt der unlösliche Theil desselben zu Boden, während in der darüber stehenden Flüssigkeit das Spermatin und die löslichen Salze (§ 177) aufgelöst enthalten sind, und durch das Filter von einander getrennt werden können. Die so erhaltene wässerige Lösung verbreitet, im Wasserbade verdunstet, den eigenthümlichen Samengeruch, und lässt beim völligen Verdunsten einen zarten, durchsichtigen, firnissartigen Anflug zurück, der, bei Behandlung mit Wasser, aufquillt, undurchsichtig und weich wird, und sich von der Gefässwand ablöst (§ 180). — Das Spermatin isolirt darzustellen und seine chemische Natur genau zu ermitteln, ist bis jetzt noch nicht gelungen.

### § 215.

Wenn nach dem Vorhergehenden durchaus nicht zu läugnen ist, dass in der männlichen Samenflüssigkeit ein eigenthümlicher, charakteristischer Stoff enthalten ist, welcher dieser Flüssigkeit wesentliche Eigenheiten verleiht, so kennen wir die physikalischen und chemischen Eigenschaften dieses Stoffes doch noch zu wenig, als dass wir, in vorkommenden Fällen, auf die Ergebnisse der chemischen Untersuchung gestützt, ein vollgültiges Urtheil über Anwesenheit und Abwesenheit von Samen abgeben könnten. In dieser Richtung sind wir daher, bei der Ausmittelung von Samenflecken, weit hinter jener von Blutflecken zurück; denn die Chemie vermochte, mit allen ihren Unterstützungsmitteln, bis zur Stunde noch keinen einzigen Bestandtheil des Samens isolirt darzustellen, welcher dieser Flüssigkeit wesentlich und ausschliesslich eigenthümlich wäre. Denn das Gelbwerden des Fleckens bei dessen Annäherung an das Feuer, Darstellung eines mit Samengeruch imprägnirten Destillats, Nichtgefälltwerden durch Salpetersäure, die auflösende Wirkung der Alkalien, kurz alle § 180 aufgeführten Einwirkungen verschiedener Reagentien genügen weder einzeln für sich, noch in ihrer Vereinigung, um auch nur mit annähernder Bestimmtheit den allgemeinen Theil der in Rede stehenden Frage zu beantworten. Dagegen liefert der mikroskopische Weg, durch Ermittelung der Samenthierchen, ein unumstössliches Beweismittel, welches, in Uebereinstimmung mit den Resultaten der chemischen Untersuchung, noch mehr an Beweiskraft gewinnt.

## B. Mikroskopischer Weg.

### § 216.

Wie bei den Blutflecken (§ 134), so hat auch bei den Samenflecken Orfila zuerst das Mikroskop in Anwendung gezogen; gelangte aber in letzterer Richtung blos zu einem negativen Resultate (§ 205). Devergie[1]) und namentlich Bayard[2]) gebührt das Verdienst, diesen mikroskopischen Weg näher beleuchtet zu haben, welcher sodann auch von vielen Deutschen betreten und aufs Neue bearbeitet wurde. Bayard sagt, dass er sein mikroskopisches Verfahren (§ 205 ff.) in eilf Fällen von gerichtlichen Gutachten in Anwendung gebracht, und jedesmal bestimmte Resultate erlangt habe, während die gleichzeitig angestellte chemische Analyse nicht immer darauf führte. R. Wagner[3]) schlägt die Leistungen des Mikroskops in dieser Beziehung so hoch an, dass er behauptet, durch dieses Instrument sogar im Stande zu sein, bei begangener Sodomie, aus der Gestalt der Samenthierchen die Thierart zu bestimmen, mit welcher die scheussliche That verübt worden, und auch diese Ansicht hat ihre Anhänger gefunden. Schmidt[4]) sagt, dass in Kriminalfällen nicht eher ein entscheidendes Urtheil abgegeben werden könne, als bis es gelungen sei, die Spermatozoen, als allein charakteristische Elemente des Sperma, wenigstens in einigen wohlerhaltenen Exemplaren, nachzuweisen.

¹) a. a. O.
²) a. a. O.
³) Schmidt's Jahrbücher, Suppltbd. III. S. 31.
⁴) Diagnostik etc. S. 46.

### § 217.

Wenn es auch durchaus nicht in Abrede zu ziehen ist, dass die Samenthierchen eben so wesentliche Bestandtheile des Samens, als die Blutkörperchen Elementartheile des Blutes bilden, und somit in der wahren Samenflüssigkeit nie fehlen können; so sind wir doch nicht immer berechtigt, von der Nichtanwesenheit der Spermatozoen auf die Nichtanwesenheit des Samens zu schliessen. Denn wie es primäre und sekundäre Blutflecken gibt (§ 122), so gibt es, unter denselben Verhältnissen, auch primäre und sekundäre Samenflecken, welche ein ganz verschiedenes mikroskopisches Resultat bei angestellter Untersuchung liefern. Wenn nemlich der Samen unmittelbar auf Wäsche, Kleider und dergl. ergossen wird, und es befindet sich unterhalb derselben ein anderes Gewebe, so kann letzteres, durch den durchdringenden wässerigen Theil des Samens, also sekundär befleckt werden, während der von Samen primär berührte Theil von den konsistenteren Bestandtheilen des Samens befleckt wird. Letztere Art von Flecken werden immer Samenthierchen nachweisen; erstere aber nur ausserordentlich selten, unter gleichzeitig günstigen Verhältnissen, oder gar nie, und hier sind wir in dem Falle, wo wir den Resultaten der mikroskopischen Untersuchung ihre absolute Beweiskraft absprechen müssen.

### § 218.

Wenden wir nun die seither erlangten Resultate auf die Beantwortung des speziellen Theiles der § 174 aufgeführten Frage: „Lässt sich Samenflüssigkeit, als solche, von anderen ähnlichen thierischen Flüssigkeiten, und im getrockneten Zustande, unter der Form von Flecken, von Flecken anderer Ausflüsse aus den Genitalien, unterscheiden?" an; so müssen wir uns dahin aussprechen, dass wir an den Spermatozoen ein sehr wesentliches Kriterium besitzen, woran wir Samenflüssigkeit von jeder anderen thierischen Flüssigkeit erkennen können, und dass sich somit auch diese Frage im Allgemeinen bejahen lasse, jedoch mit der besonderen Voraussetzung, dass der Samenflecken nicht zerrieben und nicht auf sekundäre Weise (§ 217) entstanden sei, in welch' beiden Fällen wir vergebens nach Samenthierchen suchen werden, und in diesen Fällen werden wir von der Mikroskopie auf das unsichere Gebiet der Chemie (§ 215) verwiesen, und hierdurch einem vollgültigen Urtheile die grössten Hindernisse bereitet.

### § 219.

In Betreff der speziellen Zeitbestimmung: „**Wie lange lassen sich Samenflecken auf Bettgewand, Leibweisszeug, Wasch- und Kleidungsstücken nachweisen?**" so müssen wir diese Frage motivirt dahin beantworten, dass wir bis zur gegenwärtigen Stunde weder in der Chemie, noch Mikroskopie irgend ein Mittel besitzen, welches uns in den Stand setzte, das Alter eines Samenfleckens im Allgemeinen, noch die Zeit zu bestimmen, innerhalb welcher derselbe aufhöre, auf chemischem und mikroskopischem Wege als Samenflecken nachweisbar zu sein; dass wir dagegen aber im Stande sind, wenn nicht verschiedene äussere Einflüsse bis zur Unkenntlichkeit auf denselben eingewirkt haben, noch nach Jahr und Tag das charakteristische Verhalten des Samenfleckens gegeh äussere chemische Reagentien und die Gegenwart der Samenthierchen nachzuweisen, und auf eine gründliche Weise zu konstatiren. Hassall[1]) spricht sich, in Bezug auf diese Frage, folgendermassen aus: „Die Zeit, während welcher die Auffindung der Spermatozoen in solchen Flecken noch für möglich zu halten ist, lässt sich, wie mir scheint, kaum in bestimmte Grenzen fassen: ich selbst habe sie im Samen von mehreren Wochen noch wahrgenommen, und sie schienen da noch nicht die geringste erhebliche Veränderung erlitten zu haben, sowie auch die darin befindlichen Spermatophoren sich noch ganz deutlich zeigten." — Bayard (§ 195 Ziff. 9) konnte auf Leinwand, auf welcher seit zwei Monaten, einem Jahre und fast seit drei Jahren Flecken von vertrocknetem Samen befindlich waren, noch ganz wohlerhaltene Zoospermen erkennen, und bei meinen eigenen Versuchen fand ich die Richtigkeit dieser Beobachtung bei einem vierjährigen Samenfleck auf's Vollkommenste bestättigt.

[1]) a. a. O. S. 137.

### § 220.

Endlich in Betreff des dritten Spezialtheiles der Frage: „**Gibt es Methoden, durch welche wir, in vorkommenden Fällen, in den Stand gesetzt werden, vor Gericht menschlichen Samen von Thiersamen überzeugend, oder auch nur mit Wahrscheinlichkeit nachzuweisen?**" so haben wir die Möglichkeit § 191 im Allgemeinen schon angedeutet, jedoch noch nicht gehörig begründet. Von Seite der Chemie haben wir in dieser Richtung nichts zu erwarten; wir sind hier rein auf das Gebiet der Mikroskopie verwiesen; allein auch hier befinden wir uns nicht durchweg auf jenem festen Boden, wie es immer erwünscht wäre. Es hat allerdings seine Richtigkeit, dass, wie wir § 191 schon erwähnt haben, die Klassen, Ordnungen und Familien der Thiere konstante Verschiedenheiten der Form und Grösse bei den Spermatozoen hervorrufen: indessen aber sind diese Unterscheidungsmomente zu fein, als dass sich hierauf fest bauen, und in jedem gerichtlichen Falle mit unumstösslicher Gewissheit ein Urtheil hierauf stützen liesse. Ebendaselbst (§ 191) haben wir erwähnt, dass die Unterscheidung in Schwanz und Körper bei den Spermatozoen der Wirbelthiere nie fehle, und es können uns also nur Grössen- und Gestaltsverhältnisse, in ihren verschiedenen Nuancen, hier als leitende Unterscheidungsmomente dienen. Hinsichtlich der Grösse der Spermatozoen, so liefert uns die Grösse des Thieres, von welchem jene stammen, durchaus keinen sicheren Maasstab; denn die Samenthierchen der Wallfische sind durchaus nicht grösser, als bei manchen kleinen Thieren, ja bei manchen Insekten sind sie grösser, als beim Menschen; bei der Maus sind sie um die Hälfte grösser, als beim Pferde; bei dem Affen sind sie etwas grösser, als beim Menschen. Auch hinsichtlich der Bewegung kommen die menschlichen Spermatozoen mit jenen der Säugethiere überein, und so bleibt uns am Ende, bei der grossen Uebereinstimmung, nur noch die Verschiedenheit der einzelnen Körpertheile — des Kopfes und des Schwanzes, als diagnostisches Unterscheidungsmoment übrig, und wir hätten somit, durch unseren Scharfsinn, eine Verschiedenheit in der Aehnlichkeit aufzusuchen und zu begründen. Nun wissen wir aber auch, aus den Beobachtungen von Berres,[1]) dass, bei den verschiedenartigen Bewegungen der Samenthierchen, der scheibenförmige Kopf seine Gestalt verschiedenartig verändert, indem das Kopfende bald rüsselartig, wohl auch tüttenförmig hervorgestreckt, nach allen Seiten hin und her bewegt, bald wieder zurückgezogen und verkürzt wird, so dass es keine so leichte Sache ist, bei der diessfalls ausgesprochenen Aehnlichkeit eine durchgreifende Verschiedenheit zu erkennen. Berres[2]) sagt zwar, der äussere Bau der Spermatozoen sei im Allgemeinen so bestimmt, und bei den Samenthierchen der verschiedenen Thiere so verschieden und charakteristisch, dass man sowohl die Spermatozoen verschiedener Klassen und Ordnungen der Thiere gewöhnlich leicht von einander zu unterscheiden, als auch noch selbst die Thiergattung, der sie angehören, richtig zu erkennen vermöge. Und eben so spricht sich R. Wagner aus, wie wir § 216 schon erwähnt haben. Allein weniger geübten mikroskopischen Beobachtern dürfte diese Unterscheidung nicht so leicht fallen, und wir müssen desshalb die oben aufgeworfene Frage, unter den § 218 und 219 erwähnten Voraussetzungen, im Allgemeinen zwar bejahen, ihre gehörige Begründung aber als die schwierigste Aufgabe bezeichnen, welche an den forensischen Arzt gestellt werden kann; denn die Möglichkeit, die Samenflecken des Menschen von jenen der Thiere, und jene der Letzteren wieder unter sich zu unterscheiden, hängt von so minutiösen Unterscheidungsmomenten ab, die nicht jeder Beobachter richtig zu erkennen vermag. Desshalb sprechen sich auch, in dieser Richtung, verschiedene Beobachter nicht immer so bestimmt aus, wie Berres und Wagner. Bergmann [3]) sagt z. B.: Mikroskopische Untersuchungen dürfen nur mit dem Grundsatze geschehen: aus einem negativen Resultate gar nichts zu folgern, während positive Ergebnisse allerdings ihren Werth behaupten. Hassall [4]) sagt, dass das Mikroskop in den angedeuteten Fällen positive Beweise, von wesentlicher und entscheidender Bedeutung, zu geben vermöge, während auch die negativen Ergebnisse seiner Anwendung für den Gerichtsarzt nicht ohne Werth seien.

[1]) a. a. O. S. 138.
[2]) Ebdas. S. 148.
[3]) Lehrbuch der medicina forensis für Juristen. 1846. §. 494.
[4]) a. a. O. S. 138.

# II. Besonderer Theil.

Erster Abschnitt.

**Geschichtlicher Abriss der bisherigen Leistungen im Allgemeinen und in konkreten Fällen insbesondere.**

## § 221.

Die von Orfila befolgte und die von Bayard empfohlene, und in eilf gerichtlichen Spezialfällen in Anwendung gebrachte Methode, die Anwesenheit von Samen zu erweisen, haben wir § 204 ff. schon umständlich erörtert, und § 207 das von Schmidt empfohlene Untersuchungsverfahren speziell erwähnt; es bleibt uns somit für diesen besonderen Theil nur noch die Aufführung von konkreten Fällen, welche Gegenstand gerichtlicher Verhandlungen waren, übrig, und in dieser Richtung besitzen wir Mittheilungen von Chevalier,[1] Prollias[2] und aus der neuesten Zeit von Casper,[3] welche wir nun sofort speziell aufführen wollen.

[1] Annales d'Hygiène publique etc. Oct. 1854.
[2] Schneider's etc. Annalen der Staatsarzneikunde. Jahrg. VI. 1841. S. 703 ff.
[3] Vierteljahrsschrift für gerichtliche und öffentliche Medizin. Berlin 1852. Band I. Heft 1. S. 47 ff.

## § 222.

Chevalier bediente sich bei dem von ihm behandelten, § 153 schon erwähnten speziellen Falle, zur Ausmittelung der Samenflecken, folgender Methode:

Die zur Untersuchung vorgelegten Flecken wurden vergleichungsweise mit anderen, durch Samenflüssigkeit hervorgebrachten (welche Chevalier zu anderen Versuchen gerade vorräthig hatte), untersucht. Dem äusseren Ansehen nach hatten jene mehr Aehnlichkeit mit Flecken, welche durch Scheidenausfluss hervorgebracht werden. Die mit Samen befleckte Leinwand trübte die Durchsichtigkeit des destillirten Wassers fast gar nicht, während die zur Untersuchung vorgelegte Hemdeleinwand dieselbe trübte und auf den Boden des Gefässes ziemlich zahlreiche Flocken absetzte; die erstere wurde nach dem Eintauchen klebrig, die letztere nicht. Die von beiden geschwängerten Flüssigkeiten wurden durch Salpetersäure niedergeschlagen; allein in der mit Samen geschwängerten Flüssigkeit zeigten sich blos einige Flocken, in der Hemdeflüssigkeit aber reichlichere. Das Chlor schlug beide Flüssigkeiten nieder, ohne einen merklichen Unterschied in den beiden Niederschlägen. In Glaskapseln verdampft, koagulirte die Samenflüssigkeit nicht, und hauchte einen eigenthümlichen, samenartigen Geruch aus; die andere dagegen koagulirte und verbreitete einen Geruch nach thierischer Gallerte. Es wurde durch eine Frau befleckte Leinwand auf gleiche Weise untersucht, und man erhielt die nemlichen Resultate, wie von der Hemdeleinwand. Einige Versuche, die Gegenwart des phosphorsauren Kalkes in den Rückständen zu erkennen, sowie einige andere, führten zu keinem Resultate. Hieraus zog nun Chevalier den Schluss, dass diese Flecken nicht durch Samen hervorgebracht worden seien.

§ 223.

Prollius theilt ebenfalls einen hierher gehörigen Fall mit, welcher die Untersuchnng des Hemdes eines etwa zwölfjährigen Mädchens betraf, welches durch Nothzucht misshandelt worden sein sollte. Bei der äusseren Besichtigung des zur Untersuchung vorgelegten Hemdes zeigte sich dasselbe aus alter, sehr dünner, hie und da mit Löchern versehener Leinwand bestehend, und war grösstentheils, namentlich gegen die unteren Parthien, sehr schmutzig. An dem vorderen und unteren Theile des Hemdes fanden sich fünf, in Zwischenräumen von 1 bis 2 Zoll von einander entfernte, trockene, gelblichgraue, zum Theil mehr längliche Flecken, von verschiedener Grösse, im längsten Durchmesser 2 bis 6 Linien haltend. Nur einer, und zwar der grösste Flecken, welcher mehr von dem Mittelpunkte der sämmtlichen Flecken entfernt, nach dem Seitenrande des Hemdes hin befindlich und in dessen Umgebung das Leinen selbst von etwas reinerer Beschaffenheit war, liess sich deutlich erkennen; die übrigen Flecken dagegen, an einer mehr schmutzigen

Gegend des Hemdes sich befindend, waren nur mit Mühe aufzufinden. Die grösseren Flecken schienen, so weit solches bei der losen Beschaffenheit des Leinen überhaupt möglich war, ein wenig steif zu sein. Die untere Parthie des Hemdes liess einen urinartigen Geruch wahrnehmen; an dem beschriebenen einzelnen Flecken war ein besonderer Geruch nicht wahrzunehmen. Mit Beihülfe des Apothekers Leister, welcher von dem Gerichte beeidigt worden war, wurden sodann die vorgefundenen Flecken einer chemischen Untersuchung, in folgender Art, unterworfen:

1) Die einzelnen Flecken wurden, mit einer möglichst geringen Menge Leinen, aus dem Hemde herausgeschnitten, und in zwei Unzen destillirten Wassers gelegt. Nach 24 Stunden wurden dieselben wieder aus dem Wasser herausgenommen, und hierauf, sowie dieses Wasser, weiter untersucht.

2) Die Stücke Leinen hatten in dem Wasser meist ihre schmutzige Beschaffenheit, sowie die an derselben befindlichen Flecken grösstentheils ihre Farbe verloren, so dass einige der früher nur mit Mühe sichtbar gewesenen Flecken gar nicht mehr sichtbar, und die andern nur schwer zu entdecken waren; so weit dieselben noch sichtbar waren, waren sie feucht und durchaus nicht mehr steif; dieselben entwickelten keinen ammoniakalischen oder thierischen Samengeruch.

3) Das Wasser, in welchem die Flecken gelegen hatten, hatte keine sehr sichtbare Veränderung erlitten, war kaum ein wenig trübe, aber weder gelblichgrau, noch milchweiss, und nicht flockig geworden. Einen Geruch entwickelte dieses Wasser nicht.

4) Dieses Wasser reagirte weder sauer, noch alkalisch, indem das blaue und gelbe und auch das rothe Prüfungspapier, sowie auch das Rhabarberpapier davon nicht verändert wurde.

5) Chlorgas, durch das Wasser strömend, brachte in demselben keinen Niederschlag hervor.

6) Alkohol, in dasselbe eingetröpfelt, bewirkte keinen Niederschlag.

7) Sublimat bewirkte darin ebenfalls keinen Niederschlag.

8) Galläpfeltinktur erzeugte darin ebenfalls keinen Niederschlag.

9) Auf essigsaures Blei erfolgte darin zwar reichlicher, bläulich weisser Niederschlag. Derselbe war jedoch nicht flockig, und löste sich in Salpetersäure schnell und ohne allen Rückstand wieder auf.

10) Eine halbe Unze des Wassers, bei gelinder Wärme bis auf anderthalb Drachmen abgedampft, war ganz hell und klar, verhielt sich übrigens in allen Stücken wie das nicht abgedampfte Wasser unter 3—9.

11) Eine andere halbe Unze des Wassers, bis zur Trockenheit abgeraucht, hinterliess einen sehr geringen, nicht wägbaren Rückstand, welcher von fahlgelber Farbe und etwas zähe war, und in Wasser und Kalilauge sich löste.

12) Die Auflösung dieses Rückstandes in Wasser war hell und klar, und verhielt sich überall wie das Wasser, worin die Flecken gelegen hatten (Ziff. 3—9).

Aus diesen Resultaten wird nun der Schluss gezogen, dass die im vorliegenden Falle untersuchten Flecken nicht durch männlichen Samen erzeugt — keine Samenflecken seien.

### § 224.

Casper erhielt das Hemd von einer angeblich Genothzüchtigten zur Untersuchung. Es war dasselbe, wie der Augenschein ergab, ein lange getragenes und sehr schmutziges. Ausser zahlreichen, offenbar von Flohstichen herrührenden Blutfleckchen und Befleckungen durch Urin und Koth an den betreffenden Stellen, zeigt sich daran ein frischer Blutfleck von $\frac{1}{2}'''$ Länge und $\frac{1}{4}'''$ Breite. Casper war ausser Stande, die Entstehung dieses Fleckens zu erklären, und bemerkt nur, dass z. B. eine erdrückte Wanze (§ 107 ff.) ganz dieselbe Blutspur hinterlassen haben würde. In Beziehung auf die angebliche Nothzucht befand sich nur ein verdächtiger Flecken am Hintertheile des Hemdes, der sowohl von Schleim aus der Scheide, oder des Mastdarms, wie von männlichem Samen herrühren konnte; da das Hemd hier steif ist und die von beiden Substanzen herrührende Färbung zeigt. Mit dem Mikroskop geprüft, hat sich ergeben, dass dieser Fleck Schleimzellen, aber keine Spur von Samenthierchen enthält, wonach anzunehmen ist, dass dieser Fleck von Schleim und nicht von Samen herrührt. — Die Untersuchung dieses Hemdes und das einer andern Genothzüchtigten, das Casper erst neuester Zeit gerichtsärztlich zu untersuchen hatte, brachte ihn auf einen ferneren, für die Ermittelung zweifelhafter Fälle von Stuprum wichtigen Punkt, nemlich die vielbesprochene Frage vom Diagnosticiren der Samenflecken in Wäsche, worüber Casper zahlreiche Versuche angestellt haben will. Aus diesen Versuchen hat er nun die Ueberzeugung gewonnen, dass der Augenschein, der Finger (durch Zerreiben der Wäsche) und die Nase (durch den Geruch aufgeriebener Stellen) durchaus unzuverlässige Hülfsmittel sind. Wenn man nemlich in feinere Diagnosen sich ergebend, von gelblichen Rändern der Samenflecken, die die Flecken von Schleim nicht zeigen sollen, von der landkartenähnlichen Zeichnung der ersteren u. dgl. gesprochen hat, so hat man einerseits übersehen, dass der männliche Samen nicht immer derselbe ist, und dass z. B. der kräftige Samen eines gesunden jugendlichen Mannes ganz andere Flecken hinterlässt, als der wässerige eines alten kranken Mannes; dass die grössere oder geringere Menge gleichzeitig ejakulirter prostatischer Flüssigkeit einen erheblichen Unterschied in der Befleckung bedingt, und andererseits hat man namentlich hier wieder, wie oft in der gerichtlichen Medicin, vom praktischen Leben und dessen Verhältnissen abstrahirt und die Sache zu aprioristisch und theoretisch aufgefasst. Casper meint ganz einfach, dass man nicht gewusst, oder übersehen hat, welche Art von Wäsche es ist, die, der Natur der Sache nach, der gerichtliche Arzt in solchen Fällen zu untersuchen bekommt. In den zahlreichen, zu Casper's Beobachtung gelangten Fällen hat er natürlich, auch wenn ihm nicht die spezielle Aufgabe geworden war, oder die angebliche Nothzucht bereits vor vielen Monaten stattgehabt hatte, auf die Hemden sein Augenmerk gerichtet. Aber nicht sind es die weissen, feinen, oft gewechselten und desshalb sauberen Hemden der Menschen aus den höheren Ständen, sondern es sind, natürlich fast ohne Ausnahme, grobleinene, Wochen, ja Monate lang getragene, oft zerrissene und zerfetzte sogenannte Hemden, deren betreffende untere Hälfte zwei höchst ekelhafte Flächen zeigt, auf welchen Flecken von altem und frischem Menstrualblut, von Schmutz, von Urin und Koth, von Schleim, von Floh- und Wanzenblut, und endlich wohl auch von Samen- und Tripperschleim, in widerwärtiger Vermischung, durcheinander laufen. Hier gibt das Mikroskop, welches zuerst R. Wagner zu diesem Zwecke empfahl, ein vortreffliches diagnostisches Mittel. Wer die Spermatozoen einmal gesehen hat, sagt Casper, wird sie überall mit der grössten Leichtigkeit wieder erkennen. Donné[1]) behauptet zwar, dass es äusserst schwierig sei, getrockneten Samen in Wäsche zu erkennen, und dass ein Irrthum hier leicht möglich sei; Casper dagegen kann dieser Meinung nur bedingt beitreten, da es ihm gelungen ist, Spermatozoen zu finden, und vielen seiner Zuhörer auf Leinwandstreifen, die in kleinen verkorkten Reagensgläschen bis in die siebente Woche nach der Befleckung befeuchtet und unter das Mikroskop gebracht worden waren, todte Samenthierchen vorzuzeigen. Auf dieses Ergebniss gestützt sprach sich daher Casper in einem anderen Falle[2]) von angeblicher Nothzucht, wo bei der Untersuchung des Hemdes sich um so weniger Flecken von männlichem Samen entdecken liessen, als das Hemd wieder sehr schmutzig und an den betreffenden Stellen von Urin, Menstrualblut und Koth vielfach besudelt war, dahin aus, dass kein Samenflecken vorhanden sei, weil das Mikroskop wohl harnsaures

Ammoniak, Kothpartikelchen und Scheidenepithelialtrümmer, aber keine Spur von Samenthierchen entdecken liess.

¹) Mikroskopie. Erlangen 1846. S. 283.
²) a. a. O. S. 5.

## § 225.

Vor einigen Jahren wurden zwei Aerzte in Frankreich von den Gerichten beauftragt, zu ermitteln, ob bei Gelegenheit einer in einem Hôtel vorgefallenen Mordthat, derselben keine Päderastie vorausgegangen sei. Ein Reisender war nemlich von einem jungen Manne, den er während der Nacht in sein Zimmer aufgenommen hatte, ermordet worden, und es lag den Richtern daran, zu erfahren, ob Samen im Mastdarm zu finden sei, oder nicht.¹)

¹) Annales d'Hygiène publique et de médecine legale. Paris 1889. T. XXI. p. 168 et 466. — Hassall a. a. O. S. 138.

---

## Zweiter Abschnitt.

## Prüfung der im ersten Abschnitt aufgeführten Untersuchungsmethoden durch eigene Untersuchungen.

## § 226.

Nach der seitherigen Darstellung (§ 176 ff.) besitzen wir, zur Untersuchung der Samenflecken, vorzugsweise zwei Methoden: eine **physikalisch-chemische** und eine **mikroskopische**. Die erstere Methode wird entweder auf **trockenem** oder **nassem Wege**, oder **auf beiden zugleich** zur Ausführung gebracht, und hiebei theils auf die sinnlichen Eigenschaften des Untersuchungsobjektes nach Umfang, Farbe, Steifigkeit, Rauhigkeit, Geruch und auf das Verhalten der Flecken bei Annäherung gegen das Feuer, theils auf die eintretenden Veränderungen, nach Einwirkung verschiedener Reagentien, besonderes Augenmerk gerichtet; während man bei der mikroskopischen Untersuchungsmethode hauptsächlich bemüht ist, das Vorhandensein oder Nichtvorhandensein der wesentlichen und unwesentlichen Elementarbestandtheile der Samenflüssigkeit (§ 189 ff.) zu ermitteln und so eine sichere Diagnose von der Natur des betreffenden Fleckens zu begründen. Beide Methoden wurden von mir, wo sich nur immer Gelegenheit darbot, auf verschiedene Weise vielfältig- wiederholt, und haben mir die Resultate geliefert, die ich in den nachfolgenden §§ niederlegen werde.

### § 227.

Das eigenthümliche Verhalten der Samenflecken gegen Wärme, wobei dieselben stärker markirt hervortreten, und eine fahlgelbe Farbe annehmen, ist allerdings ein sehr charakteristisches Merkmal, und überall zu finden, wo der Samen auf eine reine, mehr oder weniger weisse Grundlage ergossen wird; ganz anders verhält sich aber die Sache, wenn letztere schmutzig, mit Urin, Exkrementen, Blut, Effluvien aus der Vagina, Tripperschleim, Eiter, Schweiss u. dgl. zugleich besudelt ist, wie es bei Hemden von Leuten aus der niederen Volksklasse nicht selten stattfindet; denn unter diesen Umständen vermochte ich, bei meinen Versuchen, ich mochte den Samenfleck in die Nähe einer Weingeistlampe bringen, oder denselben auf einer Metallplatte erhitzen, jenes markirte charakteristische Gelbwerden und strenges Abgrenzen des Samenfleckens durchaus nicht wahrzunehmen. Zu demselben negativen Resultate gelangte ich, in Bezug auf die Entwickelung des eigenthümlichen Samengeruches, wenn ich Samenflecken auf so beschmutzten Unterlagen mit destillirtem Wasser der Maceration unterwarf und nachher die Macerationsflüssigkeit bei gelindem Feuer verdunsten liess, wobei sich nichts weniger als der charakteristische Spermatingeruch, sondern gegentheils ein ammoniakalischer ekelhafter Gestank entwickelte. Wir können hiernach weder dem einen noch dem andern Verhalten des Samenfleckens gegen das angeführte Verfahren allgemeine Gültigkeit vindiziren, sondern müssen dasselbe nur auf die Fälle begrenzen, wo die Grundlagen des Fleckens von den aufgeführten Beschmutzungen möglichst frei sind, wo jenes charakteristische Verhältniss um so augenfälliger sich entwickeln wird, je entfernter die maskirende Einwirkung beschmutzender Flüssigkeiten abgehalten ist.

### § 228.

Die verschiedenen Versuche, welche ich zur Ermittelung von Samen, in Form von Flecken, anstellte, lieferten mir folgende Resultate:

Wenn man einen Samenfleck in kaltem Wasser einweicht, so verliert er, schon nach wenigen Minuten, seine frühere Steifigkeit, er wird feucht und klebrig, nimmt eine gleichförmige Farbe an, und entwickelt, wenn mit grossen und nicht sehr alten Flecken experimentirt wird, einen schwachen Samengeruch. Die Macerationsflüssigkeit bekommt, je nach ihrer Koncentration, einen mehr oder minder augenfälligen Stich ins Lichtgelbe, und lässt in der Ruhe einzelne Flocken fallen; eine alkalische Reaktion konnte ich übrigens in ihr niemals deutlich bemerken. Wird die Flüssigkeit filtrirt, so erhält man auf dem Filter einen schwach klebenden, schleimigen Rückstand und ein durchsichtiges Filtrat, welch' letzteres, bei mässiger Wärme abgedampft und koncentrirt, folgende Eigenschaften zeigt: Es hat eine klebrige Beschaffenheit ähnlich einer Gummilösung; an der Luft eingetrocknet, oder über gelindem Feuer zur Trockenheit abgedampft, hinterlässt sie einen gelblichen Anflug mit dunklerer Randschattirung, und bei grösserer Koncentration einen halbdurchsichtigen Rückstand, der getrocknetem Schleime ähnlich und von strohgelber Farbe ist, bei höherer Temperatur sich wie stickstoffartige Materie zersetzt, und einige Minuten mit destillirtem Wasser zusammengeschüttet, sich in zwei Theile theilt, in einen klebrigen, in Wasser unauflöslichen, mit Kali verbunden aber löslich werdenden Theil, und in einen in Wasser auflöslichen Theil, welch' letzterer blassgelb, oder farblos und durchsichtig ist, und durch Chlor, Alkohol, essigsaures Blei, Sublimat, wässerige und geistige Galläpfeltinktur in weissen Flocken gefällt wird.

§ 229.

Die Untersuchungsmethoden von Bayard (§ 206) und Schmidt (§ 207) habe ich öfters aufs Genaueste wiederholt, war aber nicht immer im Stande, nach denselben immer Spermatozoen in Samenflecken auszumitteln. Auch habe ich das mit Samen befleckte Gewebe sowohl im trockenen, als im mit destillirtem Wasser befeuchteten Zustand der mikroskopischen Untersuchung unterworfen, und hiebei folgende Resultate ermittelt: Der trockene Samenfleck zeigt ein faseriges, ungleichförmiges Gewebe, auf dessen Fäden und in den zwischen ihnen befindlichen Zwischenräumen eine bröckelige weisse Masse, mit einzelnen gelblichen Klümpchen, und an einzelnen Stellen mit gelblicher Randschattirung, ungleichförmig aufgetragen ist; mit Wasser angefeuchtet aber erscheinen die Fäden des Gewebes schnurförmig aufgequollen, die darauf befindliche Masse aufgeweicht, von gleichförmig weisser Farbe, ähnlich in Wasser aufgequollenem Schleime, und in letzterem

erblickt man hin und her zerstreut liegende gerade und gewundene
faserartige Gebilde, theils mit, theils ohne rundlichen Diskus, theils
letztere auch allein in opaken weissen Umrissen, welche Gebilde
mit den Samenthierchen die grösste Aehnlichkeit haben. Lässt man
den eingeweichten Samen auf der Leinwand, in Verbindung mit
der Macerationsflüssigkeit, der Luft ausgesetzt, allmählig verdunsten,
so schlagen sich, sowohl auf dem Gewebe selbst, als an den Wandungen des Gefässes theils amorphe, theils krystallinische kreiden-
weisse Kernchen und Schuppen von verschiedener Grösse nieder,
welche sich schon dem blosen Auge als solche darstellen; bestimmte
und charakteristische Krystallisationsformen konnte ich übrigens
unter dem Mikroskop nicht wahrnehmen.

---

Dritter Abschnitt.

## Allgemeine Ergebnisse und Schlussbemerkungen.

### § 230.

Durch die seitherige Betrachtung des Samens, in seinen verschiedenen Zuständen, sind wir wieder, wie beim Blute (§ 163)
zu dem Resultate gelangt, dass derselbe sowohl in seinem flüssigen (§ 179), als auch im eingetrockneten Zustande, in Gestalt
von Flecken (§ 187) Eigenschaften besitzt, welche denselben auf
eigenthümliche Weise charakterisiren, und von anderen ähnlichen
Flüssigkeiten ebendadurch wesentlich unterscheiden. Auch in dieser
Richtung stehen uns wieder, wie beim Blute, zwei Wege offen —
ein chemischer und ein mikroskopischer, um diese wesentlichen Eigenschaften zu konstatiren; welch' beide einander gegenseitig ergänzen, und desshalb in jedem konkreten Falle, wo nur
immer möglich, betreten werden müssen. Wir haben ferner
gefunden, dass es nicht schwer hält, selbst nach Jahren noch, den
Samen als solchen zu erkennen (§ 219); dass es dagegen mit
grossen Schwierigkeiten verbunden ist, und es stets fertige Gewandtheit voraussetzt, Samen von Menschen und Thieren, im eingetrockneten Zustande, von einander, durch die verschiedene Gestalt der

Samenthierchen, mit Bestimmtheit zu unterscheiden (§ 220), und dass es desshalb vor Gericht in dieser Richtung stets grosse Vorsicht erheische, ein apodiktisches Urtheil abzugeben.

§ 231.

Die bisher erlangten Resultate dürften genügen, den Richter vollkommen zu berechtigen, an den forensischen Arzt, hinsichtlich der Ermittelung von Samen, in Form von Flecken, auf Wasch- und Kleidungsstücken, Bettgewand, Leibweisszeug etc. folgende Fragen zu stellen:

1) **Sind die auf diesem oder jenem Gegenstande sich vorfindenden Flecken wirklich Samenflecken, oder rühren sie von einer anderen ähnlichen Flüssigkeit, welche § 203 aufgeführt wurden, her, und im letzteren Falle von welcher speziell?** — (§§ 208 bis 210.)

2) **Wenn die vorgefundenen Flecken sich wirklich als Samenflecken bekunden, stammen sie von einem Menschen oder einem Thiere, und im letzteren Falle von welcher speziellen Thierspezies?** — (§§ 191 und 220.)

3) **Sind die Samenflecken auf primäre, oder sekundäre Weise entstanden, und welche Erscheinungen berechtigen zu der einen oder anderen dieser Behauptungen?** — (§ 217.)

4) **Ist es möglich, die Zeit, in welcher der Samenflecken entstanden, mit Genauigkeit, oder nur mit Wahrscheinlichkeit zu bestimmen? und wie lange Zeit behalten die Samenflecken ihre charakteristischen Eigenschaften, um als solche mit Sicherheit erkannt zu werden?** — (§ 219.)

5) **Gibt es äussere Einflüsse, welche im Stande sind, die charakteristischen Eigenschaften der Samenflecken zu maskiren und bis zur Unkenntlichkeit zu modificiren, und welches sind die wichtigsten dieser äusseren Einflüsse?** — (§ 227.)

Dass auch in dieser Richtung die Beantwortung dieser Fragen manchem forensischen Arzte äusserst schwer, ja sogar unmöglich werden dürfte, leuchtet von selbst ein, insoferne auch hier dieselben Umstände, wie beim Blute (§ 165) vorwalten, und daher auch dieselben Vorkehrungen getroffen werden sollten.

§ 232.

Hinsichtlich des Ganges der Untersuchung der Samenflecken in einem konkreten Falle, so könnte etwa folgendes Verfahren in

Anwendung gezogen werden: Man nähert vorsichtig den zu untersuchenden Fleck der Flamme einer Weingeistlampe, entweder unmittelbar, oder mittelst eines Zwischenkörpers, um die § 187 erwähnte Farbveränderung zu beobachten, wenn es ein Samenflecken ist, mit Berücksichtigung der § 227 aufgeführten modificirenden Momente. Sodann schneide man, je nach der Anzahl und dem Umfang der Flecken, ein mehr oder minder grosses Stück, ohne es zu zerkrümpeln, vorsichtig von dem Flecken aus, betrachte es unter dem Mikroskop (§ 229) und macerire es sodann in destillirtem Wasser, und unterwerfe sodann auch das aufgeweichte Gewebe der mikroskopischen Untersuchung (§ 229). Hierauf bringe man das ausgeschnittene, eingeweichte und mikroskopisch untersuchte Stückchen in die Macerationsflüssigkeit zurück, und lasse letztere an der Luft verdunsten, um die § 229 erwähnten kreidenartigen Niederschläge zum Vorschein zu bringen. Auch kann man, wenn das ausgeschnittene Stück von grösserem Umfange, und somit eine grössere Menge Macerationsflüssigkeit nothwendig geworden ist, die Hälfte der letzteren zur chemischen Untersuchung nach § 214 verwenden. Einen anderen Flecken kann man sodann zur mikroskopischen Untersuchung benützen, entweder nach der Methode von Bayard (§ 206), oder nach jener von Schmidt (§ 207), um die Anwesenheit von Samenthierchen zu ermitteln, und sodann die auf beiderlei Untersuchungsweisen erlangten Resultate am Ende gegenseitig mit einander vergleichen.

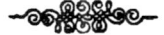

# DRITTES BUCH.

„Lassen sich, und wie lange lassen sich Exkrementenflecken auf Bettgewand, Kleidungs- und Waschstücken nachweisen, und von anderen ähnlichen Flecken unterscheiden? — Gibt es Methoden, durch welche wir im Stande sind, Exkremente des neugebornen Kindes von jenen der Säuglinge und Erwachsenen und die menschlichen Exkremente im Allgemeinen von jenen der Thiere zu unterscheiden?"

„Betrachtet, forscht, die Einzelheiten sammelt!"

Göthe.

# Einleitung.

### § 233.

Nach begangener Nothzucht, Knabenschändung, Sodomie und Kindsmord finden sich oft auf Bettgewand, Kleidungs- und Waschstücken verschieden gefärbte Flecken von schmutziger Farbe, und in diesen Fällen kann es für den Richter von der höchsten Wichtigkeit sein, nicht nur die Natur, sondern auch die Abstammung dieser Flecken genau zu wissen, weil er hiedurch einen richtigen Index erhält, welcher auf das eine oder das andere dieser scheusslichen Verbrechen hindeutet. In solchen Fällen ist es Aufgabe des gerichtlichen Arztes, die Frage zu lösen: „**Lassen sich Exkrementenflecken, als solche, von anderen ähnlichen Flecken im Allgemeinen, und Exkrementenflecken des Menschen von jenen der Thiere insbesondere unterscheiden?**" Chevallier hatte in dem § 222 schon erwähnten Falle, unter Anderm auch den Auftrag erhalten, solche Flecken einer Untersuchung zu unterwerfen, wie wir später § 259 speziell es zur Mittheilung bringen werden; sonst sind, meines Wissens, Untersuchungen dieser Art zum gerichtlichen Zwecke noch ziemlich vereinzelt, ohne dass aber die Wichtigkeit des hier in Rede stehenden Gegenstandes hiedurch auch nur irgend einen Eintrag erlitte.

### § 234.

Auch hier müssen wir, bei der Beantwortung der diessfallsigen Fragen, denselben Weg, wie bei den bezüglichen Fragen hinsichtlich der Blut- (§ 5) und Samenflecken (§ 175) einschlagen, wenn wir unserem Gutachten einen festen wissenschaftlichen Grund und Boden unterbreiten wollen, und daher sofort die Exkremente im normalen und abnormen Zustande, sowohl in weicher als eingetrockneter Form, und ihr Verhalten zu anderen Stoffen speziell erörtern, und sodann am Ende durch eigene Erfahrung die Erfahrung Anderer einer Prüfung unterwerfen. Hieraus ergibt sich, dass auch dieses dritte Buch in einen allgemeinen und besonderen Theil mit folgendem Inhalte zerfällt:

## I. Allgemeiner Theil.

1) Physiologische Betrachtung der Exkremente.
2) Pathologische Betrachtung der Exkremente.
3) Diagnose der Exkrementenflecken.
4) Verhalten der Exkremente gegen verschiedene Stoffe.
5) Allgemeine Resultate und Schlussbemerkungen.

## II. Besonderer Theil.

1) Geschichtlicher Abriss der bisherigen Leistungen in der angeregten Richtung.
2) Prüfung der Ziff. 1 aufgeführten Untersuchungsmethoden, durch eigene Untersuchungen.
3) Allgemeine Ergebnisse und Schlussbemerkungen.

# I. Allgemeiner Theil.

Erster Abschnitt.

## Physiologische Betrachtung der Exkremente.

§ 235.

Die Darmexkremente, Koth (*faeces, stercora, κόπρος*) bestehen der Hauptsache nach aus unverdauten, ungelösten und unlöslichen Stoffen der Nahrungsmittel, sowie aus Niederschlägen von zersetzter Galle; ausserdem aber enthalten sie die Sekrete des Darmkanals — Schleim, und die Residuen der durch die Verdauung aufgelösten Stoffe, deren Resorption nicht beendigt wurde. Im Wesentlichen kommen somit die Fäces mit den Kontenten des Dickdarms überein, und sie müssen sich, nach dem Vorwiegen dieses oder jenes Bestandtheils, verschieden verhalten. Man findet in den Fäces:

*a.* Von animalischen Nahrungsstoffen am gewöhnlichsten Muskelprimitivbündel, Fascien, Sehnen, Fettgewebe und Knochenpartikelchen. Die Muskelfasern erscheinen in der Form länglicher oder viereckiger Platten, welche noch deutliche Querstreifen haben und durch Gallenpigment gelblich tingirt sind. Bei reichlichem Fettgenuss werden die Fäces fetthaltig.

*b.* Von vegetabilischen Alimenten finden sich in den Fäces viel zahlreichere und mannigfaltigere Ueberreste. Fast alle aus Cellulosen bestehenden Formgebilde werden unverändert wieder ausgeschieden, meistens in einzelnen oder in Haufen von Parenchymzellen getrennt; nur die ganz jungen Zellen werden verdaut. Die Zellen selbst sind aber bald ihres Inhaltes beraubt, bald führen sie denselben noch mit (Chlorophyll, Stärkekügelchen). Ausserdem zeigen sich noch verschiedenartige Gefässbündel und Epidermis; grüne, roh genossene Vegetabilien erscheinen zuweilen ganz unverändert wieder, und ebenso finden sich auch manche Farbstoffe, wie jener der Kirschen, Heidelbeeren, des Rothkrautes in den Fäces wieder, während z. B. die Farbe der rothen Rüben sich gänzlich verliert.

### § 236.

Von den durch den Prozess der Verdauung gelösten Bestandtheilen der Ingesta, deren Resorption nicht beendigt wurde, kommt in den Fäkalstoffen sehr oft Zucker (bei Brod- und Kartoffelnahrung), ferner Eiweiss, und endlich ein Rest der leicht löslichen Salze vor. — Einen Hauptbestandtheil der Exkremente machen aber immer die Gallenbestandtheile aus; von ihnen findet man aber nur das Cholestearin unverändert, alle übrigen haben Veränderungen erlitten. Der Gallenfarbstoff zeigt nicht mehr das charakteristische Verhalten gegen Salpeter- und Salzsäure; die Cholsäure und Choleinsäure sind grösstentheils in Choloidinsäure und Dyslysin umgesetzt, Taurin ist frei geworden. Jedoch bei Diarrhoen, wo die Darmkontenta schneller ihren Weg zurücklegen und den verändernden Einwirkungen der verschiedenen Darmabtheilungen dadurch entgehen, scheint die Metamorphose der Galle weniger weit vor sich gegangen zu sein; hier zeigt der Gallenfarbstoff noch sein charakteristisches Verhalten, und ein grösserer Theil der Cholsäure tritt unverändert zu Tage. Diese verschiedenen Bestandtheile der Fäces (§ 235) können wir theils auf chemischem, theils auf mikroskopischem Wege ermitteln.

### A. Chemische Untersuchung der Exkremente.

### § 237.

Schon vor mehreren Jahren unterwarf Berzelius[1]) die menschlichen Exkremente, nach dem Genusse einer reichlichen Menge hartgebackenen Brodes mit animalischer Nahrung, einer chemischen Analyse, und fand in 100 Theilen derselben: Wasser 75,3, in Wasser lösliche Bestandtheile (Galle, Eiweiss, eigener Extraktivstoff, Salze) 5,7; extrahirter unlöslicher Rückstand von Speisen 7,0; im Darmkanal hinzugekommene unlösliche Stoffe (Schleim, Gallenharz, Fett, eigene thierische Materie etc.) 14,0. Die Asche verbrannten Kothes lieferte folgende Bestandtheile: Kohlensaures Natron, Chlornatrium, schwefelsaures Natron, phosphorsaure Talkerde, phosphorsaurer Kalk. — Ganz abweichend von den Exkrementen des schon längere Zeit geborenen Menschen sind die Entleerungen neugeborner Kinder, deren Masse man Kindspech — Meconium nennt. Letzteres bildet nemlich eine Mischung der Gallenbestandtheile, des von der Innenfläche des Darmes losgestossenen Epitheliums und einer schleimigen Substanz, welche wahrscheinlich theils von der Innenfläche des Nahrungsschlauches abgesondert, theils durch Auflösung der Epithelien entstanden ist. Simon[2]) fand in dem Kindspech 16 Procent Gallenfett, 34 Procent einer käsestoffartigen Verbindung, 20,40 Procent Umsatzprodukte der Galle, 26 Procent Eiweiss, Schleim und Epithelialzellen, und 3,60 Procent Verlust in 100 Theilen festen Rückstandes. Das kurz nach der Geburt ausgeflossene Kindspech gab nach J. Devy:[3]) 72,7 Procent Wasser, 23,6 Procent Schleim- und Epithelialplättchen, 7,0 Procent Cholestearin und Margarin, und 3,0 Procent Gallenstoffe. Der gelbe, sauer riechende Koth eines sechstägigen, mit Muttermilch ernährten Säuglings führte, nach Simon,[1]) 14 Procent Feuchtigkeit, 18 Procent geronnenen Käsestoff und Schleim und 68 Procent Gallenfarbstoff und Fett, so dass ein Theil des Käsestoffes und des Fettes der Milch in der Regel unverdaut abzugehen scheint. 100 Theile Mekonium liefern, nach J. Davy, 0,69 Procent einer röthlichen Kohle, hauptsächlich bestehend aus Eisenoxyd und phosphorsaurer Magnesia mit einer Spur phosphorsauren Kalkes und Kochsalzes.

[1]) Lehrbuch der Thierchemie. S. 268.
[2]) Handbuch der angewandten medizinischen Chemie. Berlin 1842. Bd. II. S. 488.
[3]) Heller's Archiv 1844. S. 171.

§ 238.

Die Exkremente zeigen, je nach der Beschaffenheit der genossenen Nahrungsmittel, wie allgemein bekannt, eine verschiedene Farbe, Konsistenz und Reaktion gegen Pflanzenfarben; darin kommen sie aber alle überein, dass sie Gase in sich eingeschlossen enthalten, welche bei ihrer Entwickelung einen eigenthümlichen Gestank verbreiten. Werden sie dem Einflusse der Luft ausgesetzt, so zerfallen sie entweder, auf dem Wege der Verwesung, in ihre näheren und entfernteren Bestandtheile, oder vertrocknen, und behalten noch längere Zeit ihre charakteristischen Eigenschaften nach ihrer Entleerung bei, je nachdem sie in dickeren oder dünneren Straten sich aufgeschichtet finden, je nachdem feucht warme, oder trocken warme atmosphärische Aussenverhältnisse auf sie einwirken. Wir haben daher, zu unserem Zwecke, auch die Exkremente, wie das Blut (§ 11 ff.) und den Samen (§ 178 ff.) im frischen und im trockenen Zustande einer speziellen Betrachtung zu würdigen.

### 1. Exkremente im frischen Zustande.

#### § 239.

Unmittelbar nach ihrer Entleerung bilden die Exkremente des Menschen eine mehr oder minder zusammenhängende, harte, fest- oder flüssigweiche Masse, von brauner bis gelbbrauner Farbe. Werden solche Exkremente mit ihrem doppelten Gewichte Wasser vermischt, so vermischen sie sich langsam damit, machen die Flüssigkeit, wie Gummiwasser, braun gefärbt und schleimig, und diese klärt sich dann in mehreren Wochen nicht. Durch ein leinenes Filtrum, unter beständigem Umrühren durchgeseihet, geht eine dicke, graugrüne Flüssigkeit durch, und auf dem Filtrum bleibt eine gröbere, graubraune Masse, welche sich mit Wasser auswaschen lässt. Diese Masse besteht mehrentheils aus rohen Ueberbleibseln der genossenen Nahrungsmittel. Sie trocknet leicht, behält aber einen Kothgeruch, der durch das beste Auswaschen nicht wegzubringen ist. Wird die durch das Filtrum gelaufene Flüssigkeit in ein Gefäss genommen, welches man damit anfüllt, und dann, luftdicht verkorkt, an einem kalten Orte stehen und sinken gelassen, so setzt sich sehr viel von dem Aufgeschlemmten ab; aber erst nach einigen Tagen zeigt sich oben ein klarer, durchsichtiger, blassgelber Rand. Giesst man nun den dünneren Theil der Flüssigkeit in ein Filtrum, so geht ein Theil derselben klar durch, aber bald verstopfen sich die Poren des Papiers, und das Filtriren hört auf. Durch öfteres Vertauschen des Papieres lässt sich auf diese Weise das Meiste der Flüssigkeit klar erhalten. Wenn man, um die Auflösung so koncentrirt als möglich zu bekommen, nur sehr wenig Wasser genommen hat, so sieht man das Durchgehende so schnell dunkler werden, dass es in wenigen Augenblicken braun wird, was noch rascher in der Wärme geschieht, wobei die Flüssigkeit dunkelbraun und unklar sich färbt. Diese Farbenveränderung wird durch die Einwirkung der Luft bewirkt, und scheint von gleicher Art zu sein, wie von Pflanzenextrakten, die bei ihrer Trennung von Bleioxyd, vermittelst Schwefelwasserstoffgas, ihre Farbe verloren haben, beim Aussetzen an der Luft wieder braun werden. Wird die koncentrirte Auflösung freiwillig verdunsten gelassen, so bedeckt sie sich allmählig mit einer Haut, welche eine grosse Menge glänzender Krystallkörner enthält. Diese erklärt Berzelius als phosphorsaure Ammoniak-Talkerde, und sie rühren davon her, dass die Exkremente phosphorsaure Talkerde enthalten, die in nicht unbedeutendem Grade in Wasser löslich ist, und dass sich in der Auflösung allmählig Ammoniak bildet, welches sich mit diesem Salze verbindet und sich sodann damit niederschlägt oder anschiesst. Das abgesetzte phosphorsaure Doppelsalz enthält zugleich einen thierischen Stoff, wodurch es sich beim Glühen schwärzt und verkohlt. Wird die filtrirte Flüssigkeit bei gelinder Wärme bis zur Konsistenz von dünnem Extrakt abgedampft, und dieses dann mit Alkohol angerührt, so löst dieser einen Theil davon mit rothbrauner Farbe auf und scheidet eine graubraune Materie ab. Wenn man die Auflösung in Alkohol mit wenigem Wasser vermischt, den Alkohol abdestillirt, und dann etwas Schwefelsäure zusetzt, so entsteht ein brauner, zusammenbackender Niederschlag, von dem sich, beim Verdunsten der Flüssigkeit, noch mehr bildet. Diesen Niederschlag betrachtet Berzelius als die harzartige Verbindung des Gallenstoffes mit Schwefelsäure, aus dem sich dann durch kohlensaures Bleioxyd, oder kohlensaure Baryterde der Gallenstoff mit brauner Farbe darstellen lässt. Wird das Gemisch mit Schwefelsäure destillirt, so geht ein Wasser über, welches Spuren von Salzsäure, aber keine Essigsäure enthält, und sättigt man, nach Abscheidung des Harzes, die Schwefelsäure mit kohlensaurem Kalk, oder kohlensaurem Baryt, dampft die Flüssigkeit ab, und behandelt den Rückstand mit Alkohol, so lässt dieser schwefelsaures Natron und schwefelsauren Baryt oder Kalk ungelöst, und löst eine extraktartige Materie von rothbrauner Farbe auf, die nach Verdunstung des Alkohols durchsichtig zurückbleibt. In der Wärme schmilzt sie, bläht sich auf, verkohlt sich und riecht ammoniakalisch. Sie ist sowohl in Wasser, als in Alkohol löslich. Die erstere Auflösung wird von zugesetzter freier Säure röther. Von Zinn-, Blei- und Silbersalzen wird sie aus ihrer Auflösung fast vollständig gefällt. Von Gerbstoff wird sie in Gestalt eines rothen Pulvers niedergeschlagen, wenn der Gerbstoff in unzureichender Menge zugesetzt wird, und in zusammenhängenden graubraunen Flocken, wenn man den Gerbstoff im Ueberschusse zusetzt. Freie Säure verhindert die Fällung nicht. Dieser Niederschlag ist in kochendem Wasser löslich, woraus er sich beim Erkalten niederschlägt; auch in Alkohol ist er löslich. Diese Materie scheint die Ursache der Farbenveränderung der Lösung an der Luft zu sein. Sie enthält, nach Berzelius, zugleich eine Portion milchsaures Alkali.

§ 240.

Der in Wasser lösliche Theil der Exkremente hinterlässt, wie so eben (§ 239) erwähnt, eine gewisse Menge in Alkohol unlösliche Materie; diese besteht meist aus Eiweiss, welches durch Galle braun gefärbt ist, und zugleich Salze enthält, nemlich schwefelsaures und phosphorsaures Alkali und phosphorsauren Kalk, die nach Verbrennung des Eiweisses zurückbleiben. Der aufgeschlemmte Theil der Exkremente, der bei dem Filtriren der Flüssigkeit auf dem Papier bleibt, besteht aus einem Gemenge von Darmschleim und den durch die Galle niedergeschlagenen Materien. Seine Schleimigkeit ist die Ursache, dass er sich nur so schwer von der Flüssigkeit trennen lässt; er verstopft das Filtrum, auf dem er sich allmählig, unter Verdunst von Wasser, zu einer schleimigen Masse verdickt, die beim Trocknen einschrumpft, springt, und hart und schwarz wird. In Wasser weicht er wieder auf, und wenn dieses etwas Alkali enthält, so wird er wieder schleimig. Von kaustischem Kali wird er vollständig aufgelöst und daraus durch Säuren wieder gefällt, wobei die Flüssigkeit einen Geruch nach Galle bekommt. Aether und Alkohol ziehen daraus ein Gemenge von Fett und Gallenharz aus, letzteres ungefähr in der Modifikation, wie es durch Zersetzung der Galle mit Bleioxydsalzen erhalten wird. Aether löst viel mehr Fett auf, als Alkohol, so dass seine Auflösung durch letzteren getrübt wird. Die Auflösung in diesen Flüssigkeiten ist grün, oder gelbgrün, und der nach ihrer Verdunstung zurückbleibende Rückstand ist leicht schmelzbar, und wird in kochendheissem Wasser flüssig; auf Papier macht er Fettflecke und löst sich mit gelbgrüner Farbe in kaustischem Kali. Die mit kochendheissem Alkohol ausgezogene Masse tritt nachher, bei der Behandlung mit lauem Wasser, eine Materie an dasselbe ab, welche der Flüssigkeit eine gelbe Farbe, aber weder Geruch noch Geschmack ertheilt; in Berührung mit der Luft wird sie dunkler, und fängt sehr schnell an zu faulen, indem sie dabei den Geruch von faulem Urin annimmt. Nach dem Abdampfen hinterlässt sie eine extraktartige, bräunliche Masse, die nicht mehr vollkommen in Wasser löslich ist. Diese Materie hat folgende Eigenschaften: Frisch abgeschieden ist sie in Alkohol unlöslich, hat sie aber zu verderben angefangen, so ist sie darin theilweise löslich. Von Galläpfelinfusum wird sie, ohne gefällt zu werden, schwach getrübt, und klärt sich wieder in der

Wärme. Erst wenn die Masse zu faulen beginnt, wird sie vollständig niedergeschlagen. Essigsaures Bleioxyd bewirkt darin eine sehr schwache Trübung, und die Auflösung behält ihre gelbe Farbe. Wird die Auflösung von Fett und Gallenharz in Alkohol mit der frisch bereiteten wässerigen Lösung dieser Materie vermischt, so entsteht ein graugrüner Niederschlag, der eben so schwer niederfällt, wie der, woraus diese Materien ursprünglich erhalten wurden. Hat aber die Auflösung in Wasser zwölf Stunden lang gestanden, so werden Gallenharz und Gallenfett allein niedergeschlagen, und jene Materie bleibt in der alkoholhaltigen Flüssigkeit aufgelöst zurück. Durch abwechselnde Behandlung mit Alkohol oder Aether und Wasser kann man neue Portionen fetthaltiges Gallenharz und in Wasser lösliche Materien erhalten, aber zuletzt bleibt eine nicht mehr aufgelöst werdende Portion zurück, die gleichwohl noch dieselbe Farbe behält. Diess scheint durch den Gallenfarbstoff gefärbter Darmschleim zu sein; er ist in kaustischem Kali löslich. Dieselbe Trennung wie durch Alkohol bewirkt auch Kalkhydrat, wenn man die graugrüne Materie damit digerirt. Fett und Gallenharz vereinigen sich mit der Kalkerde und werden unlöslich; die andere Substanz löst sich in Kalkwasser auf, und lässt sich durch Fällung der Kalkerde mit Oxalsäure oder Kohlensäure und Abdampfen der Flüssigkeit isoliren. Bei Behandlung mit verdünnter Salzsäure erhält man aus der ungelösten Kalkmasse das Fett und das Harz.

§ 241.

Aus dem seither erwähnten Verhalten der menschlichen Exkremente geht offenbar hervor, dass dieselben eine unlösliche Verbindung der theilweise veränderten Bestandtheile der Galle mit anderen, zu den eingeführten Nahrungsstoffen bei der Verdauung hinzugekommenen und in Verbindung mit den ersteren gefällte Materie enthalten. Von den Gallenbestandtheilen haben jedoch alle, mit Ausnahme des Cholestearin, wie wir § 236 schon erwähnt haben, mehr oder weniger bedeutende Veränderungen, beim normalen Zustande der Verdauungsorgane, erlitten, obgleich nicht zu läugnen ist, dass häufig auch bei gesunden Menschen unveränderter Gallenfarbstoff abzugehen pflegt, daher wir auch auf diesen charakteristischen Bestandtheil der Galle zunächst unser Augenmerk, bei Untersuchung von exkrementiellen Stoffen, richten müssen. Der Gallenfarbstoff, das Gallenbraun (Cholepyrrhin, Bilipharin) in den Exkrementen ist bisweilen schon an seiner Farbe zu erkennen, denn durch ihn erhalten ja die Exkremente ihre eigenthümliche Färbung. Findet er sich unverändert in denselben vor, so ist er durch sein ausgezeichnetes Verhalten gegen koncentrirte Salpetersäure, oder, nach **Heintz**, gegen salpetrige Salpetersäure leicht zu entdecken, durch sein Farbenspiel, welches fast alle Farben des Prismas umfasst, und zuletzt wieder in Gelb oder Grün übergeht. Wird nemlich zu einer wässerigen Lösung von Exkrementen, welche unveränderten Gallenfarbstoff enthält, allmählig Salpetersäure, besonders wenn diese etwas salpetrige Säure enthält, hinzugesetzt, so entsteht Anfangs eine grüne, dann blaue, hernach violette und endlich rothe Färbung, und nach längerer Zeit geht die rothe Farbe wieder in das Gelbe über und endlich ins Grüne zurück, ohne dass dabei der Gallenfarbstoff völlig verändert würde. Diese Reaktion auf Gallenfarbstoff soll, nach **Brücke**, besonders dann gut gelingen, wenn man Salpetersäure mit koncentrirter Schwefelsäure anwendet, und nicht umschüttelt. Um die Gegenwart von Galle, oder eines ihrer Derivate im Allgemeinen nachzuweisen, bedient man sich der **Pettenkofer**'schen Probe, welche man, nach **Lehmann**, am Zweckmässigsten auf folgende Weise anwendet: Das alkoholische Extrakt einer auf Gallenstoff zu prüfenden Flüssigkeit wird in ein wenig Wasser gelöst, und mit einem Tropfen einer Zuckerlösung (1 Theil Zucker auf 4 Theile Wasser) gemischt; hierauf setzt man reine englische Schwefelsäure tropfenweise zu. Die Flüssigkeit wird sich nun von ausgeschiedener Gallensäure trüben; bei vermehrtem Zusatz von Schwefelsäure verschwindet aber die Trübung und die Flüssigkeit wird wieder vollkommen klar, und in den ersten Momenten weissgelb; sehr bald aber wird sie blasskirschroth, bald darauf dunkelkarminroth, und endlich charakteristisch intensiv violett. Nothwendig zum Glücke dieser Probe aber ist, dass nicht zu viel Zucker hinzugesetzt werde, da dieser durch Schwefelsäure leicht braun und schwarz gefärbt wird; ferner dass die Schwefelsäure koncentrirt und ganz rein, und namentlich frei von schwefliger Säure sei, und mit Vorsicht hinzugefügt werde; endlich dass die Temperatur des Gemisches $50^0$ erreiche. Auch Essigsäure kann die Stelle des Zuckers vertreten. Sollte die Flüssigkeit Anfangs nur kirschroth, oder dunkelkarminroth werden, so darf nur die Probe eine Zeit lang stehen, um intensiv violett zu werden. Bei kleinen Mengen von Gallenfarbstoff, wo Salpetersäure oft keine deutliche Reaktion zeigt, ist empfohlen worden, die Flüssigkeit mit basisch essigsaurem Blei zu fällen, und den Niederschlag mit schwefelsäurehaltigem Alkohol zu extrahiren; dieser soll sich sodann, bei Gegenwart von Pigment, grün färben. **Heller** räth, zu der zu untersuchenden Flüssigkeit lösliches Eiweiss zuzusetzen, und dann durch überschüssige Salpetersäure zu präcipitiren; das koagulirte Eiweiss ist sodann, durch Pigment, bläulich oder grünlich blau gefärbt.

### § 242.

Gegen verschiedene Reagentien zeigen die menschlichen Exkremente folgendes Verhalten: Werden frische menschliche Exkremente zuerst mit Wasser behandelt, und das so erhaltene braune Extrakt, welches alkalische Reaktion zeigt, abgedampft, so bilden sich auf der Oberfläche desselben zusammenhängende gelbe Membranen, die sich stets erneuern. Aus diesem Verhalten geht die Anwesenheit von Eiweiss in den Exkrementen, wahrscheinlich aus nicht vollständiger Aufsaugung im Darmkanale, hervor. Werden die Exkremente in einem Destillirgefässe gekocht, so liefern sie ein stinkendes Wasser, welches Schwefelwasserstoff enthält und Bleisalze mit graubrauner Farbe fällt. Es verliert sich hiebei ihr eigenthümlicher Geruch, und ihr Rückstand in der Retorte riecht nun wie gekochte Schweinedärme. Die Masse bläht sich sehr auf, und ihr Uebergang ist nur schwer zu verhindern. Von Chlor werden die Exkremente gebleicht, und Alkohol zieht dann farbloses Fett und farbloses Harz aus. Koncentrirte Säuren, vorzüglich Schwefelsäure und Chlorwasserstoffsäure, entwickeln daraus zuerst einen stärkeren Exkrementengeruch, und dann den Geruch nach Galle; die Masse wird dabei violett und nicht schwarz; ein Geruch nach Essigsäure ist dabei nicht zu bemerken. Werden die Säuren mit Wasser verdünnt, filtrirt und mit Alkali gesättigt, so werden daraus phosphorsaure Erden gefällt. Wird das wässerige Extrakt von den Exkrementen eingeäschert, so liefert dasselbe eine kohlensaure Alkalien enthaltende Asche. Wird dagegen das eingedampfte wässerige Extrakt mit Alkohol behandelt, so erhält man eine rothe, ins Grünliche spielende Lösung, von alkalischer Reaktion, welche, nach Enderlin,[1]) gegen Reagentien folgendermassen sich verhält: Basischessigsaures Blei gibt damit einen starken Niederschlag, und die Flüssigkeit wird darnach farblos; Essigsäure löst den Niederschlag wieder auf. Barytwasser, tropfenweise zugesetzt, gibt einen voluminösen, gelbgrünen Niederschlag, während die Flüssigkeit gleichfalls farblos wird. Thierkohle entfärbt die Flüssigkeit fast vollständig. Verbrennung des alkoholischen Auszuges liefert eine alkalische, mit Säuren aufbrausende Asche.

[1]) Annalen der Chemie und Pharmacie. April 1844. — Canstatt's Jahresbericht im J. 1844. Bd. I. S. 123.

### § 243.

Das Kindspech — meconium wird in den ersten Tagen nach der Geburt aus dem Darmkanal des Kindes entleert, und bildet eine aus Schwarz, Grün und Blau zusammengesetzte, zähe und klebrige therartige Masse, von der Konsistenz eines dünnen Honigs. Das specifische Gewicht ist grösser als jenes des Wassers; er sinkt in einer gesättigten Kochsalzlösung, von 1148 specifischem Gewicht, unter. Nach Berzelius[1]) hat dasselbe selten Geruch oder Geschmack, nur zuweilen soll es übelriechend sich bewähren; Simon[2]) dagegen bezeichnet den Geruch unbedeutend und nicht unangenehm, und den Geschmack als fade, ganz schwach süsslich. M. A. Höfle[3]) will erst nach 24 Stunden einen faden, süsslichen Geruch, und nach dem Umrühren mit Wasser einen deutlich bitteren Geschmack wahrgenommen haben. Auf Leinwand macht das Kindspech grünlich braune, schwer auszuwaschende Flecken. In Wasser quillt dasselbe sehr auf. Mit etwa 8 Theilen destillirten Wassers digerirt, aber nicht gekocht, liefert die Masse ein grünliches, sauer reagirendes Filtrat. Schwefelsäure, Essigsäure, Aezkali und Alkohol bewirken, in verschiedenen Mengen zugesetzt, keine Veränderung in der Flüssigkeit. Das Erhitzen bis zum Siedpunkte verändert sie ebenfalls nicht. Salpetersäure bewirkt die dem Gallenfarbstoff eigenthümlichen Farbenveränderungen (§ 241); Lösung von salpetersaurem Silber (5 Gran auf 2 Drachmen destillirten Wassers) verursacht eine schwache Trübung. Beim Abdampfen hinterlässt die Flüssigkeit einen hellgrünen, auffallend bitter schmeckenden Rückstand. Aether zieht daraus ein festes, weisses Fett, welches, nach Simon, wahrscheinlich reines Cholstearin darstellt. Payer schätzt die Menge der grünen, das Wasser gelb färbenden, von Alkohol ausgezogenen Materie auf 0,1. Mit Wasser gemischter Alkohol extrahirt Käsestoff, welchem Pigment beigemengt ist. Aus dem Rückstande zieht durch Schwefelsäure angesäuerter Alkohol noch grünen Gallenfarbstoff aus. Ausser diesen Bestandtheilen enthält, nach J. Davy,[4]) das Mekonium noch einen Stoff, dem es Farbe und Geschmack, und vielleicht auch den Widerstand gegen die Fäulniss verdankt, und welcher wahrscheinlich identisch scheint mit jenem, welcher der Galle Farbe und Geschmack ertheilt. — Die Fäces eines sechs Tage alten Kindes fand Simon breiförmig, gelb und stark nach saurer Milch riechend, eine Menge geronnenen Kaseins, sowie Fettkugeln enthaltend, wodurch das Ganze beim Trocknen zu einer fettartigen Masse schmolz. Aether zog ein Fett aus, welches fester als Butter war. Simon glaubt, dass es kein Cholstearin enthält. Aus den getrockneten Fäces zog Aether 52 Procent von diesem farblosen Fette aus. Alkohol extrahirte 16 Procent eines Gemisches von Biliverdin, Fett und Gallenharz, und liess 18 Procent koagulirten Kaseins, Schleim etc. zurück. Die fehlenden 14 Procent wurden hauptsächlich für Wasser genommen. Der bedeutende Fettgehalt, wahrscheinlich von der ausschliesslichen Milchnahrung herrührend, würde somit, nach dieser Untersuchung, die Fäces des Säuglings wesentlich von denen des Erwachsenen auszeichnen. Hinsichtlich des Gehaltes derselben wäre zu ermitteln, ob dieser beständig ist; wie überhaupt eine Untersuchung der Fäcalmaterie im Normalzustande, unter verschiedenen Verhältnissen, heutzutage noch ein sehr wünschenswerthes Desiderium ist.

[1] a. a. O.
[2] a. a. O.
[3] Chemie und Mikroskopie am Krankenbette. Erlangen 1848. S. 85.
[4] a. a. O.

## 2. Exkremente im trockenen Zustande.

### § 244.

Durch Austrocknung verlieren die Exkremente vorzugsweise ihren Gehalt an Wasser und die in ihnen eingeschlossenen Gase, und verwandeln sich sodann in eine dunkelbraune leichte Masse, die um so dunkler wird, eine je härtere Beschaffenheit sie annimmt. Trocken erhitzt verkohlen sie sich, blähen sich auf, rauchen, riechen wie verbranntes Horn, entzünden sich endlich und brennen lange mit einer klaren, leuchtenden, russenden Flamme. Wenn die Flamme erlischt, bleibt keine Kohle zurück, sondern nur eine dunkelgraue Asche, welche sich nur schwierig weiss brennt. Trockene Exkremente geben, nach Berzelius, 0,15 ihres Gewichtes dunkelgraue, fast schwarze Asche, welche er bestehend fand aus: phosphorsaurem Kalk, mit phosphorsaurer Talkerde und einer Spur von Gyps 0,1; kohlensaurem Natron 0,008; schwefelsaurem Natron mit etwas schwefelsaurem Kali und etwas phosphorsaurem Natron 0,008; Kieselerde 0,016. Die fehlenden 0,018 waren Kohle, die bei Auflösung der Asche zurücklieb. Enderlin gibt folgende Salze, als Bestandtheile der eingeäscherten menschlichen Exkremente, an: Kochsalz und schwefelsaures Alkali 1,367; zweifach basisch phosphorsaures Natron 2,633; phosphorsaurer Kalk und phosphorsaure Magnesia 80,372; phosphorsaures Eisenoxyd 2,090; schwefelsaurer Kalk 4,530; Kieselerde 7,940. Das wässerige und geistige Extrakt der trockenen Exkremente verhält sich gegen Reagentien wie die entsprechenden Extrakte der frischen Exkremente; und ebenso verhält es sich auch mit den Produkten der Einäscherung.

§ 245.

Durch das Trocknen verliert das Mekonium ⅘ seines Gewichtes, wird braun und süsslich riechend, ähnlich wie gekochte Milch. Im trockenen Zustande lässt es sich pulvern. Bei der trockenen Destillation liefert es brennbare Gase, kohlensaures Ammoniak, Wasser, Brandöl, und hinterlässt ⅛ seines Gewichtes Kohle. J. Davy lieferten 100 Theile Mekonium 0,69 einer röthlichen Asche, hauptsächlich bestehend aus: Eisenoxyd und phosphorsaurer Magnesia, mit einer Spur phosphorsauren Kalkes und Kochsalzes. Bei Einwirkung von Wasser, Weingeist und Aether auf trockenes Mekonium, verhält sich dasselbe im Wesentlichen wie das frische (§ 243).

---

### B. Mikroskopische Untersuchung der Exkremente.

§ 246.

Von den § 235 aufgeführten Bestandtheilen des menschlichen Kothes lassen sich einzelne auch auf mikroskopischem Wege ermitteln, als da sind: Pflanzenzellgewebe und Spiralgefässe, Amylonkörner, Muskelprimitivfasern, Bindegewebsfasern; ferner nach dem Genusse mancher vegetabilischer Stoffe, Hefenpilze und Thallusfäden (Remak), Infusorien (Vibrio- und Navikulaarten, Vogel), mikroskopische Krystalle u. s. w. So findet man bei der mikroskopischen Untersuchung häufig phosphorsaure Ammoniak-Magnesia, und dieses Doppelsalz kann sich auch auf mittelbarem Wege erzeugen. Uebergoss Berzelius Menschenkoth mit Wasser, und liess das Filtrat in einer verkorkten Flasche stehen, so bedeckte es sich mit einer Haut, welche viele Kryställchen von phosphorsaurer Ammoniak-Magnesia enthielt. — Ebenso findet man in den Exkrementen, von der Schleimhaut des Darmes, zahlreiche, sphärische, halbdurchsichtige, granulirte Körperchen, von ungefähr 0,005 par. Linien im Durchmesser, mit etwas unebener Aussenfläche, nebenbei auch wohl zerstreute Epithelialzellen, von einer mehr oder weniger keilförmigen Gestalt und mitunter mit Cilien versehen. Die Körperchen enthalten grösstentheils Kerne, sind Anfangs nicht löslich in Wasser, schwellen aber darin auf das Zwei- bis Dreifache ihres früheren Volumens an, ziehen sich, gleich den farblosen Blutkörperchen (§ 68), mit welchen sie überhaupt die grösste Aehnlichkeit haben, unter dem Einflusse von Essigsäure, ein wenig zusammen, und sind in einer koncentrirten Ammoniaksolution auflöslich. Endlich enthalten die menschlichen Exkremente, mehr oder minder verändert, die härteren Holzfasergebilde, Pflanzenstücke, die grösstentheils aus einem Kieselskelete bestehen, festere Horngewebe und ähnliche mechanische Gemengtheile, deren Natur unter dem Mikroskop nicht selten ermittelt werden kann.

§ 247.

Der mikroskopische Charakter des Mekoniums ist sehr entschieden. Man sieht ein Gemenge von Kugeln, Platten und Molekularkörperchen. Die Kugeln, welche eine Grösse von $\frac{1}{1800}$ bis $\frac{1}{7800}$ Zoll Durchmesser besitzen, sind sehr zahlreich darin enthalten, und machen den Hauptbestandtheil des Kindspeches aus. Sie sind unlöslich in Wasser und Alkohol, und scheinen Schleimkugeln zu sein. Die Platten sind von zweierlei Art: die einen besitzen eine unregelmässige Form, und sind $\frac{1}{1800}$ bis $\frac{2}{1800}$" gross, unlöslich in Wasser, kaltem und heissem Weingeiste, in verdünnten Säuren und Alkalien — gleichen ganz den Epithelialzellen; die andere Art dagegen besitzt eine sehr regelmässige Tafelform, sind sehr dünn und durchsichtig, unlöslich in Wasser und Säuren, ebenso in kaltem Weingeiste, in heissem aber löslich, und bestehen aus Cholestearin. Der Durchmesser der Molekularkörperchen variirt von $\frac{1}{1800}$ bis $\frac{8}{1800}$ bis $\frac{10}{1800}$"; sie sind unlöslich in Wasser, löslich in alkalischen Laugen, und scheinen fast gänzlich aus Fett zu bestehen. Ausserdem enthält, nach Valentin,[1]) das Mekonium, als mechanischen Gemengtheil, noch häufig rhombische Gallenfettplättchen, von schön olivengrüner Farbe. Diese Plättchen haben, nach C. Schmidt,[2]) konstant einen Winkel von $79^{\circ}\ 30'$ und $100^{\circ}\ 30'$; jedoch sollen die Ränder derselben häufig schadhaft, unregelmässig und ausgebrochen sein (siehe Abbild. Fig. 6). Diese Eigenschaft und die völlige Unlöslichkeit in Wasser, kaltem Alkohol, Säuren und Alkalien, sowie die leichte Löslichkeit in Aether, unterscheiden diese Cholestearinkrystalle von allen ähnlichen Bildungen.

[1]) Physiologie. Bd. I. S. 373.
[2]) Entwurf einer allgemeinen Untersuchungsmethode der Säfte und Exkrete. Mitau und Leipzig. 1846. S. 82.

## Zweiter Abschnitt.

**Pathologische Betrachtung der Exkremente.**

§ 248.

Die Exkremente nicht nur verschiedener Menschen, sondern auch eines und desselben Individuums erleiden, schon im gesunden Zustande, zu verschiedenen Zeiten, je nach der Beschaffenheit der genossenen Nahrungsmittel, je nach dem Zustande der Verdauungskraft, je nach dem längeren oder kürzeren Aufenthalte innerhalb des Darmkanals u. dgl. grosse Modifikationen, welche sich noch auffallender während des krankhaften Zustandes des Organismus darstellen werden, da die regelrechten Exkremente schon nicht blos die unlöslichen Reste der Speisen, sondern auch manche andere Verbindungen, die sogar den chemischen Verhältnissen nach aufgenommen werden könnten, enthalten. Hieraus ist ersichtlich, dass noch grosses Dunkel über den pathologischen Veränderungen der Exkremente ausgebreitet liegt. Wir kennen noch nicht einmal die Gründe, wesshalb der menschliche Koth bald neutral, bald sauer, bald selbst alkalisch ist. Wir können uns desshalb bei diesem zweiten Abschnitte ganz kurz halten, da wir nicht im Stande sind, allgemeine Gesetze in dieser Richtung aufzustellen.

§ 249.

Die grünen Stühle, welche der Gebrauch des Kalomels nach sich zieht, sind oft sauer. Simon ) fand in 100 Theilen festen Rückstandes: 10 Procent eines cholestearinartigen grünen Fettes; 24,30 Procent einer sogenannten speichelstoffähnlichen Verbindung; 21,40 Procent Umsetzungsprodukte der Galle; 10 Procent Weingeistextrakt; 17,10 Procent Eiweiss, Schleim und Epithelialzellen, und 12,90 Procent Salze; Quecksilber war in ihnen nicht enthalten. Nach Pettenkofer[2]) wird die grüne Farbe dieser Kalomelstühle durch Zusatz von Mineralsäuren und namentlich durch Schwefelsäure, in Roth umgeändert. Nach Golding Bird[3]) bestehen die nach dem Gebrauche von Kalomel sich einstellenden grünen Stuhlgänge bei Kindern aus drei verschiedenen Schichten: aus einer öligen grünen, obenauf schwimmenden Flüssigkeit; aus einem dichten Stratum von geronnenem Schleim und Eiweiss, Trümmern von Epithelien und Blutkörperchen, und endlich aus einem Bodensatze von grüngefärbten Krystallen der phosphorsauren Ammoniak-Magnesia. — Eigenthümliche Krystalle der phosphorsauren Erdverbindungen sollen, nach Schönlein,[4]) in den Ausleerungen von Typhuskranken in grösster Menge vorkommen, in anderen Durchfällen dagegen mangeln. Die Salze des flockigen Niederschlages, welche die Typhusabgänge darbieten, betrugen, nach Simon, 32 Procent des festen Rückstandes, und von diesen betrug die phosphorsaure Ammoniak-Magnesia allein 13 bis 14, 6 Procent. Die den Ausleerungen beigemischte Flüssigkeit wurde bisweilen durch Salpetersäure rosenroth, und führte viel kohlensaures Ammoniak und Eiweiss. Die durch Salpetersäure bedingte rothe Färbung kommt auch in den Abgängen der asiatischen Cholera, nach Vogel und Wittstock, vor. — Beimischungen von Blut, Eiter, Jauche und ähnlichen Flüssigkeiten treten häufig in der Ruhr, dem Typhus, bei Darmgeschwüren, Vergiftungsfällen auf, und vergrössern die Menge der Proteinkörper der Exkremente.

[1]) a. a. O.
[2]) Annalen der Chemie und Pharmacie. 1844. Okt. — Canstatt's Jahresbericht im J. 1844. Bd. I. S. 124.
[3]) London medical Gazette. Sept. 1845. — Canstatt's Jahresbericht im J. 1845. Bd. I. S. 85.
[4]) Müller's Archiv 1836. S. 258.

## Dritter Abschnitt.

### Diagnose der Exkrementenflecken von anderen ähnlichen Flecken.

§ 250.

Die Diagnose der Exkrementenflecken, im Allgemeinen, dürfte in den meisten Fällen keiner grossen Schwierigkeit unterliegen. Schon ihre Lage an dieser oder jener Stelle des Leibweisszeuges, Bettgewandes, Kleidungsstückes u. dgl. deuten nicht selten auf die Quelle ihres Ursprungs hin. Bringen wir noch die physikalischen, chemischen (§ 239 ff.) und mikroskopischen Eigenthümlichkeiten

(§ 246) hiezu in Verbindung, so erhalten diese Indicien eine feste Grundlage. Schwieriger dürfte die Sache jedoch erscheinen, wenn durch genossene Nahrungsmittel, Krankheiten des Darmkanals, der Leber etc. die physischen, chemischen und mikroskopischen Charaktere der Exkremente mehr eingehüllt und unklar gemacht; wenn durch Schmutz der Unterlagen, Abblättern, Ausreiben und theilweises Auswaschen der Flecken jene Charaktere mehr maskirt und verwischt wurden; wenn durch sekundäre Berührung der Exkremente diese Flecken ins Entstehen gekommen sind; in allen diesen Fällen sind der richtigen Unterscheidung der Exkrementenflecken manche Hindernisse unterbreitet, theils weil ihnen Theile, welche den normalen Exkrementen fremdartig sind, auf der einen Seite hinzugemischt wurden, theils auf der anderen Seite wesentliche diagnostische Stoffe in ihnen nicht vorgefunden werden, welche sonst bei der Diagnose den Ausschlag zu geben pflegten. In allen diesen Fällen muss man sich daher der grössten Vorsicht befleissigen.

§ 251.

Nicht minder leicht, als die allgemeine Diagnose, dürfte in dieser Richtung auch die spezielle erscheinen, namentlich hinsichtlich der Ermittelung von Exkrementen neugeborener, schon länger geborener und älterer Menschen. Das Kindspech zeigt so eigenthümliche Charaktere, dass es sich sehr leicht von den Exkrementen älterer Individuen, auf chemischem, mikroskopischem und mikrochemischem Wege (§ 243 ff.) unterscheiden lässt. Eben so bieten auch die Darmentleerungen von älteren Säuglingen Unterscheidungsmomente dar, welche genügen, ihre Diagnose zu begründen (§ 243). Schwieriger dagegen verhält es sich, wenn es sich um Unterscheidung der Flecken von menschlichen und thierischen Exkrementen, und speziell um den Ursprung von diesem oder jenem Thiere handelt, weil auch hier Alter, Verdauungskräfte, Nahrungsweise, Krankheiten und eine Menge anderer Verhältnisse mannigfaltige Variationen zu begründen und unsere diagnostischen Hülfsmittel in ihrer Sicherheit zu schwächen vermögen. In dieser Richtung hat bis jetzt unser Wissen noch keinen festen Fuss gefasst, obgleich vergleichende Versuche auch hierin genügenden Aufschluss geben können, und in schwierigen konkreten Fällen muss auch auf jene zurückgegangen werden, wenn es um eine hier angeregte spezielle Diagnose von Exkrementenflecken sich handelt.

## Vierter Abschnitt.

### Verhalten der Exkremente gegen verschiedene Stoffe.

§ 252.

Den Exkrementen ist immer, je nach ihrer geringeren oder grösseren Konsistenz, eine grössere oder geringere Menge Wassers beigemengt, welches einen Theil des färbenden Bestandtheiles entweder suspendirt oder förmlich aufgelöst enthält. Die Rolle des Hämatins bei den Blutflecken (§ 109) und jene des Spermatins bei den Samenflecken (§ 211), übernehmen bei den Exkrementenflecken die veränderten Bestandtheile der Galle, namentlich der Gallenfarbstoff und das Cholestearin, wovon der erstere in Wasser löslich ist. Hinsichtlich der mikroskopischen Bestandtheile, so besitzen wir bei den Exkrementen an den Schleimkügelchen, den Epithelialzellen und den verkleinerten Ueberresten der Nahrungsstoffe (§ 246) sprechende Repräsentanten der rothen (§ 54 ff.), und farblosen Blutkörperchen (§ 68 ff.) und der Molekulargebilde des Blutes (§ 71) und der Samenthierchen (§ 190 ff.), der Samenkörnchen (§ 196) und der Spermatophoren (ebdas.) des Samens, so dass wir, in der hier angeregten Richtung, alle wesentlichen Momente, welche wir bei Bildung der Blutflecken (§ 109 ff.) wie bei Bildung der Samenflecken (§ 211 ff.) anführten, auch wörtlich auf die Bildung der Exkrementenflecken übertragen können.

§ 253.

Die hygroskopische natürliche Beschaffenheit des Stoffes (§ 113), auf welchem sich ein Exkrementenflecken bildet, äussert einen grossen Einfluss auf dessen Ausbreitung, Intensität, Vertrocknung und Erhaltung seiner Form. Je hygroskopischer der betreffende Stoff ist, desto begieriger wird er das Wasser der Exkremente einsaugen und in einem desto grösseren Umfang die in ihm aufgeschwemmten und aufgelösten Bestandtheile verbreiten, und somit die Extensität auf Kosten der Intensität des Fleckens, unter übrigens gleichen Umständen, befördern, und umgekehrt. Hiebei ist aber auch nicht zu übersehen, dass auf der anderen Seite auch die grössere oder geringere Konsistenz der Exkremente, oder, was aufs Gleiche hinausläuft, ihr geringerer oder grösserer Wassergehalt einen mächtigen Einfluss in dieser Richtung äussert. Auf eine je weitere Fläche das Wasser ausgebreitet wird, desto schneller tritt die Vertrocknung des Fleckens ein, desto früher erstarren die in den Exkrementen enthaltenen Mengtheile unverdauter Ueberreste der Nahrungsmittel, und desto mehr erlangen dieselben Neigung, abzublättern und von dem betreffenden Stoffe sich loszutrennen, und umgekekrt; lauter Verhältnisse, welche nothwendig einen modificirenden Einfluss auf die äussere Beschaffenheit der Exkrementenflecken äussern, was wohl zu beachten sein dürfte.

Fünfter Abschnitt.

**Allgemeine Resultate und Schlussbemerkungen.**

§ 254.

Zu den wesentlichsten Bestandtheilen der Darmausleerungen, im normalen Zustande, gehören die zum grössten Theile veränderten, theilweise aber auch unveränderten Bestandtheile der Galle, welche sich stets in den Exkrementen finden, wenn die Leber ihre gallenbereitende Funktion vollzieht, wie im gesundheitsgemässen Leben zu geschehen pflegt. Ferner die Schleimkügelchen, als Bestandtheile des beigemengten Darmschleimes; Epitheliumzellen, und in den meisten Fällen Eiweiss (§ 237 ff.). Diese verschiedenen Bestandtheile finden sich sowohl in frischen, als trockenen Exkrementen vor, und bilden daher, in Verbindung mit den mehr unveränderten Rudimenten der genossenen Nahrungsmittel die Hauptanhaltspunkte bei Untersuchung exkrementieller Stoffe. Wir können hiernach den allgemeinen Theil der Frage: „Lassen sich Exkrementenflecken auf Bettgewand, Kleidungs- und Waschstücken als solche nachweisen?" ebenfalls mit einem feierlichen „Ja!" beantworten, und zwar steht uns, zur Lösung dieser Frage, ein chemischer und ein mikroskopischer Weg offen, welche beide in Verbindung und in gegenseitiger Beziehung die in Rede stehende Bejahung zu begründen vermögen.

## A. Chemischer Weg.

### § 255.

Wenn gleich die Galle durch den Zusammenfluss verschiedener flüssiger und weicher Stoffe in dem Darmkanale manche Veränderungen erleidet und ihre chemische Natur durch den Verdauungsprozess vielfältig umgestaltet wird, so ist es doch vorzüglich das Cholestearin, welches immer, und unveränderter Gallenfarbstoff, welcher häufig mit den Exkrementen abgeht. Jenes kann durch Extraktion von Alkohol und nachheriges Krystallisiren isolirt dargestellt, und dieser durch die Pettenkofer'sche Probe (§ 241) nachgewiesen werden. Diese chemischen Charaktere der menschlichen Exkremente, in Verbindung mit ihrem verschiedenen Verhalten gegen verschiedene Reagentien (§ 242), genügen in der Regel, die Natur eines verdächtigen Fleckens nachzuweisen. Dieses ist noch mehr der Fall beim Mekonium, welches so charakteristische chemische Eigenheiten entwickelt (§§ 243 und 247), dass wir hier, unter Beziehung auf das früher hierüber Erwähnte, diese völlig mit Stillschweigen übergehen können, zumal von der Aufstellung eines allgemeinen Verfahrens bei der chemischen Analyse durchaus keine Rede sein kann, weil die Bestandtheile der Exkremente zum Voraus nicht näher bestimmbar und jedenfalls sehr veränderlich sind.

---

## B. Mikroskopischer Weg.

### § 256.

Von der mikroskopischen Seite aus betrachtet, sind die Schleimkügelchen, die Epithelialzellen und Cholestearinkrystalle die vorzüglichsten Gebilde, auf welche wir bei der diessfallsigen Untersuchung unser Augenmerk richten müssen. Zwar erleiden die Schleimkügelchen, durch die Vertrocknung, in Folge des Prozesses der Exosmose, wobei ein Theil des flüssigen Inhaltes in das umgebende trocknende Medium übertritt, manche Formenveränderungen. Die auf solche Weise veränderten Körperchen behalten jedoch die Fähigkeit, ihre eigentliche Gestalt wieder anzunehmen, wenn sie in Wasser, oder in irgend eine andere Flüssigkeit gebracht werden, welche sodann die häutige Hülle von dem umschlossenen Kerne wieder losweicht, welch' letzterer sodann durch Essigsäure deutlicher dargestellt werden kann (§ 246). Auf gleiche Weise lassen sich auch die Epithelialzellen unter dem Mikroskope darstellen. Bei der mikroskopischen Untersuchung ist besonders auch das Krystallisationsverhältniss des Cholestearin (§ 247) zu berücksichtigen. Jedoch müssen wir in derartigen Fällen nie aus dem Auge verlieren, dass ein negatives mikroskopisches Resultat nicht immer auf Abwesenheit von exkrementiellen Stoffen zu schliessen berechtigt, weil bei den sogenannten sekundären Exkrementenflecken die mikroskopischen Bestandtheile in der Regel fehlen. — Was endlich die mikroskopische Natur des Mekoniums betrifft, so überhebt uns das § 247 Gesagte der Hinzufügung eines jeden weiteren Beisatzes.

### § 257.

Werfen wir nun auf die seither erhaltenen Ergebnisse einen ordnenden Rückblick, und benützen wir dieselben zur Begründung des speziellen Theiles der Frage: „Lassen sich Exkrementenflecken von anderen ähnlichen Flecken unterscheiden?" so können wir uns auch in dieser Richtung bejahend aussprechen, jedoch mit dem besonderen Beisatze, dass wir, in den meisten Fällen, hinsichtlich der exkrementenähnlichen Flecken, uns mehr an ihr negatives Verhalten zu halten haben werden. Entschieden dagegen können wir die Frage: „Gibt es Methoden, durch welche wir im Stande sind, Exkremente des neugeborenen Kindes von jenen der Säuglinge und Erwachsenen zu unterscheiden?" bejahen; denn hierbei haben wir ganz sichere Unterscheidungsmomente. Endlich in Bezug auf den letzten Theil der Frage: „Lassen sich menschliche Exkremente im Allgemeinen von jenen der Thiere unterscheiden?" so können wir auch hier unser unbedingtes „Ja!" aussprechen, die Frage jedoch nur bedingungsweise bejahen, wenn es sich um Ausmittelung von Exkrementen eines speziell bezeichneten Thieres irgend einer Art handelt, insoferne die hierauf bezüglichen vergleichenden Untersuchungen bis jetzt nicht von der Ausdehnung und Beschaffenheit sind, dass wir hierauf einen sicheren Schluss gründen könnten. Indessen müssen wir am

Schlusse hier bemerken, dass bei Entscheidung der einen oder der anderen dieser Fragen, wenn es die Umstände immer nur erlauben, stets der mikroskopische und chemische Weg betreten werden muss, um ihren gegenseitig ergänzenden Einfluss zu Prämissen unserer Entscheidung benützen, und so uns vor aller Einseitigkeit sicher stellen zu können.

# II. Besonderer Theil.

Erster Abschnitt.

## Geschichtlicher Abriss der bisherigen Leistungen in der angeregten Richtung.

### § 258.

Die Untersuchung von Exkrementenflecken bei Anschuldigung der im § 233 aufgeführten Verbrechen hat, von Seite der Gerichte, bis zur Stunde noch nicht jene Aufmerksamkeit erhalten, welcher sie wohl gewürdigt werden dürfte; denn, wie wir im Verlaufe unserer bisherigen Erörterungen wohl ersehen haben dürften, es bietet die Ermittelung der Natur eines verdächtigen Fleckens in manchen Fällen feste Anhaltspunkte bei der gerichtlichen Untersuchung diessfallsiger Verbrechen. Handelt es sich z. B. um Ueberführung von Päderastie, Sodomie, Nothzucht, so können Exkremente mit Samenflüssigkeit und Blut vermischt, Flecken in Kleidungsstücken, Leibweisszeug und Bettgewand erzeugen, und ein Mittel zur Ueberführung der fraglichen Anschuldigung werden, wenn die Natur des Fleckens nach allen seinen wesentlichen Bestandtheilen ermittelt ist. Allein trotz dieser so grossen Wichtigkeit der in Rede stehenden Angelegenheit, ist mir bis jetzt nur zwei Fälle zur Kenntniss gekommen, in welchen das Gericht sich speziell um Ermittelung eines Exkrementenfleckens bekümmerte, wie sogleich mitgetheilt werden soll.

§ 259.

Chevalier [1]) erhielt den Auftrag, ein Hemd zu untersuchen, welches ein eilfjähriges Mädchen in dem Augenblicke angehabt hatte, als ein Stuprum violentum an ihm begangen worden sein sollte. Es fanden sich darin blutige, exkrementielle und durch einen vertrockneten thierischen Schleim hervorgebrachte Flecken. Die Ermittelung der Blutflecken haben wir schon § 153, jene der Samenflecken aber § 222 erwähnt, und es soll daher hier blos von den Exkrementenflecken die Rede sein. Zu diesem Behufe wurde die gelbgefärbte Leinwand mit destillirtem Wasser in Berührung gebracht, welches bald eine gelbe Farbe und einen charakteristischen Geruch bekam; diese Flüssigkeit färbte das geröthete Lakmuspapier blau. Es lösten sich übrigens diese Flecken nur zum Theil in dem destillirten Wasser auf. Die filtrirte Flüssigkeit wurde durch Galläpfelaufguss niedergeschlagen; in einer kleinen Glaskapsel, bei einer gelinden Temperatur verdampft, gab sie einen Exkrementengeruch von sich, und lieferte ein eiweissstoffiges, mit einer gelbgrünlichen, etwas sauren und zuckerigen Materie, welche einen dem Pikromel ähnlichen Geschmack hatte, vermischtes Koagulum. Aus diesen Erfahrungen zog nun Chevalier den Schluss, dass diese Flecken offenbar von Exkrementen herrühren.

Dr. Wistrand [2]) theilt die Untersuchung über die Beschaffenheit von Flecken in einem Handtuche, worin, wie vermuthet wurde, ein neugeborenes Kind eingeschlagen gewesen war, mit. Dieses zum Theil bedeutend zerrissene Handtuch war unter einer Treschtenne, wohin eine Magd ihr angeblich todtgeborenes Kind, mit diesem Tuche umwickelt, gelegt haben wollte, ohne eine Spur des Kindes aufgefunden worden. An einer Ecke wurden dunkelrothe Flecken gefunden; diese wurden ausgeschnitten, und in einer Portion frischen Liquor amnii erweicht, worauf die mikroskopische Untersuchung ergab, dass sie alle Charaktere der Blutkörperchen des Menschen hatten. Ferner fanden sich viele grosse Flecken von dunkelgrünlicher Farbe an dem Tuche; diese wurden theils in destillirtem Wasser, theils in Spiritus aufgeweicht. Die Auflösungen zeigten, bei Behandlung mit koncentrirter Schwefelsäure und Zusetzen einiger Tropfen von Zuckerauflösung, Spuren von violetter Färbung, welche auf das Vorhandensein von Gallensäure hindeutete. Ein anderer Theil der grünen Flecken wurde in frischem Liquor amnii aufgelöst, und es zeigte die mikroskopische Untersuchung darin Gallenzellen, Cylinderepithelialzellen und Fettkügelchen. Endlich fanden sich graugelbe Flecken am Tuche, die man ebenfalls mit Liquor amnii aufweichte, und dann fand, dass sie aus jungen

Epidermiszellen und Hauttalgdrüsen bestanden. Aus diesen Resultaten der Untersuchung folgert nun Wistrand, dass ein Theil der Flecken von ergossenem Blute, wahrscheinlich aus der Nabelschnur, ein anderer Theil von einer gemischten Sekretion der Leber und des Darmkanals, wahrscheinlich von Mekonium, und endlich ein dritter Theil von einer Sekretion der Haut (Vernix caseosa) herrührten. Alle diese Flecken sprachen dafür, dass ein neugeborenes Kind in dem Handtuche eingewickelt gewesen war, und der zerrissene Zustand desselben wahrscheinlich von einem grösseren reissenden Thiere herrührte, welches unbehindert unter die Dreschtenne gelangen und die Kindsleiche auffressen konnte.

[1] a. a. O.
[2] J. B. Friedreich: Blätter für gerichtliche Anthropologie. Jahrg. V. 1854. Heft I. S. 74.

## Zweiter Abschnitt.

## Prüfung der im ersten Abschnitte aufgeführten Untersuchungsmethode durch eigene Untersuchungen.

### § 260.

Meine bisher angestellten Untersuchungen der Exkrementenflecken haben die Resultate von Chevalier (§ 259), bis auf die Reaktion der Macerationsflüssigkeit, im Allgemeinen bestätigt. Ich fand allerdings auch häufig alkalische Reaktion dieser Flüssigkeit, die Fälle aber, wo dieselbe sich sauer oder indifferent bewährte, gehörten auch nicht zu den Ausnahmen. Betrachten wir einen trockenen Exkrementenflecken unter dem Mikroskop, so zeigt sich das Gewebe gelb — bis dunkelbraun tingirt, und bietet auf Stellen, wo das Befleckende dicker aufgetragen ist, eine rissige Oberfläche, auf welcher granulirte, kugelige, faserige und blätterig-krystallinische Partikelchen sich dem Auge darbieten. Bringt man das tingirte Stück, welches sich wie gesteift anfühlt, mit Wasser in Berührung, so verliert dasselbe zunächst seine gesteifte Beschaffenheit, die aufgetragenen Partikelchen quellen mehr oder weniger auf, die

Farbe des Fleckens wird blasser, während die Flüssigkeit einen Stich ins Bräunlichgelbe annimmt und allmälig endlich sich intensiver färbt, ohne dass das Gewebe, auf welchem sich der Fleck befand, gänzlich entfärbt wird. Wird der Flecken, nachdem er eine Stunde macerirt worden ist, unter das Mikroskop gebracht, so zeigt derselbe eine bräunlichgelbe, aufgequollene Schleimschicht, in welcher theils rundliche, theils ovale, theils eckige Körperchen eingesprengt sind, welche dunklere Kontouren als ihre Umgebung zeigen. Bringt man von diesem aufgequollenen Schleime von dem Zeuge auf den Objektträger, so sind die Schleimkügelchen kaum sichtbar; setzt man sodann einen Tropfen verdünnte Essigsäure zu, so zieht die Schleimmasse sich zusammen, und wenn man endlich die Essigsäure mit verdünntem Ammoniak neutralisirt, so erscheinen die Schleimkügelchen in schönster Gestalt, mit scharfen Umrissen von ihrer Umgebung abgesondert. — Nach gehöriger Maceration nimmt die Flüssigkeit, je nach ihrer Koncentration, eine lichtgelbe bis braungelbe Farbe an, und verbreitet einen mehr oder minder deutlichen Kothgeruch. Die Flüssigkeit ist jedoch nicht vollkommen klar, sondern bildet einen flockigen Bodensatz, und enthält stets noch feinere Flocken in Suspension, welche sich erst nach längerer Ruhe vollkommen absetzen. Gegen Reagentien verhielt sich dieselbe, wie § 242 schon umständlicher erwähnt wurde. Zur Trockene abgedampft hinterbleibt ein bräunlichgelber Rückstand, der sich in Alkohol mit schmutziggelber Farbe löst, und sich gegen Reagentien verhält, wie § 242 schon erwähnt wurde. Die Einäscherungsmethode bot, bei meinen Versuchen, weder etwas Abweichendes noch Auffallendes dar.

---

Dritter Abschnitt.

## Allgemeine Ergebnisse und Schlussbemerkungen.

### § 261.

So sind wir nun auch bei den Exkrementen, wie beim Blute (§ 163) und dem Samen (§ 230) zu dem allgemeinen Resultate gelangt, dass die Fäces sowohl im frischen, als trockenen Zustande, selbst in Gestalt von Flecken, Charaktere besitzen, welche dieselben von anderen ähnlichen Flecken unterscheiden und sich somit als Exkrementenflecken erkennen lassen. Wir sind ferner zu dem Ergebnisse gelangt, dass wir die Erkennung und Ermittelung solcher Flecken durch die Chemie und das Mikroskop feststellen können (§ 213). Endlich haben wir erfahren, dass wir auch Exkremente von Erwachsenen, Neugeborenen und Säuglingen von einander zu unterscheiden vermögen (§ 243); dass es aber, bei dem gegenwärtigen Stande unseres Wissens noch schwer hält, die Exkremente einer bestimmten Spezies eines Thieres zu unterscheiden (§ 255). Hiemit wäre der Rahmen strenge gezogen, innerhalb welchem die Ansprüche des Richters an den forensischen Arzt eingetragen sind.

§ 262.

Aus der seitherigen Darstellung ist nun klar ersichtlich, dass der Richter vollkommen befugt ist, an den Gerichtsarzt folgende Fragen zu stellen:

1) **Rühren die vorgefundenen Flecken von Exkrementen, oder anderen ähnlichen Stoffen her?**

2) **Wenn sie von Exkrementen herrühren, sind es menschliche oder thierische Fäces?**

3) **Sind es menschliche Exkremente, so fragt es sich, ob sie von einem Neugeborenen, einem Säugling oder einem älteren Individuum abstammen?**

4) **Wenn es thierische Exkremente sind, stammen sie von diesem oder jenem Thiere her?**

Zur genauen Beantwortung dieser Fragen dürften die vorangeschickten §§ hinreichende Mittel bieten, ohne uns in das Speziellere weiter einlassen zu müssen, zumal, wie wir schon früher § 255 erwähnt haben, die Untersuchungsweise verschiedenen Modifikationen unterstellt werden muss, entsprechend der Verschiedenheit des konkreten Falles.

## Erklärung der Abbildungen.

**Figur 1.** Normale gefärbte Blutkörperchen des Menschen, nach Friedberg.
    a. Das Centrum im Fokus gesehen.
    b. Dieselben mit dunklem Centrum, den Rand im Fokus gesehen.
    c. Wie bei a., zum Theil unter einander weggeschoben.
    d. Normale gefärbte Blutkörperchen des Menschen, auf dem Rande stehend.

**Figur 2.** Normale gefärbte Blutkörperchen des Menschen, geldrollenartig aneinander gereiht.

**Figur 3.** Krystallisationen aus dem Blutserum, nach Friedberg.
    a. Würfel, und
    b. Oktaeder aus Kochsalz.
    c. Rhombische Tafeln aus phosphorsaurem Natron.

**Figur 4.** Hämatinkrystalle, nach Friedberg.

**Figur 5.** Samenthierchen und Samenkörnchen im ejakulirten Samen des Menschen, welchen mehrere Spermatophoren beigefügt sind, nach Hassall.

**Figur 6.** Cholestearinkrystalle, theils ganz, theils defekt, nach C. Schmidt und Friedberg.

## Berichtigungen.

Seite 15 Zeile 19 von oben lese man anstatt „phlegmatische Blutarten" phlegmatische Individuen.

Seite 32 Linie 2 von unten lese man anstatt „vollständig" vollstäudig.

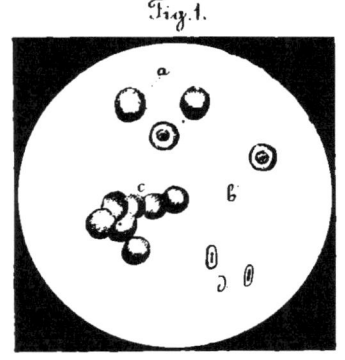

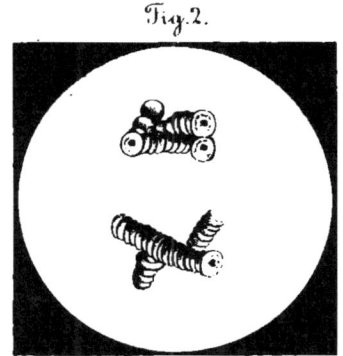

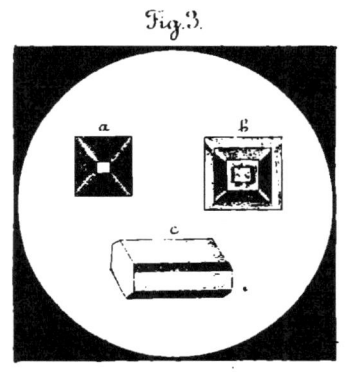

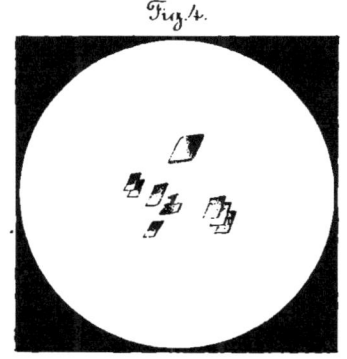

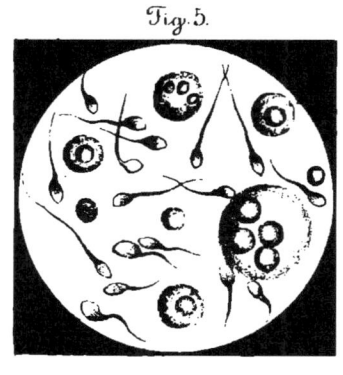

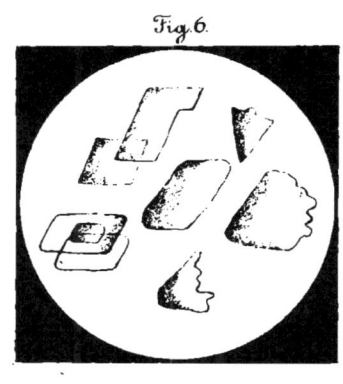